leykam: *seit 1585*

Univ.-Prof. Dr. Josef W. Egger

Psychosoziale, psychosomatische und psychotherapeutische Medizin

Materialien für die bio-psycho-soziale Praxis

leykam: WISSENSCHAFT

Covergestaltung: Gradhammer • Concept & Design
Umschlagbild: © Adobe Stock / stock.adobe.com
Umbruch: Gerhard Gauster
Gesamtherstellung: Leykam Buchverlag

ISBN 9783-7011-0478-9

www.leykamverlag.at

Inhalt

F

Vorwort

Zeitgemäße wissenschaftliche Medizin verlangt nach Ärzten*[1], die im Umgang mit kranken Menschen nicht nur technisch-chirurgische Fertigkeiten und pharmakologisches Wissen aufweisen, sondern auch eine psychosoziale Kompetenz besitzen. Es braucht Ärzte*, die nicht nur „reparieren", sondern den Patienten* auch Hilfe zur Selbsthilfe geben und sie aktiv im Krankheitsverlauf begleiten. Es gilt, gemeinsam mit den Patienten* die gesundheitlichen Probleme anzupacken und die vielfältigen Einflussfaktoren bei der Krankheitsentstehung und Behandlung zu erfassen und effektiv zu beeinflussen. Darüber hinaus wird die rehabilitative und informative sekundärpräventive Arbeit (zur weiteren Krankheitsverhütung und Rückfallsprophylaxe) eine zunehmend stärkere Bedeutung in der ärztlichen Praxis erlangen.

In der Aus- und Fortbildung erhält das professionelle ärztliche Gespräch damit neben den technisch-chirurgischen und medikamentösen Eingriffen eine zentrale Bedeutung im medizinischen Alltag. Arzt*, Patient* und Gesellschaft müssen zusammen Verantwortung für die Wiederherstellung und Erhaltung von Gesundheit übernehmen. Eine reine „Reparaturmedizin" oder „Apparatemedizin" würde nachweislich zu kurz greifen und zu Frustrationen bei allen Beteiligten führen.

In der wissenschaftlichen Medizin dominiert bis heute die bio-medizinische Perspektive: Im Zentrum ihrer Aufmerksamkeit steht die „Krankheit" im Sinne von organisch manifest Krankhaftem, Defizitärem oder Funktionsstörung. Das Phänomen „Gesundheit" ergibt sich dabei in erster Linie als Ausschluss von krankhaften Vorgängen im Organismus. Dass diese Dichotomie von „krank" und „gesund" zu simpel ist, zeigen die Fakten, die belegen, dass der vollkommen unauffällige,

1 Die mit * gekennzeichneten Begriffe sollen zum Ausdruck bringen, dass jeweils alle Geschlechteridentitäten gemeint sind. Mit Arzt* ist also die gesamte Ärzteschaft, mit Patientin* die gesamte Patientenschaft gemeint. Dies dient der besseren Lesbarkeit.

intakte Körper eine Wunschvorstellung oder ein Idealbild ist. Wie also soll bzw. kann *Gesundheit* auf zeitgemäßer wissenschaftlicher Basis besser definiert werden? Die zurzeit umfassendste Antwort darauf gibt das bio-psycho-soziale Gesundheitsmodell, welches zugleich ein wissenschaftlich begründetes, ganzheitliches Fundament für die Humanmedizin anbietet.

Die in diesem Band zusammengefassten Erkenntnisse handeln von diesem bio-psycho-sozialen Ansatz der wissenschaftlichen Medizin und umfassen neben den grundlegenden theoretischen Aspekten vor allem die praktischen Seiten dieses „ganzheitlichen“ ärztlichen Wirkens. Zentrale Themen sind dabei:

Gesundheit versus Krankheit – Definitionen und Verstehensmodelle von Gesundheit und Krankheit und ihre Bedeutung für das praktische Handeln. Gesundheit als bio-psycho-soziale Kompetenz. Pathogenese versus Salutogenese und Homöostase versus Heterostase. Gesundheitswissen, Gesundheitsmotivation und Gesundheitsverhalten. Risikofaktoren- und Schutzfaktorenkonzept. Resilienz und Bewältigungskompetenz. Zusammenhänge zwischen Lebenswelten, Lebensstil, Wohlbefinden und Krankheit.

Ein großer Teil des Bandes widmet sich der Praxis eines wissenschaftlich begründeten ganzheitlichen Vorgehens in der Medizin. Eine Humanmedizin, die einen über die „Reparatur-“ und „Ingenieursmedizin“ hinausgehenden Anspruch erhebt und die Zentrierung auf Apparate und Organdefekte übersteigen möchte, benötigt natürlich eine breitere Sicht auf Krankheit und Gesundheit. Eine solche Orientierung bietet das auf der Allgemeinen Systemtheorie basierende bio-psycho-soziale Modell der Medizin. Im Kern handelt es sich dabei um eine wissenschaftstheoretisch gut begründete Körper-Seele-Einheit. Mit diesem theoretischen Fundament kann erstmals eine gemeinsame Rahmentheorie sowohl für das Organische als auch das Psychische des Menschen genützt werden. Für die Praxis bedeutet dies die Möglichkeit, sowohl in Diagnostik als auch Therapie die biologischen (organisch erfassbaren) Befunde, die psychischen (Denken, Fühlen, Handeln) und sozialen wie ökologischen Lebenswelten des Menschen parallel zu erfassen und für die heilkundliche Beeinflussung zu nützen.

Dieser bio-psycho-soziale Ansatz erweitert die bisher dominierende bio-medizinische Theorie – deren plakativer Ansatz „der Mensch als komplexe Maschine" unzweifelhaft für entscheidende Erfolge steht – und schafft den theoretischen Rahmen für eine wissenschaftliche Medizin des 21. Jahrhunderts. Auf diese Weise wird die moderne Medizin (wieder) auf ihre drei Grundpfeiler gestellt: „Wort" (Arzt*-Patient*-Kommunikation), „Arznei" (Medikamente bzw. pharmazeutische Interventionen) und „Messer" (chirurgisch-technische Interventionen). Der kranke Mensch erscheint hier sowohl als Objekt (der Organismus als materieller Körper) als auch als Subjekt (der Mensch als denkendes, fühlendes und handelndes Wesen) in der Medizin.

Für das Verständnis einer solcherart wissenschaftlich begründeten ganzheitlichen Medizin gilt es auch zu berücksichtigen, dass eine Reihe von Denk- und Handlungstraditionen modifiziert oder ergänzt werden müssen. Dies betrifft sowohl die Ausbildung als auch das praktische ärztlich Tun. Auch der Begriff „Schulmedizin" ist dafür obsolet, weil es sich wissenschaftstheoretisch um kein geschlossenes System (also „keine Schule"), sondern um ein sich stets kontrollierendes und international permanent weiterentwickelndes Arbeitsfeld handelt. Die korrekte Bezeichnung wäre also „wissenschaftliche Medizin".

Der aktuelle Stand der bio-psycho-sozialen Medizin ist natürlich ohne die vorausgehenden, langanhaltenden Bemühungen um ein besseres Verständnis der Beschaffenheit des menschlichen Organismus mit seinen körperlichen wie seelischen Funktionen – immer eingebettet in seine sozial-ökologischen Lebenswelten – nicht vorstellbar. Es war vor allem die sogenannte *Psychosomatik*, die sich dem Leib-Seele-Thema weit über 100 Jahre angenommen hat. Sie konnte aber die Dichotomie von Materie und Geist nicht lösen. Erst mit dem metatheoretischen Ansatz der *Allgemeinen Systemtheorie* und der wissenschaftstheoretisch notwendigen Ergänzung durch das *Leib-Seele-Identitätskonzept* konnte im letzten Viertel des zwanzigsten Jahrhunderts dieses Problem besser aufgelöst werden. Der Stand der Theorieentwicklung kann als „erweitertes bio-psycho-soziales Modell“ bezeichnet werden und wird in Kurzform meist als Theorie der „Leib-Seele-Einheit“ (body mind unity-theory) bezeichnet.

Die praktischen Auswirkungen dieser wissenschaftlich begründeten *Theorie der Leib-Seele-Einheit* sind hoch bedeutsam: Es wird in diesem Ansatz nicht mehr streng zwischen körperlichen und seelischen Erkrankungen getrennt: Es erscheint vernünftiger, eine Einschluss-Diagnostik anstatt einer Ausschluss-Diagnostik zu betreiben. Der Patient* hat zudem mit seinem Verhalten prinzipiell Mitverantwortung (wenngleich in individuell unterschiedlichem Ausmaß) an der Entwicklung und Beeinflussung seiner Erkrankung. Für die Medizin ergibt sich daraus auch die Chance, dass unsere Krankenhäuser nicht so sehr krankheitsbezogene Reparaturwerkstätten sein müssten. Sie könnten mehr und mehr zu Gesundheitseinrichtungen werden, in denen Menschen ihre Krankheit nicht nur behandeln lassen, sondern zugleich auch besser verstehen lernen. Sie könnten hier eine gesundheitsrelevante psycho-edukative Begleitung erfahren, eine persönliche Förderung für den Aufbau eigener gesundheitlicher Kompetenzen angeboten bekommen und eine verbesserte Verantwortungsübernahme für die weitere Entwicklung ihrer Erkrankung erwerben. Naturgemäß kommt dabei der Arzt*-Patient*-Kommunikation bzw. der „sprechenden Medizin“ eine wesentlich größere Bedeutung als bisher zu.

Die Weiterentwicklung der bisherigen dichotomen Betrachtungsweise in der herkömmlichen Psychosomatik zu einer *Theorie der Körper-Seele-Einheit* (zur „body mind unity-theory“ oder auch „vereinheitlichten Materie-Geist-Theorie“) bringt allerdings nicht nur eine Reihe von wissenschaftstheoretischen Vorteilen und eine damit verbundene Verbesserung der wissenschaftlichen Grundlagen für die Humanmedizin mit sich. Sie verbreitert vor allem auch den Denk- und

Handlungsspielraum des ärztlichen Wirkens. Für die Praxis der ärztlichen Interventionen gilt nun das Konzept einer umfassenderen parallelen Diagnostik und parallelen Therapie, wobei die relevanten organbezogenen, psycho-sozialen und öko-kulturellen Einflussgrößen gemeinsam berücksichtigt werden können. Die besondere Bedeutung der Kommunikation bzw. der Arzt*-Patient*-Beziehung für die konkrete Umsetzung einer solchen „ganzheitlichen" bio-psycho-sozialen Medizin wird jedenfalls offensichtlich.

Es ist leicht einsehbar, dass für eine solche markante Erweiterung des Denk- und Handlungsspielraums in der Medizin auch eine adäquate Aus- und Fortbildung erforderlich ist. Tatsächlich sind in den letzten Jahrzehnten die meisten Studienpläne an den medizinischen Universitäten im gesamten deutschen Sprachraum verändert worden und eine Reihe von breit angelegten Fortbildungs-Curricula entwickelt worden, die zumindest eine Ergänzung, in etlichen Fällen aber auch eine deutliche Hinwendung zu einem wissenschaftlich begründeten, ganzheitlichen Verständnis von Krankheit und Gesundheit zeigen. Für Österreich sind dies in erster Linie die postgraduellen PSY-Diplom-Curricula. Sie sollen in diesem Band mit ihren Kernanliegen und praktischen Arbeitsweisen vorgestellt werden. Es handelt sich um die Lehrgänge *Psychosoziale Medizin* (PSY1), *Psychosomatische Medizin* (PSY2) und *Psychotherapeutische Medizin* (PSY3).

Diese Gliederung folgt der logischen inhaltlichen Struktur der PSY-Diplom-Fortbildungen. Als Einstieg in die bio-psycho-soziale Sicht auf Krankheit und Gesundheit bietet sich das ärztliche Gespräch als Diagnostikum und Therapeutikum an. Die Kennung heißt hier „psychosoziale Medizin". Danach folgt als zentrales Thema der Umgang mit *komplexen Gesundheitsstörungen* („funktionellen Störungen" oder unklaren körperlichen Beschwerden), für die meistens eine multimodale und multidimensionale Zugehensweise in Diagnostik und Therapie erforderlich ist. Dies wird nach alter Tradition mit „psychosomatischer Medizin" überschrieben. Der darauf aufbauende Ausbildungsteil fokussiert auf die genuin *psychologischen Wirkfaktoren* im Rahmen des gesamten Behandlungskonzepts. Es ist dies das Arbeitsfeld der „psychotherapeutischen Medizin“. Dabei gilt es auch Fragen zu beantworten, die die postgraduellen PSY-Diplom-Fortbildungen per se betreffen: Welches Ausbildungsziel verfolgen die einzelnen PSY-Diplom-Lehrgänge und welche PSY-Kompetenzen sollen vermittelt werden? Welche Ergebnisse bringen die Untersuchungen zur Wirksamkeit bzw. zum Nutzen einer postgraduellen PSY-Ausbildung? Wie hängen Berufspraxis und eigenes Arztbild mit der eigenen beruflichen Zufriedenheit einerseits und der Patienten*zufriedenheit andererseits zusammen? Was macht den „guten Arzt*“ aus?

In gewisser Weise kann der Band auch als Arbeitsbuch verstanden werden: Entlang der Struktur der PSY-Curricula werden eine Vielzahl von erprobten Unterlagen für die ärztliche Praxis angeboten. Diese können einerseits als mögliche Erweiterung des Denk- und Handlungsspielraums für ärztliche Interventionen und andererseits als praktische Vorlagen für den Eigengebrauch genützt werden. Besonderer Wert gelegt wird dabei auf die spezielle Bedeutung der Kommunikation für die Gestaltung der Arzt*-Patient*-Beziehung sowie auf das Konzept der parallelen Diagnostik („Simultandiagnostik“) und parallelen Therapie („Simultantherapie“) in der täglichen ärztlichen Praxis.

Die vorgestellten Arbeitsunterlagen stammen aus über 30-jähriger Erfahrung des Autors als akademisch Lehrender, Forschender, Lehrtherapeut und Supervisor in der Ärztefortbildung und als in der klinischen Patienten*versorgung Tätiger. Den Schwerpunkt bilden jene Materialien, die vor allem für die postgraduellen PSY-Diplom-Curricula von Nutzen waren. Als primäre Motivation darf dabei die Förderung der psychosozialen Kompetenzen von Ärzten* gesehen werden, welche sowohl für jeden Arzt* als auch Patienten* den erwünschten verbesserten Behandlungsvollzug unterstützen.

Jenseits der PSY-Diplom-Lehrgänge sollen die in diesem Band zusammengestellten Beiträge die praktische Nutzung der bio-psycho-sozialen Arbeitsweise ganz generell fördern. Eine wissenschaftlich begründete ganzheitliche Humanmedizin, in welcher der Mensch sowohl als materieller Organismus als auch als denkendes, fühlendes, handelndes und in seinen Lebenswelten verankertes Wesen erkannt und behandelt wird, darf wohl auch als Gebot der Zeit verstanden werden. Wir besitzen nämlich inzwischen die theoretischen Grundlagen und das praktische Handwerkzeug für eine solche Herangehensweise an die Phänomene *Krankheit* und *Gesundheit*. Es kommt jetzt darauf an, diese in der akademischen Ausbildung und die Berufspraxis begleitenden Fortbildung sowie in der täglichen ärztlichen Routine zu nutzen.

Damit einzelne Kapitel oder Themenblöcke dieses Bandes auch isoliert gelesen und für die Praxis verwendet werden können, sind gelegentliche Wiederholungen bzw. Redundanzen unvermeidlich und gewollt. Dies hilft die ansonsten notwendigen Querverweise zu reduzieren und dient der besseren Verständlichkeit der jeweiligen Inhalte, ohne dass dazu das gesamte Buch durchgearbeitet werden muss.

Eine kurze Anmerkung zur sogenannten gendergerechten Sprache: Es besteht die Gefahr, der deutschen Sprache erheblichen Schaden zuzufügen und zudem den Lesefluss eines „gegenderten" Textes massiv zu beeinträchtigen. Bei diesen Forderungen nach einer Änderung von bisherigen Normen wird die Tatsache übersehen, dass die Variabilität innerhalb der binär ausgewiesenen Geschlechter signifikant größer ist als zwischen den beiden. Die Einsicht, dass die sexuelle Orientierung und Identität weit mehr als „männlich" und „weiblich" kennt, führt in der Folge zum Versuch, eine „gendergerechte" deutsche Sprache zu erzwingen, welche all diesen Identitäten entgegenkommen soll. Ein flüsssig zu lesender Text würde damit unmöglich gemacht werden, weswegen sich im gesamten deutschen Sprachraum markanter Widerstand dagegen aufgebaut hat. Der Autor versucht nun bewusst, einen alternativen Weg zu beschreiten. Er geht davon aus, dass jeder Leser und jede Leserin Bescheid weiß, dass es Mann und Frau gibt, darüber hinaus aber nicht nur eine männliche und eine weibliche Identität. Diese Vielschichtigkeit soll mit einem * hinter den betroffenen Begriffen gekennzeichnet werden und damit auch eine Zuordnung zu einem dichotomen Gender-Rollenverständnis umgehen. Arzt* oder Ärztin* meint also „gesamte Ärzteschaft“ (egal welcher genderspezifischen Identität) und Patient* oder Patientin* meint die Gesamtheit aller kranken Menschen, unabhängig von der jeweiligen sexuellen Orientierung und Identität.

Graz, im Sommer 2021 Josef W. Egger

A

LEBENSWELT-MEDIZIN
Das ganzheitliche bio-psycho-soziale Konzept der Humanmedizin

Wenn wir komplexere Phänomene verstehen wollen, benötigen wir einen Blick, der auch die Sicht auf die Zusammenhänge ermöglicht. Für den Gegenstand „Krankheit“ bzw. „Gesundheit“ gilt: Jeder Mensch lebt von der ihn umgebenden Welt (der „Umwelt“), d.h. von der jeweils gegebenen physiko-chemischen bzw. ökologischen sowie sozio-kulturellen Umwelt. Jede Energie für sein Überleben bezieht er aus dieser Umwelt (seiner „Lebenswelt“). Gleichzeitig ist er selbst physische wie soziale Umwelt für andere und wirkt auf die ihn umgebenden Bedingungen ein. Für die medizinischen Wissenschaften gilt es, dieser Komplexität besser gerecht zu werden und das gängige Konzept „Der Mensch als komplexe Maschine“ zu erweitern. Es braucht dazu die Erweiterung auf einen Ansatz, der den Menschen als bio-psycho-soziales Wesen fasst, das untrennbar mit seinen physiko-chemischen und sozio-kulturellen Lebenswelten verbunden ist. Nur so ist er in seiner Gesamtheit verstehbar. Am Beispiel des systemtheoretisch fundierten (und wissenschaftstheoretisch inzwischen erweiterten) *bio-psycho-sozialen Modells* soll dies im Folgenden für den Wirkungsbereich der Humanmedizin erörtert werden.

Der Mensch und seine „Umwelt“

Als Menschen leben wir in unterscheidbaren „Umwelten“. Wir sind umgeben von ökologischen Gegebenheiten wie der Beschaffenheit der jeweiligen geologischen und klimatischen Welt, in der wir leben, weiters von kleinräumigeren sozialen und größeren kulturellen Netzwerken. Wir können diese Bedingungen summarisch als die „Lebenswelt“ eines Individuums bezeichnen. In dieser Lebenswelt wird der einzelne Mensch – natürlich auf der Grundlage seiner genetischen Matrix – geprägt und wirkt nun selbst auf diese ihn umgebende Welt zurück. Diese komplexe

Wechselwirkung gilt es zu akzeptieren, wenn wir dem Verhältnis „Mensch und Umwelt“ gerecht werden wollen.

Was die physische („natürliche“) Welt betrifft, bevorzugt der Mensch im Übrigen nicht die originäre, wilde Natur als Lebensumwelt. Er kann dies gar nicht, da er für die Befriedigung seiner komplexen Bedürfnisse einen fortdauernden Einfluss auf alles, was ihn umgibt, ausüben muss. Am wohlsten scheint er sich in einer naturnah umgestalteten und von ihm kontrollierbaren Umwelt zu fühlen. In ihr meint er, die archaischen Ängste gezähmt zu haben, und aus ihr vermag er vielfältige Kraft zu schöpfen (Egger 2019).

Das traditionelle bio-medizinische Verständnis von Krankheit

Seit weit über hundert Jahren – schon im 19. Jahrhundert beginnend – dominiert in der wissenschaftlichen Medizin die naturwissenschaftliche Orientierung mit einer relativ streng auf die Gesetzmäßigkeiten der Physik und Chemie ausgerichteten Begrenzung. Es ist unbestreitbar, dass diese Vorgehensweise zu einem erheblichen Erkenntnisfortschritt und zu Behandlungsmöglichkeiten geführt hat, auf die heute wohl niemand vernünftigerweise verzichten möchte. Die Fokussierung auf pharmakologische und technisch/chirurgische Wirkfaktoren hat allerdings zu einer Art *Ingenieursmedizin* oder *Reparaturmedizin* geführt, in der der menschliche Organismus als komplexe Maschine erscheint und dementsprechend „behandelt“ wird. In der Öffentlichkeit wird diesbezüglich vor allem die Dominanz der „Apparatemedizin“ und die Vernachlässigung der „Arzt*-Patient*-Interaktion“ kritisiert. Es ist zu einer Verarmung der Kommunikation zwischen medizinischem Vorgehen und Patienten* orientierten Bedürfnissen (Verstehensmöglichkeiten, Wünschen und Mitgestaltungsansprüchen) gekommen.

Aus wissenschaftlicher Sicht wiegt besonders die Kritik an der bio-medizinisch ausgerichteten Humanmedizin schwer, wonach dieses Modell nur wenig bis gar nicht geeignet ist für die große Gruppe der chronisch Kranken (wo per definitionem nichts zu heilen ist). Auch bei den sogenannten somatoformen Störungen (das ist die große Sammelkategorie von Beschwerden, für die keine ausreichende organische Erklärung gefunden werden kann) erweist sich das bio-medizinische

Modell recht hilflos. Und gänzlich untauglich ist dieses bei der Gesundheitsförderung, wo es auf das Gesundheitswissen, die Gesundungsmotivation und die Gesundheitsverhaltenskompetenz der Bevölkerung ankommt.

Als logischer Widersacher des bio-medizinischen Modells hat sich daher von Anfang an – aber mit bescheidenem Erfolg – die *psychosomatische Perspektive* entwickelt. Sie wollte nachweisen, dass seelische Einflüsse auf das körperliche Geschehen keine Einbildung, sondern Tatsache ist. Dies hat in der Folge zur begrifflichen Bildung von sogenannten *psychosomatischen Krankheiten* geführt, also solchen, wo dieser Nachweis einigermaßen empirisch glaubhaft gemacht werden konnte. Allerdings bleibt die konventionelle Psychosomatik ganz der Dichotomie von Körper und Seele verhaftet, weswegen trotz vielfältiger Versuche, diese Wechselwirkung zu erklären, die sogenannte *hardcore medicine* wenig Notiz von diesen Erkenntnissen nehmen musste. Es brauchte also einen anderen, kompetenteren Ansatz, um dieses Problem zu lösen.

Das bio-psycho-soziale Modell als aktuelle wissenschaftliche Grundlage der Humanmedizin

Zum Verhältnis von Theorie und Praxis gibt es einen klugen Spruch: *Nichts ist praktischer als eine gute Theorie!* Seit Jahrhunderten wurden theoretische Überlegungen angestellt, wie die Beziehung zwischen *Körper* und *Seele* (besser: zwischen *Gehirn* und *Geist*) zu erklären sei. Von all diesen Ansätzen ist heute das *bio-psycho-soziale Modell* das mit großem Abstand meistgenutzte Paradigma (Goodman 1991, Egger 1995, 2017, 2020). Keine andere Theorie hat hier eine größere Reichweite. Wie sich seit der ersten Ausformulierung vor fast 50 Jahren inzwischen herausgestellt hat, ist diese Theorie für eine integrierte Medizin zwar wissenschaftlich äußerst fruchtbar und stellt alles, was die wissenschaftliche Medizin bis dato an Rahmentheorien zur Verfügung hatte, in den Schatten. Aber sie bereitet den potenziellen Nutznießern doch einiges Kopfzerbrechen, weil das dahinterliegende Denkmodell ungeläufig und auch einigermaßen komplex erscheint. Selbst viele Vertreter der sogenannten „Psychosomatik" tun sich schwer mit den Implikationen des bio-psycho-sozialen Modells. Das hat gute Gründe: In der *klassischen Psychosomatik* ging es ja um die Frage, ob psychologische Faktoren eine schädigende Wirkung auf körperliche Vorgänge haben. Konnte dies empirisch halbwegs plausibel gemacht werden, sprach man von „psychosomatischen Erkrankungen“ (siehe auch Wesiack 1983, Meyer 1987, Reinecker 1994). Dieses *Psychogenese-Modell* ist im Lichte der bio-psycho-sozialen Theorie allerdings obsolet. Hier gilt nämlich, dass bei *jedem* Krankheitsprozess prinzipiell auch psychologische und ökosoziale Faktoren als potenzielle Einflussgrößen zu kalkulieren sind – die beteiligten Leben generierenden bzw. Leben erhaltenden Prozesse interagieren nämlich beständig, einerlei, ob das molekulare Geschehen oder die Lebensumwelten eines Organismus ins Auge gefasst werden.

Es muss hier angemerkt werden, dass inzwischen namhafte Vertreter der „Psychosomatik“ (bzw. der „psychosomatischen Medizin“) diesen Begriff zwar als solchen weiterverwenden, nun aber in einer begrifflichen Extension, die sehr nahe an das systemtheoretische Grundverständnis des aktuellen bio-psycho-sozialen Modells heranreicht oder dieses explizit meint (vgl. Kapfhammer 2011). Da der Terminus *Psychosomatik* historisch eng mit dem Psychogenese-Modell der Psychoanalyse verknüpft ist, besteht allerdings die Gefahr, dass es durch diese Erweiterung und Re-Definition des traditionellen Begriffs zu einer Überfrachtung kommt, welche zwangsläufig Unschärfe und Kategorienfehler erzeugt.

Jedenfalls ist der bereits in die Laiensprache eingewanderte Begriff der „psychosomatischen Krankheiten“ (oft mit dem simplifizierenden Motto „Was kränkt, macht krank“ assoziiert) nicht länger haltbar. Er suggeriert, wie erwähnt, zwei Klassen von Krankheiten, nämlich *psychosomatische* und *nicht-psychosomatische*. Eine solche Dichotomie ist auf der Basis des bio-psycho-sozialen Modells aber weder logisch richtig noch wissenschaftlich nützlich (Egger 1992, 2008, 2017; Goodman 1991).

Vorweg: Es gibt keinen einzelnen Begründer des bio-psycho-sozialen Modells. Es ist vielmehr das Ergebnis eines weltumspannenden wissenschaftlichen Netzwerks, von dem hier nur einige der bedeutenden Proponenten erwähnt werden sollen: Das *bio-psycho-soziale Modell* ist überwiegend aus Studien zur *Allgemeinen Systemtheorie* (siehe z. B. die

Zusammenfassungen von Kriz 1997, Schiepek & Spörkel 1993, Suls & Rothman 2004) und deren Anwendung auf die Biologie hervorgegangen und ist in wesentlichen Punkten das Verdienst von L. v. Bertalanffy (1950/1968) sowie Weiss u.a. (s. Petzold 2006). Die Ausformulierung und Propagierung des Modells samt Benennung als „bio-psycho-sozial" war wiederum im Wesentlichen die Arbeit von George L. Engel (1976, 1977, 1980, 1982, 1992, 1997) und den Verhaltensmedizinern Schwartz & Weiss (1977, 1978, Schwartz 1982), aber auch von Matarazzo (1980), Anderson (1998), Kaplan (1990), Goodman (1991) und einigen anderen, von denen Herbert Weiner (1986, 1990, 1991, 1998, 2001) hervorzuheben ist, der bis zu seinem Tod unermüdlich empirische Belege aus allen Forschungsbereichen der naturwissenschaftlichen Medizin zusammengetragen hat. Er orientierte sich eng am Modell, wie es Engel (1977) entworfen hat, und verstand seine Arbeit als Beitrag für einen grundlegenden und grenzüberschreitenden Ansatz einer psychosomatischen Medizin. Weiner war stark empirisch orientiert, wobei er sich insbesondere für die Verbindung von Hirnforschung und Medizin interessierte. Auch der Nobelpreisträger Eric Kandel (2006) widmet in der Zusammenschau über sein Forscherleben der Überwindung der Leib-Seele-Dichotomie und der Begründung einer *Theorie der Materie-Geist-Einheit* – genau so müsste übrigens das bio-psycho-soziale Modell in seiner neuesten Fassung heißen – breiten Raum (Egger 2005, 2008, 2015, 2017).

Jenseits der psychosomatischen Wissenschaften haben sich eine Reihe weiterer theoretischer Ansätze um ein „ganzheitliches" Verständnis von Krankheit und Gesundheit im Sinne eines bio-psycho-sozialen Modells bemüht. Hier sind stellvertretend die russischen Arbeiten von Lurija zu nennen, der zusammen mit Vygotskij eine der frühesten bio-psycho-sozialen Forschungskonzeptionen entwickelt hat (Lurija 1978, 1992), oder jene von H. Petzold (Petzold 2001, Petzold 2006, Orth & Petzold 2000), welche wiederum von den vorgenannten russischen Forschern beeinflusst sind und ebenfalls einen mehr psychologischen Zugang aufweisen. Einen ähnlichen bio-psycho-sozialen Ansatz verfolgen auch Vertreter der *Gesundheitspsychologie* (health psychology) wie Matarazzo (1980, siehe Egger 1995b) und Anderson (1998) oder – in

Verbindung mit der damals noch relativ jungen Disziplin der *Verhaltensmedizin* (behavioral medicine, z. B. Kaplan 1990, Grawe 2004) und deren Kooperation mit der Psychoimmunologie (Ader & Cohen 1975, Ferstl 1989, Schubert 2011 u.a.).

Allen Einwänden zum Trotz: Das inzwischen revidierte und erweiterte bio-psycho-soziale Modell ist als aktuelle *Theorie der Körper-Geist-Einheit* das gegenwärtig kohärenteste, kompakteste und auch bedeutendste Theoriekonzept, innerhalb dessen der Mensch in Gesundheit und Krankheit erklärbar und verstehbar wird (Goodman 1991, Suls & Rothman 2004, Spitzer 2005, Adler 2003, 2009, Fava & Sonino 2008, Fava 2992, Malmgren 2005). Worin besteht nun dieses *bio-psycho-soziale Modell*, das in Relation zu seiner Bedeutung für die Medizin nach wie vor zu wenig geläufig ist und in seiner Tragweite unterschätzt wird? (siehe Abb. 1, Egger 2020)

Im Sinne der Allgemeinen Systemtheorie (L.v. Bertalanffy 1950, 1968) erscheint die Natur als Kontinuum von Einheiten (Systemen) geordnet: Größere, komplexere Einheiten (= Systeme oder Ganzheiten) stehen hierarchisch über weniger komplexen Einheiten und jedes Niveau in dieser Hierarchie repräsentiert ein dynamisches System (oder eine Ganzheit) mit ganz spezifischen Eigenschaften. Nichts existiert isoliert, alle Ebenen sind prinzipiell verbunden. Für den Bereich der Humanmedizin bedeutet dies: Die „Person" ist ihren Organsystemen, aus denen sie besteht, übergeordnet. Das Individuum in seiner Gesamtheit bildet ein komplexeres System als die Summe aller seiner Organe.

Der hier zentrale Begriff der *Emergenz* beschreibt das Natur-Phänomen, dass ab einem gewissen *Komplexitätsniveau* sich eine nächsthöhere Ebene (ein neues SYSTEM) herausbildet mit bis dahin völlig neuen (noch nicht da gewesenen) Eigenschaften; weiters, dass sich bestimmte *Eigenschaften* eines Systems nicht aus der Summe seiner Bestandteile erklären lassen („Das Ganze ist mehr – genauer: etwas Anderes, nämlich Neues und Komplexeres – als die Summe seiner Teile"). So ist z. B. der *Mensch* nicht die Summe seiner Organe, er ist vielmehr ein *komplexeres System* als die Aneinanderreihung seiner Subsysteme (vgl. auch K. Lorenz: „Fulguration" / Evolutionsbiologie: plötzliches Auftreten von neuen Eigenschaften in der Entwicklung des Lebens; Egger 2009).

Hierarchische Struktur von Systemen (Systemhierarchie sensu Allgemeine Systemtheorie)
(Skizze zur groben Rangordnung von Ganzheiten bzw. Systemen)

Netzwerk von physischen (materiellen) Begriffen (zugleich Wissenschaftsbereiche):		*Netzwerk von geistigen (mentalen) Begriffen:*
UNIVERSUM (nicht mehr beobachtbar, nur mathematisch erschließbar)		
SUPERCLUSTER		
GALAKTISCHE CLUSTER		
GALAXIEN		
MILCHSTRASSE	[Makrokosmos]	
ERDE / BIOSPHÄRE		
MENSCHHEIT		
GROSSRÄUMIGE SOZ.ÖKOLOG. STRUKTUREN		
MITTELBARE LEBENSWELT	⟵	*?(obere Grenze des subjektiven Erlebnisraumes)*
(umgebende sozio-ökologische Strukturen, Dorf/Stadtteil ...)		**SOZIO-KULTURELLES LEBEN** (subkulturelle Erfahrungen)
UNMITTELBARE LEBENSWELT	[Makrokosmos]	**PARTNERSCHAFT/FAMILIE/ FREUNDSCHAFT**
(direkte sozio-ökologische Umwelt)		(persönliche Kontakte)
(Position des BEOBACHTERS mit seinen technisch erweiterten Wahrnehmungsmöglichkeiten)		*(Position des sich selbst erlebenden SUBJEKTS)*
PERSON physiologische Gestalt (Körper) & molares Verhalten ⟵	**REINE PSYCHO-PHYSCHE EREIGNISSE**	⟶ **PERSON** **individuelle Erfahrung (Denken, Fühlen)**
(das objektivierbare Ereignis)	*(das Ereignis an sich; die Realität als solche; = prinzipiell nicht erfahrbar)*	*(das Ereignis als privates Erleben)*
ORGANE		**KÖRPERWAHRNEHMUNG**
GEWEBE	⟵	*?(untere Grenze des subjektiven Erlebnisraumes)*
ZELLEN		
MOLEKÜLE / DNS	[Makrokosmos]	
ATOME		
SUBATOMARE TEILCHEN		
SUPERSTRINGS (nicht mehr beobachtbar, nur mathematisch erschließbar)		

Abbildung: Modell zur Überwindung der Dichotomie von „Körper" und „Geist" im erweiterten bio-psycho-sozialen Modell: G.L. Engels Bio-psycho-soziales Modell (1975/1976), modifiziert nach der Theorie der Organismischen Einheit („organic unity-theory", Goodman 1991, „body mind unity-theory"); auch „Theorie der Leib-Seele-Einheit" oder „Theorie der Körper-Geist-Einheit"; Übertragung, Ergänzung und Modifikation (Egger 1993, 2005, 2015, 2017). – Der für die Theorie bedeutsame Ausschnitt der Wirklichkeit ist hervorgehoben (Bereich „Mesokosmos" sensu Vollmer 1980, 1983: die dem Menschen in seinem Erleben unmittelbar zugänglichen Systemebenen = phänomenologisch relevanter Ausschnitt zur Problematik objektivistischer und subjektivistischer Zugang zur „Wirklichkeit"). Die linke Spalte symbolisiert die Beobachter-Perspektive, d.h. die objektivistische Sicht auf die „Wirklichkeit"; die rechte Spalte symbolisiert die individuelle Erlebnisperspektive, d.h. die subjektivistische Sicht.

Die *bio-psycho-soziale Medizin* nutzt – wie erwähnt – die Allgemeine Systemtheorie, um die bisherige Leib-Seele-Dichotomie zu überwinden. Jeder Mensch ist demnach nicht nur als *biologisches* Wesen zu verstehen („bio"), sondern zugleich auch als ein Wesen mit jeweils typischen Eigenheiten des *Denkens, Fühlens* und *Handelns* („psycho") und auch ein Wesen mit individuellen *sozialen*, *kulturellen* und ökologischen Lebensumwelten („sozio"). (Cave: „psycho" umschreibt hier als Kürzel die Gesamtheit *aller* seelischen Phänomene, und „sozio" meint *alle* sozialen, kulturellen und ökologischen Lebenswelten.)

Der Streit um die „Ganzheitlichkeit" in der Medizin

Beim anhaltenden Streit um die sogenannte Ganzheitlichkeit geht es nicht nur um unterschiedliche Interpretationen von Faktischem, sondern in erster Linie um das wissenschaftstheoretische Problem der unklaren bzw. ungenügend definierten Begrifflichkeiten. Termini aus ganz unterschiedlichen Bezugsrahmen werden in solchen Auseinandersetzungen vermischt und führen zwangsläufig zu den gefürchteten „Kategorienfehlern". Missverständnisse und ein „aneinander Vorbeireden" sind häufig die Folge. Diese semiotische Schwachstelle ist zwar erkannt, fordert aber in den Diskussionen eine hohe sprachlogische Kompetenz, welche die beteiligten Seiten nur teilweise zu erfüllen imstande sind.

Das *Subjektive* (das individuelle Erleben und sein darauf bezogenes Verhalten) und das *Objektive* (die beobachtbaren bzw. messbaren körperlichen Vorgänge bzw. das konkrete Handeln) erscheinen sprachlich als zwei fundamentale und zueinander komplementäre Perspektiven von lebenden Systemen (vgl. Pieringer & Egger 2005, Damasio 1997, 2002, 2003). Diese sind allerdings immer als *Ganzheiten* zu beschreiben und zu verstehen, wie bspw. Uexküll 1997 in seinem Geleitwort von Ulrichs „Biomedizin – die folgenschweren Wandlungen des Biologiebegriffs" (Ulrich 1997, siehe auch Uexküll 1991, Uexküll & Wesiack 2003), nach einem lebenslangen intellektuellen Kampf gegen die „Verarmung der Medizin als seelenlose Reparaturwerkstatt" indigniert anmerkt. In dieser Kritik enthalten ist die Erkenntnis, dass die Medizin wissenschaftstheoretisch gesehen in der Naturwissenschaft des 19. Jahrhunderts stecken geblieben ist. Die Erkenntnisse der psychologischen Wissenschaften wurden weitgehend ignoriert und die metatheoretischen Angebote – insbesondere die Bedeutung der Allgemeinen Systemtheorie – für die Weiterentwicklung in Richtung einer integrierten Medizin des 21. Jahrhunderts wurden bisher weder ausreichend erkannt noch zu nützen verstanden.

Nüchtern betrachtet ist ein „Glaubenskrieg" zwischen der wissenschaftlichen Medizin und den vielen Mini-Theorien und sonstigen Ansätzen am Rande der wissenschaftlichen Medizin wenig sinnvoll oder gar hilfreich (Smolle 1995, 2002). Die meisten dieser „alternativen" oder „komplementären" Ansätze (die sich teilweise fälschlich als „ganzheitlich" titulieren, obwohl sie nur einen kleinen Ausschnitt aus der komplexen Wirklichkeit erfassen (siehe Ernst & Singh 2013, Stalker & Glymour 1985) enthalten den einen oder anderen beachtenswerten Aspekt bzw. die eine oder andere überprüfbare Aussage, die es zu testen gilt. Sofern sie der *unabhängigen* wissenschaftlichen Überprüfung unterworfen werden und dabei ein *beständiges* affirmatives Resultat zu liefern imstande sind, werden diese Teile zwangsläufig Bestandteil der wissenschaftlichen Medizin. Denn diese stellt – wie erwähnt – die Summe aller überprüften und haltbaren Resultate dar, die zugleich in ein komplexes Verstehensmodell von Krankheit und Gesundheit eingearbeitet werden müssen. Der Rest verbleibt allerdings als nicht-wissenschaftlich und aus guten Gründen außenstehend, d. h. nicht in die wissenschaftliche Medizin integrierbar.

Als generalisierende Skizze lässt sich an diesem Punkt der Erörterung formulieren: Das erweiterte *bio-psycho-soziale Modell* (verstanden als *Theorie der Körper-Seele-Einheit*) stellt die aktuell umfassendste wissenschaftliche Rahmentheorie für die gesamte Humanmedizin dar. Es geht um nichts weniger als um die Erklärung der Natur des Menschen als leib-seelisches Wesen, wobei nicht mehr wie bisher von zwei separaten Entitäten – dem Stofflichen (Körperlichen) einerseits und dem anscheinend Immateriellen (Seelischen) andererseits – ausgegangen wird. Das Seelische ist selbst ein emergentes Phänomen des Materiellen, d.h. eine der komplexest organisierten Materie prinzipiell innewohnende Potenz.

Wie uns bereits A. F. Whitehead (1861–1947) gelehrt hat, gilt: Die *Materie* ist nicht „tot", sondern als hochdynamisches Phänomen zu sehen, in dem alle komplexeren Phänomene (und somit auch das Leben) in seinen Grundbausteinen bereits enthalten sind. Der „Sternenstaub", aus dem alles besteht, was ist, kann unter hochkomplexen Bedingungen Organisches hervorbringen (Whitehead 1929 / 1978), wobei dieses Lebendige wiederum unter höchst aufwendigen evolutionären Prozessen auch seelische Phänomene von unterschiedlicher Ausprägung generieren kann. Diese Phänomene sind aber wiederum von einer höheren Komplexität als die darunterliegenden materiellen Strukturen, sodass wir auf der Ebene der Materie für das sogenannte Seelische kein ausreichendes Verständnis erlangen können. Seelische Phänomene wie z. B. Denken oder Fühlen bilden (sensu Allgemeine Systemtheorie) einen eigenen – *emergenten* – Phänomenbereich. Die Erkenntnis, dass der (fälschlicherweise als „tot" bezeichneten) Materie die prinzipielle, inhärente Möglichkeit zum Hervorbringen von Lebendigem und im Weiteren auch von Formen des Seelischen gegeben ist, ist allerdings aufgrund jahrtausendealter gegenläufiger Denktraditionen und sprachlichen Konventionen noch nicht weit verbreitet.

Gesundheit – so lautet nun die Definition auf Grundlage des bio-psycho-sozialen Verständnisses – wird nicht als das Fehlen von pathogenen Keimen oder von öko-sozialen Störfaktoren verstanden, sondern als die Kompetenz des Organismus, mit beliebigen pathogenen Faktoren (z. B. Bakterien, Viren, Giften, belastenden psychischen oder öko-sozio-kulturellen Lebensumständen) autoregulativ fertig zu werden (d. h. diese mit den eigenen Ressourcen unter Kontrolle zu halten). *Krankheit* stellt sich ein, wenn diese autoregulative Kompetenz in keinem ausreichenden Maß vorhanden ist bzw. die dafür zuständigen Regelkreise überfordert sind. Damit wird deutlich, dass Gesundheit kein Zustand ist, sondern ein funktionelles, dynamisches Geschehen – Gesundheit muss gleichsam in jeder Sekunde des Lebens „geschaffen" werden.

Praxis der bio-psycho-sozialen Humanmedizin: *Simultandiagnostik* und *Simultantherapie*

Für die praktische Umsetzung des erweiterten bio-psycho-sozialen Modells – als Metatheorie für die Humanmedizin der Gegenwart – gilt, dass alle relevanten Daten (also Inforationen aus der körperlichen, psychologischen und Lebenswelt-bezogenen Ebene) parallel zu erfassen und zu integrieren sind. Wir nennen dies nach einem Vorschlag von P. Hahn (Heidelberg) „Simultandiagnostik". Auch die davon abgeleiteten Interventionen sollten in einer verschränkten, multimodalen und parallel zu organisierenden Behandlungsstrategie erfolgen, die sich idealerweise nicht nur auf den Patienten*, sondern auch auf seine Lebenswelt beziehen sollte. Dies wird als Simultantherapie umschrieben. In jedem Fall wird dabei versucht, sowohl die Risikofaktoren als auch die protektiven Faktoren („Schutzfaktoren") auf den relevanten Lebensdimensionen zu erfassen. Um so komplexe Phänomene wie die Krankheitsentstehung und Gesunderhaltung zu verstehen, braucht es ein multidimensionales Modell, welches sowohl die pathogenen wie salutogenen Wirkfaktoren zu benennen und ihren Wechselwirkungen zu erfassen vermag.

Natürlich sind diese eben geschilderten Ableitungen aus der bio-psycho-sozialen Theorie in der Praxis nicht vollständig zu verwirklichen, aber unser Bemühen sollte in diese Richtung gehen. Nur so lassen sich die unterschiedlichen Informationen aus der „Lebenswelt" des Patienten* für das Verständnis und für den Umgang mit seiner gesundheitlichen Störung nutzen. Jedenfalls wird damit der wissenschaftliche und praktische Aktionsraum der herkömmlichen Ingenieurs- oder Reparaturmedizin deutlich erweitert (Egger 2017).

<table>
<tr><td></td><td colspan="3">DER KRANKE MENSCH
mit seiner individuellen
Patientenwelt
muss gleichzeitig in seinen relevanten organbiologischen, psychischen und öko-sozialen Aspekten erfasst werden</td><td></td></tr>
<tr><td>biopsychosoziale Diagnostik

„Simultan diagnostik“ = parallele Mehr-Ebenen-Diagnostik, „ganzheitliche“ Erfassung</td><td>organisch-biologische Daten

Physis</td><td>Erlebens- und Verhaltensdaten

Denken, Fühlen, Handeln</td><td>öko-soziale Daten

physiko-chemische und soziale Lebenswelten</td><td>multimodale Datenerfassung

Datenebenen, Datenquellen, funktionelle Bereiche</td></tr>
<tr><td></td><td colspan="3">Integration der Mehrebenen-Diagnostik
Datenintegration durch Nutzung von störungsspezifischen Modellen für die Verbindungen zwischen den Systemebenen (wissenschaftlich bekannte und vermutete Kommunikationswege zwischen den relevanten Systemen)
multimodale Therapie
über bio-psycho-soziale Diagnostik begründeter paralleler Einsatz und Koordination der Interventionen auf den unterschiedlichen Einflussebenen, Behandlungskonzept mit mehrdimensionalen Eingriffsmöglichkeiten:</td><td></td></tr>
<tr><td>biopsychosoziale Therapie

„Simultantherapie“ = parallele Mehr-Ebenen-Therapie, „ganzheitliche“ Behandlung</td><td>Eingriffe auf organ-biologischer Ebene:
pharmakotherapeutische, chirurgisch-technische & physiotherapeutische Interventionen</td><td>Eingriffe auf psychologischer Ebene:
kognitiv-emotionale & handlungsorientierte psychologische Interventionen</td><td>Eingriffe auf öko-sozialer Ebene:
familiäres / berufliches Netzwerk, sozio-kulturelle Ressourcen, ökologische Gegebenheiten</td><td>abgestimmte Interventionen

serielles und/oder paralleles Procedere</td></tr>
<tr><td></td><td colspan="3">Wirkung auf organbiologische, psychische & öko-soziale Faktoren des
KRANKEN MENSCHEN
in seiner individuellen
Patientenwelt</td><td></td></tr>
</table>

Tabelle: Zur Praxis des bio-psycho-sozialen Krankheitsmodells: „Simultandiagnostik“ und „Simultantherapie“ im diagnostisch-therapeutischen Team (in Anlehnung an P. Hahn, Heidelberg) – Skizze für die notwendige parallele Erfassung von relevanten Patienten*daten und deren Nutzung in multimodalen therapeutischen Interventionen (Egger 2017, 2020)

Zur Frage der Spiritualität im Konzept der Körper-Seele-Einheit

Für das prima vista schwer begreifbare Phänomen oder gar Mysterium, wie aus einer *leblos gedachten Materie* etwas *Lebendiges* entstehen kann, hat der Mensch schon vor Jahrtausenden eine Lösung ersonnen, in dem er dies mit übernatürlichen Kräften oder Gottheiten erklärt und für sein eigenes Leben zudem die Vorstellung einer „unsterblichen Seele" geschaffen hat. Diese Vorstellungen haben im Wesentlichen bis zur abendländischen Aufklärung den meisten Menschen auch gereicht. Erstaunlich ist allerdings, dass mit der Idee der Unsterblichkeit ein hochwissenschaftliches Postulat – nämlich das physikalische Grundgesetz zur Erhaltung der Masse und Energie – vorweggenommen wurde. Trotz aller Transformationen bleibt nämlich die Gesamtheit der Energie bzw. Masse gleich.

Der Begriff der *Seele* ist Kontext abhängig und mehrdeutig. Aus wissenschaftlicher Perspektive hat die *„Seele"* – genau genommen – nirgendwo im Körper ihren Sitz. Sie ist nämlich ein *emergentes Phänomen des Gesamtorganismus* und daher dort als solches nicht zu finden. Fest steht allerdings auch, dass die entscheidenden materiellen Strukturen für seelische Phänomene in den physischen Strukturen des neuronalen Systems liegen. Fehlen wichtige derartige organische Strukturen oder sind solche insuffizient entwickelt oder gar zerstört, dann sind die davon abhängigen seelischen Leistungen nicht möglich. So gesehen ist die *Seele* dann doch überwiegend eine emergente Erscheinung unseres Nervensystems, sie kann allerdings niemals auf die neuronalen Strukturen reduziert werden bzw. dort valide erklärt werden (Egger 2015, Markl 2005).

Im Bereich der *Sinnfragen* menschlicher Existenz hat die Seele eine ganz andere Bedeutung. Weil der Mensch in den physiko-chemischen Gegebenheiten keinen darüberhinausgehenden Sinn erkennt und noch weniger Trost für seine befristete Existenz findet, hat er seit Jahrtausenden und wird er auch weiterhin nach einer idiosynkratischen Interpretation seines Daseins suchen. Die Vorstellung einer *unsterblichen Seele* ist dabei wohl die erfolgreichste Erlösungsphantasie. Aber das liegt außerhalb der Wissenschaft und ist wohl ein rein menschliches Phänomen; kein anderes Lebewesen hat offensichtlich diesen Anspruch.

Auf der Basis der *Geist-Materie-Einheit*–so lautet die wissenschaftstheoretische Kennung des erweiterten bio-psycho-sozialen Modells – ist der Mensch jedenfalls ohne seine „Lebenswelt" (d.h. ohne seine bio-psycho-sozialen „Umwelten") nicht ausreichend erfassbar bzw. verstehbar.

An dieser Stelle ist eine Anmerkung zur Semantik des Begriffs *bio-psycho-sozial* angebracht: Ein weit verbreiteter Irrtum hinsichtlich des Begriffs „bio-psycho-sozial" besteht nämlich darin, dass angenommen wird, es handle sich hier um drei separierte Wirklichkeitsaspekte, die nun additiv zusammengeführt werden sollen. Die Bezeichnung „bio" meint jedoch – als begrifflicher Platzhalter – die Gesamtheit aller materiell festmachbaren Entitäten des menschlichen Organismus (das „Körperliche"). Das Kürzel „psycho" meint die Gesamtheit aller seelischen Phänomene (jede Form von Denken, Fühlen und Handeln, natürlich auch das sog. Spirituelle), und die Kurzform „sozial" umfasst die Gesamtheit aller physiko-chemischen, sozialen und kulturellen Lebensbedingungen (oder „Umwelten") des menschlichen Organismus. Alle diese Bereiche sind Aspekte ein und derselben Wirklichkeit, sie sind untrennbar – hierarchisch geordnet und dynamisch – miteinander vernetzt. Sie können zwar zu Zwecken des Detailstudiums separiert betrachtet werden, sie sind aber immer Teile ein und desselben Geschehens, sodass durch die Reduktion auf eine dieser Systembereiche immer auch Information verloren geht.

Alles Seelenleben – Gefühle, Gedanken, spirituelle Vorstellungen und jeweils darauf begründete Handlungen – sind untrennbar mit dem Materiellen verbunden (vgl. z. B. Roth 2003, 2006, Riedl 1987): Es gibt kein einziges seelisches Phänomen, das ohne ein entsprechend geartetes Nervensystem denkbar ist. Ergo zählen Aspekte des *Spirituellen* zu den Phänomenen des menschlichen Geistes und sind Teil einer „ganzheitlichen" Betrachtung des menschlichen Seins, wie es für die bio-psycho-soziale Theorie mit ihrer Leib-Seele-Einheit typisch ist. Die spirituelle Dimension umfasst keine Phänomene der dinglichen Welt, sie gehört zur Welt der Vorstellungen und bildet im bio-psycho-sozialen System logisch richtig einen Teil der psychischen Welt des Menschen ab. Anders formuliert: Sie ist ein Phänomen, das den Leistungen der menschlichen Psyche zuzuordnen ist. Dort hat sie ihren Platz – egal, ob das Spirituelle religiös oder nicht-religiös verstanden wird.

So gesehen wäre auch der Zuständigkeitsbereich der „Spiritualität" die gedankliche Beschäftigung mit dem „Sein an sich" und den Versuchen, Antworten zu finden, wie unsere Existenz zu verstehen ist. Den größten Beitrag in der bisherigen Menschheitsgeschichte leistet dazu – paradoxerweise – die Wissenschaft, obwohl ihr Zuständigkeitsbereich sich auf Aussagen bezieht, die überprüfbar (und damit falsifizierbar) bleiben müssen. Demzufolge entziehen sich einige der abstrakten Gedankenwelt angehörende Fragen der wissenschaftlichen Kontrolle, wie z. B. „Hat der Mensch eine göttliche Seele?" etc. Es bleibt eine Unauflösbarkeit zwischen dem, was wissenschaftlich erkannt werden kann (der erkennbaren und damit „wissbaren" Welt) und dem, was in unterschiedlichen Glaubenssystemen (den Glaubensbekenntnissen oder Ideologien) vorgegeben wird.

Unbestreitbar ist, dass der Mensch immer schon nach einer Erklärung von für ihn schwer begreifbaren Phänomenen gesucht hat und nach einer Orientierung in einer zunehmend komplexeren und schwer durchschaubaren Welt Ausschau hält. Dabei haben die Wissenschaften keine guten Karten, denn sie liefern die Erklärungen ja nur als Puzzle-Stücke und nicht in der gewünschten einfachen „Verdaubarkeit" für unser (genetisch bedingtes) denkfaules Gehirn. Wissenschaft ist verbunden mit einer unvermeidlichen Unschärfe und erhebt keinen Anspruch auf letztgültige Wahrheit, weil es diese logisch nicht geben kann.

Das Menschenbild der bio-psycho-sozial orientierten Humanmedizin

Unter dem Begriff *Menschenbild* (bzw. Menschenmodell) werden Annahmen über das Wesen des Menschen verstanden. Derartige Modelle leiten bewusst und unbewusst all unser forscherisches wie praktisches Handeln. Modelle vom Menschen sind auf einer Wertungsbasis, d.h. auf den Werten und Einstellungen der jeweiligen Gesellschaft gegründet und können streng genommen daher empirisch weder bestätigt noch widerlegt werden. Sie sind einerseits von den gesellschaftlichen, philosophischen, kulturellen, ökonomischen sowie politischen Tendenzen der jeweiligen Zeit abhängig. Andererseits werden sie auch von den innerhalb einer wissenschaftlichen Gemeinschaft tradierten (bzw. sich durchsetzenden) Vorstellungen über den Menschen, dem zur jeweiligen Zeit vorherrschenden wissenschaftlichen Klima, von biographischen Momenten sowie vom Selbstbild der Theorie- bzw. Therapiegründer mitbestimmt. Sämtliche dieser Determinanten üben freilich einen wechselseitigen Einfluss aufeinander aus.

Menschenbilder als implizite Voraussetzungen für Theorien im Geltungsbereich der Humanmedizin sind natürlich für das ärztliche Handeln von weitreichender Bedeutung. Die wichtigste Funktion ist neben der *heuristischen* die *konstituierende* Funktion von Menschenmodellen. Mittels medizinischer Modelle, zumeist in Form von Metaphern, wird der Gegenstand der Medizin konstituiert und somit gleichzeitig Realität geschaffen, die sich im Sinne einer „*self fulfilling prophecy*" fortwährend selbst bestätigt. Indem nämlich bestimmte Aspekte der Wirklichkeit beleuchtet werden, folgt daraus, dass sich auch die Forschungsmethoden der Medizin und die Praxeologie des ärztlichen Tuns (und damit das gesamte Handlungsspektrum medizinischer Interventionen) an diesen Gesichtspunkten orientieren. Daraus ergibt sich ein latentes Gefahrenmoment, dass wissenschaftliche Forschung – im Besonderen auch im Bereich der Humanmedizin – durch einen nicht ausreichend reflektierten *mainstream* auf bestimmte Aspekte der Wirklichkeit eingeengt wird. Dies behindert schon aus methodischen Gründen den Erkenntnisprozess und hat signifikante Folgen für das davon abgeleitete Handeln.

Wie bereits erwähnt, dominiert seit weit über hundert Jahren im Bereich der wissenschaftlichen Heilkunde das sog. *bio-medizinische* Modell. Es ist im Kern streng naturwissenschaftlich orientiert und basiert auf bahnbrechenden physikalischen und chemischen Erkenntnissen über den menschlichen Körper. Die von der abendländischen Aufklärung geprägte Welt ist zurecht stolz auf diese Errungenschaften. Allerdings ist mit dem Triumph dieses Modells eine deutliche Verengung von potenziell weiteren, relevanten Dimensionen einhergegangen, sodass das dahinterliegende Menschenbild als „der Mensch als komplexe Maschine" kritisch beschrieben und diese Form der „modernen

Medizin" salopp auch als „Reparaturmedizin" oder „Ingenieursmedizin" tituliert wurde. Tatsächlich fehlt im bio-medizinischen Modell die Dimension des Menschen als denkendes und fühlendes bzw. als erlebendes und planerisch-handelndes Wesen, das immer in physiko-chemischen und sozio-kulturellen Umwelten eingebettet ist.

Die Schwachstelle des nach wie vor beherrschenden *bio-medizinischen* Modells der Humanmedizin hat wohl auch damit zu tun, dass sich der öko-sozio-psychologische Wirklichkeitsbereich nicht oder nur rudimentär in das physiko-chemische Grundmodell integrieren ließ. Seit Jahrhunderten wurden immer wieder theoretische Überlegungen angestellt, wie die Beziehung zwischen *Körper* und *Seele* (besser: zwischen *Gehirn* und *Geist*) zu erklären sei. Von all diesen Ansätzen ist – aus wissenschaftstheoretischen Gründen und auch aus Gründen der Kompatibilität mit dem naturwissenschaftlich-bio-medizinischen Modell – bisher nur einer in der Lage, diese Problematik wenigstens einigermaßen zu bewältigen: Das *bio-psycho-soziale Modell*ist hier das mit großem Abstand meistgenutzte Paradigma. Keine andere infrage kommende Theorie hat z.Zt. eine größere Reichweite. Wie sich seit der ersten Ausformulierung vor über 40 Jahren inzwischen herausgestellt hat, ist dieser Ansatz für eine *integrierte Medizin* zwar wissenschaftlich äußerst fruchtbar und stellt alles, was die wissenschaftliche Medizin bis dato an Rahmentheorien zur Verfügung hatte, in den Schatten. Aber sie bereitet den potenziellen Nutznießern doch einiges Kopfzerbrechen, weil das dahinterliegende Denkmodell ungeläufig und auch einigermaßen komplex erscheint.

Mithilfe dieses Modells ist das „Maschinenmodell" der Medizin nicht bloß um die psychologischen, sozio-kulturellen und ökologischen Dimensionen erweitert worden im Sinne einer Aneinanderreihung dieser Wirkbereiche – selbst einer solchen Erweiterung begegnen die Vertreter des bio-medizinischen Modells mit großer Skepsis. Das Missverständnis bezüglich des bio-psycho-sozialen Modells liegt schon in seinem von G.L. Engel etwas unglücklich gewählten Terminus, der suggeriert, dass es sich doch um eine Summenbildung bzw. summative Nutzung von biologischen + psychologischen + öko-sozialen Determinanten handeln könnte. Engel wollte allerdings mit dem Begriff seine vehemente

Kritik an der vorherrschenden und gänzlich auf das Körperliche eingeengte „Reparaturmedizin" zum Ausdruck bringen und den Blick auf das komplexe Zusammenwirken von scheinbar subjektiven und objektiven Welten oder von „Lebens*in*welten" und „Lebens*um*welten" schärfen. Dies schafft er mit der Nutzung der sog. Allgemeinen Systemtheorie.

Tatsächlich handelt es sich dabei um ein evolutionäres Verständnis, wie sich Leben auf unserem Planeten bis zu den (höchst komplexen) psychologischen Phänomenen des Menschen weiterentwickelt hat. Erst mit Erarbeitung der „Allgemeinen Systemtheorie" – einer Metatheorie für das Verständnis, wie alles Lebende zusammenhängt –, welche im Kern auf L. v. Bertalanffy zurückgeht, wird mit dem Naturphänomen der „Emergenz" ersichtlich, dass es ab einem gewissen Grad der Komplexität zu Sprüngen in der Qualität von Lebenserscheinungen kommt. Zwar sind diese neuen Eigenschaften des Lebendigen vollkommen auf den jeweils darunterliegenden Elementen des Seienden aufgebaut, sie bilden aber einen eigenen Phänomenbereich mit jeweils typischen Eigenschaften. Eine Reduktion auf die darunterliegende Systemebene vermag das Typische dieser neuen Entität nicht ausreichend zu erklären, weil es auf dieser unteren Ebene diese Eigenschaften noch gar nicht gibt. – Die sich ergänzenden und gegenseitig stärkenden Fundamentaltheorien des Lebens, insbesondere die „Evolutionstheorie", „evolutionäre Erkenntnistheorie" und „Allgemeine Systemtheorie", bilden heute in der gesamten aufgeklärten Welt das Grundverständnis unseres Daseins.

Für unsere Diskussion zur Frage der Psyche bedeutet dies: Seelische Phänomene (wie Fühlen, Denken, planerisches Handeln) sind auf der Ebene der neurobiologischen Gegebenheiten (der neurologischen Körperstruktur) weder adäquat erfassbar noch ausreichend zu verstehen, wenngleich sie immer auf der Basis dieser Vorgänge aufgebaut sind. – Solange die *Allgemeine Systemtheorie* (nicht zu verwechseln mit Kybernetik oder systemischen Algorhythmen) als Grundlage für das Verständnis des *bio-psycho-sozialen Modells* nicht ausreichend verstanden ist, erübrigt sich jede Diskussion um dieses Modell. Aber selbst wenn man sich deren Implikationen bewusst ist, bleiben zumindest vorerst zwei fundamentale Problembereiche bestehen, wovon einer bisher gelöst werden konnte, für den anderen allerdings weiterhin eine Lösung aussteht (Goodman 1991):

Problem Nr. 1: „Körper-Seele-Wechselwirkung"

In Wechselwirkung können nur Entitäten (für sich genommene „echte" Strukturelemente oder Wirkelemente) der Welt stehen. Im Schema von Descartes wären dies Körper und Seele, auf dessen angenommener Wechselwirkung auch die herkömmliche Psychosomatik aufbaut. Dieser Ansatz ist allerdings längst als wissenschaftstheoretisch unlogisch erkannt und verworfen worden. Denn wo soll die „Seele" verortet sein (wo soll das Seelische „sitzen"), das als eigenständiges Phänomen in Wechselwirkung mit dem Körperlichen treten soll und die physikalische Entität des materiellen Körpers beeinflussen soll? Dazu müssten wir die Grundgesetzte der Welterklärung (also unsere physikochemischen Grundgesetze) zertrümmern, wozu keinerlei Anlass besteht.

Dieses Problem konnte mit der Integration der „Leib-Seele-Identität" von Spinoza gelöst werden. Damit haben wir allerdings auch das ursprüngliche bio-psycho-soziale Modell, wie es von G.L. Engel in den späten 70er-Jahren des vorigen Jahrhunderts propagiert wurde, erheblich erweitert. Wir müssten ab sofort von einem *revidierten* oder *erweiterten bio-psycho-sozialen Modell* sprechen oder besser von der „Theorie der Körper-Seele-Einheit" (body mind unity): Die Seele – oder besser: all das, was wir als seelische Phänomene bezeichnen – erwächst aus der Evolution. Sie ist das erkennbar komplexeste Phänomen der Entwicklungsgeschichte des Lebens. Alles Seelische ist damit nicht jenseits der Biologie angesiedelt oder verstehbar, sondern erwächst aus ihr. Im Sinne der Allgemeinen Systemtheorie bildet sie zugleich einen eigenen „Wirklichkeitsbereich", der sich allerdings nicht mehr auf die darunterliegenden (biologischen) Systemebenen reduzieren lässt.

Problem Nr. 2: die inkompatiblen Sprach- bzw. Begriffssysteme

Weil wir weiterhin zwei unterschiedliche Sprachsysteme zur Beschreibung des Körperlichen einerseits und Seelischen andererseits haben, bleibt die Schwachstelle bestehen, dass wir bis auf Weiteres über kein vereinheitlichtes Begriffssystem verfügen, in der die biologischen und psychologischen Phänomene als zusammengehörende Wirklichkeitsaspekte beschreibbar wären. Dieses Problem erscheint als das gravierendste, wenn es um das Verstehenkönnen bzw. um die intellektuelle Akzeptanz des Materie-Geist-Verhältnisses geht.

Es gilt festzuhalten: Die philosophisch relevante Frage nach dem „Menschenbild" der wissenschaftlichen Medizin ist zwar berechtigt, für den Patienten* wichtiger ist allerdings, wie sehr ihm bei der Behandlung seines Leidens tatsächlich geholfen werden kann. Für einfach gelagerte krankhafte Vorgänge mag auch ein simpleres mechanistisches Verständnis wie das *bio-medizinische Krankheitsmodell* ausreichen. Bei komplexeren (bspw. „somatoformen") Krankheitsprozessen kommt dieser Ansatz allerdings schnell an seine Grenzen, wie sich dies bei der Erfassung von multidimensional angelegten ätiopathogenetischen Wirkfaktoren und davon abgeleiteten multimodalen therapeutischen Interventionsmöglichkeiten deutlich zeigt. Auch bei allen chronifizierten Störungen braucht es ein Verstehensmodell, das den Menschen nicht nur als komplex organisierte Materie oder als eine Aneinanderreihung von einzelnen Organsystemen begreift. Vielmehr wird man dem kranken Menschen nur gerecht, wenn er auch als denkendes, fühlendes und zur Mitgestaltung seiner Behandlung prinzipiell befähigtes Wesen berücksichtigt.

Das *bio-psycho-soziale Modell* der Humanmedizin bietet sich hier als eine Rahmentheorie an und versteht sich in seiner aktuellen Fassung als *erweitertes* bzw. *revidiertes bio-psycho-soziale Modell* bzw. als *body mind unity-theory* oder *Theorie der Körper-Seele-Einheit*. Dieser theoretische Ansatz ist weder pathogenetisch noch salutogenetisch ausgerichtet, sondern hebt auch diese Dichotomie auf – man kann sowohl gesund als auch krank sein, je nachdem welche Systeme im Fokus stehen und wie sehr die Ausprägungen von Funktionstüchtigkeit oder Funktionseinschränkung auf den unterschiedlichen Systemebenen wirksam werden. So hat auch der kranke Mensch gesunde Anteile und der Gesunde kann durchaus pathogene Aspekte aufweisen, die jedoch der „Mensch in seiner Gesamtheit" (bzw. der ganzheitlich gedachte menschliche Organismus) unter Kontrolle behält. Der Krankheitsbegriff ist in dieser Konzeption ein funktioneller und kein rein materieller bzw. histologisch begrenzter Begriff.

Das dahinterliegende Menschenbild geht weit über das bisher dominierende, rein naturwissenschaftlich-bio-medizinisch orientierte hinaus. Das für die Praxis relevante Arbeitsmodell sieht nicht nur den „Heiler", sondern auch den Patienten* in einer Bringschuld: Nur mit abgestimmten, gemeinsamen Anstrengungen werden die komplexeren Störungen auf dem Stand unseres verfügbaren Wissens adäquat bekämpft werden können. Das verringert die Bedeutung des medizinischen Experten keinesfalls, führt aber doch zu einer emanzipatorischen Aufwertung des Patienten*. Als Kontrast zu den Begriffen „Apparatemedizin" oder „Ingenieursmedizin" (deren Aufgaben auch weiterhin zentrale Bestandteile des ärztlichen Tuns bleiben werden) und zugleich als notwendige Erweiterung des medizinischen Handelns in Richtung der einzufordernden besseren Kooperation zwischen Arzt* und Patient* hat sich inzwischen der Begriff „sprechende Medizin" eingebürgert. In den meisten aktuellen Studienordnungen der Medizin finden sich mehr oder minder große Anstrengungen für eine diesbezüglich verbesserte Ausbildung der nächsten Ärztegenerationen.

Das biopsychosoziale Krankheitsverständnis als Leitbild für die Humanmedizin

die 3 Säulen der Medizin:

„WORT"	**„ARZNEI"**	**„MESSER"**
Summe der kommunikativen, psychologischen Wirkfaktoren	Gesamtheit der pharmazeutischen Wirkfaktoren	alle verfügbaren chirurgisch-technischen Wirkfaktoren

Schon in der antiken Heilkunst (zur Zeit der altgriechischen Tempelmedizin) galt das Motto: *Zuerst heile mit dem Wort, dann mit der Arznei und zuletzt mit dem Messer.* Diese vor über 3000 Jahren dem griechischen Halbgott der Heilkunst Asklepios (lat. Äskulap) zugeschriebene Aufforderung an Ärzte* können wir im Sinne der aktuellen wissenschaftlichen Heilkunde sensu *bio-psycho-soziale Medizin* neuzeitlich umformulieren in: *Finde mit deinem Patienten* gemeinsam heraus, womit du ihm in seinem jeweiligen Krankheitsstadium am besten helfen kannst,* *und unterstütze ihn dabei mit allen gebotenen Mitteln – mit Wort, Arznei und Technik.*

Der Arzt* tritt nun wieder mit all seinen 3 Funktionsbereichen in Erscheinung – als *medizinischer Problemlöser*, als *Unterstützer beim Heilungsprozess* (im Sinne der Hilfe zur Selbsthilfe des Patienten*) und auch als *Begleiter des Kranken* in seinem Krankheitsprozess bis zu seinem Tod.

Die drei *Funktionen des Arztes in der Behandlung von Kranken**

Der Arzt* als **Begleiter** des kranken Menschen	Der Arzt* als **Katalysator** in der Krankenbehandlung	Der Arzt* als **Problemlöser** im Krankheitsfall

Das bedeutet natürlich auch einen Auftrag zum Erwerb und zur Nutzung aller drei Basiskompetenzen eines Arztes*, nämlich der technisch-chirurgischen, der medikamentösen und der psychologisch-kommunikativen Befähigung im Behandlungsvollzug.

Kategorien der ärztlichen Grundfertigkeiten *(Basis-Kompetenzen):*

basale Kompetenz in der professionellen Gestaltung des Arzt-Patient*-Kontakts* **kommunikative** (psychosoziale) **Kompetenz:** professionelle Arzt*-Patient*-Kommunikation („Dialogförderer"), Kompetenz für bio-psycho-soziales (paralleles) diagnostisches und therapeutisches Vorgehen	*wünschenswerte, erweiternde fachliche Kompetenz* **psychotherapeutische Kompetenz:** Wissen und psychologische Fertigkeiten im Umgang mit Verhaltensrisikofaktoren, Aktivierung und Förderung der Hilfe zur Selbsthilfe aufseiten des Patienten*; professionelle psychosoziale Problemlösekompetenz	*Primär-Kompetenz im Fachlichen* **naturwissenschaftliche Kompetenz:** Wissen und Fertigkeiten der bio-medizinischen Eingriffsmöglichkeiten bzw. der chirurgisch-technischen Medizin; Problemlösekompetenz im Sinne der *hardcore medicine*

Die drei Rollen des bio-psycho-sozial orientierten Arztes* machen deutlich, dass er* in seinem Wirken auf 3 Ebenen arbeitet. Symbolisch formuliert nutzt er* also WORT, ARZNEI und MESSER in einer sinnvollen Verschränkung (Egger 2017, 2020). Der ärztliche Beruf ist und bleibt im Umgang mit seinen Patienten* im Kern ein kommunikativer Beruf: Neben den pharmakologischen und chirurgisch-technischen Einflussnahmen besteht ärztliches Handeln zu einem guten Teil auch aus psychologischen Wirkfaktoren.

Um den Anforderungen einer wissenschaftlich begründeten bio-psycho-sozialen Medizin einigermaßen gerecht werden zu können, benötigen Ärzte*daher zumindest basale Kenntnisse und Fertigkeiten der zwischenmenschlichen *Kommunikation*, die heute als Grundlagen für ein *professionelles „Ärztliches Gespräch“* vermittelt werden. Über dieses Wissen und über diese Fertigkeiten soll das permanente Zusammenwirken von psychologischen und somatischen Faktoren dargestellt und einer praktischen Handhabung zugänglich gemacht werden.

Krankenhäuser als „heilende Umwelt“ und neuzeitliche „Gesundheitstempel“?

Zentrale Ideen von religiösem Charakter müssen in einer Gesellschaft, die durch Wissenschaft und Aufklärung geläutert ist, rational diskutiert werden. Natürlich benötigen auch aufgeklärte Menschen zentralisierende Ideen, um Großartiges zu leisten. Eine solche zentrale Idee, die für große Teile der Bevölkerung in unserer Zeit auszumachen ist, besteht in der Bedeutung von *Gesundheit*. Diese legen wir nicht mehr in Gottes Hand, sondern erkennen sie als Ergebnis komplexer Wechselwirkungen, bei welchen wir als Individuen mit unserem je eigenen Risiko- und Schutzfaktoren-Profil mehr oder minder immer beteiligt sind. Wir erkennen aber sehr häufig auch unsere Schwächen bei der Erfüllung „gesunder“ Lebensweisen, verzagen im Fall der Störung unserer Liebes- und Arbeitsfähigkeit und werden auch schmerzhaft leidend an der Vergänglichkeit unseres Körpers. Für diese Phänomene wird der Mensch in alle Ewigkeit Zufluchtsstätten der Linderung oder Heilung suchen bzw. sich schaffen.

Könnten *Krankenhäuser* nun die zeitgemäßen Tempel sein? Sie erfüllen im Prinzip viele der zuvor erwähnten Aspekte (zit. nach Huber 2008 und persönlicher Mitteilung 2008). Wir sind es heute gewohnt, Krankenhäuser als Reparatureinrichtungen zu sehen, wo es vorrangig um Krankheit, Schmerzen und Sterben geht. Dies muss nicht zwangsläufig so bleiben. Es wäre denkbar, unsere Krankenhäuser weniger als Hort des Leids und der Klage, sondern mehr und mehr als öffentliche Stätten der Krankheitsbewältigung und Gesundheitsförderung zu positionieren. Nicht nur mehr oder minder gelingende Reparatur, sondern die Besinnung auf die vielschichtigen Einflussgrößen für das, was wir Gesundheit nennen, könnte in den Mittelpunkt rücken.

Die Rahmentheorie dafür haben wir bereits vor uns: Das erweiterte bio-psycho-soziale Modell der Medizin macht deutlich, dass man Gesundheit nicht *hat*, sondern dass Gesundheit in jedem Moment des Lebens *geschaffen* werden muss – und zwar in einem komplexen Wechselwirkungsprozess zwischen *Innenfaktoren* (d. h. der genetischen Ausrüstung und der individuellen Entwicklung mit dem Produkt einer einzigartigen Persönlichkeit) und *Außenfaktoren* (d. h. den jeweils am Organismus wirksam werdenden sozialen und ökologischen Lebensbedingungen).

Und genau hierin besteht die Option, unsere Krankenhäuser als solche „Orte der Besinnung“ zu formen. Eine dafür adäquate Medizin müsste folgerichtig nicht nur das erkennbar Materielle des menschlichen Leids erfassen und behandeln, sondern auch das Denken, Fühlen und Handeln des Leidenden als wesentliche Bestandteile für Diagnostik und Therapie nützen können. Da sich alles Leben in Kontexten abspielt, gilt es natürlich auch, die sozialen Lebensbedingungen und ökologischen Lebensumwelten als pathogene oder salutogene Wirkgrößen ins Kalkül zu ziehen. Mit anderen Worten: Die erwähnte Be-Sinnung meint hier, sich darüber zu verständigen, an welchen Teilen des Störungsprozesses welche Einflussmöglichkeiten denkbar sind und wer für welche Änderungen bzw. Eingriffe die Verantwortung übernimmt. Von Reparieren bis Akzeptanz des Nicht-Änderbaren reicht hier die Palette der Zugangsweisen.

Resümee

Bio-psycho-soziale Medizin versteht sich als notwendige Erweiterung der bisher vorherrschenden bio-medizinischen Ausrichtung der Humanmedizin. Das in den letzten 150 Jahren vorherrschende wissenschaftliche Modell „der Mensch als komplexe Maschine“ hat zu einer Reparatur- und Ingenieursmedizin geführt und greift in weiten Bereichen zu kurz. Das bio-psycho-soziale Modell erweitert nun diese Hintergrundtheorie zu einem (ganzheitlichen) Modell und fasst den „Menschen als körperlich-seelisches Wesen in seinen öko-sozialen Lebenswelten“. Die dem bio-psycho-sozialen Modell zugrunde liegende und auf der Allgemeinen Systemtheorie aufbauende *Körper-Seele-Einheit* unterstützt in der ärztlichen Praxis ein paralleles Vorgehen nach den Regeln der „Simultandiagnostik“ und „Simultantherapie“.

Gelegentlich taucht die Frage auf, ob es sich beim *bio-psycho-sozialen Modell* um eine weitere der vielen Definitionsversuche zum Thema Krankheit handelt. Die Antwort dazu lautet: Beim Konzept des Bio-psycho-sozialen Modells handelt es sich um keine bereichsspezifische Theorie zu Krankheit oder Gesundheit, sondern um eine metatheoretische Position. Diese Metatheorie basiert u. a. auf der gemeinsamen Nutzung der so genannten *Allgemeinen Systemtheorie* und der *Leib-Seele-Identitätstheorie* von Spinoza. Erst dadurch wurde es möglich, die alte Dichotomie der *Psychosomatik* bezüglich Körper und Seele (oder zwischen krank und gesund bzw. zwischen organisch und seelisch bedingter Krankheit) aufzulösen und so dieser Zwei-Welten-Theorie zu entgehen.

Das *bio-psycho-soziale Modell* ist also nur eine Rahmentheorie und hat in der aktuellen Fassung als *erweitertes* bzw. *revidiertes bio-psycho-soziales Modell* die sog. *body mind unity-theory* oder *Theorie der Körper-Seele-Einheit* zur Grundlage (siehe z.B. Egger 2005, 2015, 2017). Dieser theoretische Ansatz ist weder pathogenetisch noch salutogenetisch ausgerichtet, sondern hebt auch diese Dichotomie auf – man kann sowohl gesund als auch krank sein, je nachdem welche Systeme im Fokus stehen und wie sehr die Ausprägungen von Funktionstüchtigkeit oder Funktionseinschränkung auf den unterschiedlichen Systemebenen wirksam werden.

So hat auch der kranke Mensch gesunde Anteile und der Gesunde kann durchaus pathogene Aspekte aufweisen, die jedoch das System „Mensch“ bzw. der menschliche Organismus unter Kontrolle behält. Der Krankheitsbegriff ist in dieser Konzeption ein funktioneller und kein rein materieller bzw. histologisch begrenzter Begriff.

Es mag sein, dass ein wissenschaftstheoretisch so anspruchsvolles Konzept wie die *body mind unity-theory* für viele Gesundheitsexperten (insbesondere auch für Ärztinnen* und Therapeutinnen*) eine Herausforderung für das Verstehen und Akzeptieren bedeutet. Aber dies ist kein redlicher Grund, auf simplere „Eigenlösungen“ für das zu Recht kritisierte *mainstream Modell* der Medizin („der Mensch als komplexe

Maschine", „Reparaturmedizin") auszuweichen, wie dies immer wieder versucht wird. Natürlich wird mit solchen begrenzten (idiosynkratischen) Modellen auch einem Bedürfnis breiter Schichten in der Bevölkerung nach möglichst einfachen Erklärungen Rechnung getragen – aber wissenschaftlich lauter ist das nicht. Es ist und bleibt die Bringschuld der aufgeklärten Experten, den Mitmenschen auch den weniger eingängigen Sachverhalt zugänglich zu machen. Denn die Wahrheit ist den Menschen zumutbar. So war es immer in der Menschheitsgeschichte, z. B. auch mit den Phänomenen der Götterwelt und Geister, des Magnetismus oder der Relativitätstheorie.

B

GESUNDHEIT UND KRANKHEIT – Die ganzheitliche Perspektive der wissenschaftlichen Medizin

Wissenschaftliche Medizin versus alternative Medizin und Esoterik

Komplexe Phänomene wie Gesundheit oder Krankheit benötigen eine multidimensionale und multimodale Sichtweise, wenn das Verständnis umfassend sein soll. Was Studierende heute an den Medizinischen Universitäten lernen ist deswegen *wissenschaftliche Medizin* – keine Schulmedizin! *Schulmedizin* bedeutet ein geschlossenes Lehrgebäude, eine fixe Ansicht über Entstehung oder Beeinflussung von Krankheit, so wie dies viele randständige Konzepte der alternativen Medizin, der Komplementärmedizin und insbesondere die Esoterik vertreten. Genau diese wären als Formen einer „Schulmedizin“ zu verstehen. Sie bieten jeweils eine geschlossene, auf singuläre Axiome basierende und damit festgelegte Sicht auf die Phänomene der Medizin. Dass sie aufgrund der vergleichsweise oft simplen und einseitigen Konzeptbildung auf viele Menschen verführerisch wirken, ist nachvollziehbar. (Das gleiche Phänomen kennen wir beispielsweise auch im Verhältnis der wissenschaftlichen Persönlichkeitspsychologie einerseits und der Vorliebe für „Sternzeichen“ andererseits.) Die wissenschaftliche Herangehensweise an den Erkenntnisgewinn und deren Nutzung ist jedoch prinzipiell anders: rational und ergebnisoffen, korrekturfähig und international (Egger 2015, 2017).

Fatalerweise haben sich in der medizinischen Terminologie eine ganze Reihe von Irrtümern eingeschlichen. Anstatt „Schulmedizin‘“ müssten wir also von „wissenschaftlicher Medizin“ sprechen, anstatt „personalisierte Medizin“ sollte es korrekt „individualisierte Medizin“ heißen und statt von „Ganzheitsmedizin“ zu reden, müssten wir „das Gemüt berücksichtigenden Umgang mit Patienten*“ sagen. Viele weitere Beispiele könnten hier angeführt werden. Diese semantischen Unschärfen und Fehler sind wohl vorwiegend darin begründet, dass die heutige primär naturwissenschaftliche Ausbildung keinen Platz bietet für wissenschaftstheoretische Bildung und es so den Benützern von Begriffen gar nicht bewusst ist, dass etliche ihrer geläufigen Termini semantisch unpassend oder falsch sind.

Die wissenschaftliche Medizin hat kein geschlossenes Lehrgebäude, sie ist dem ständigen Wandel unter dem Druck der internationalen Forschung und ihrer Erkenntnisse unterworfen. Sie ist daher weltumspannend, wird permanent empirisch überprüft, weiterentwickelt und korrigiert. Sie kennt keine Dogmen, sondern arbeitet mit überprüfbaren Annahmen. In diesen Hypothesen (bzw. Thesen) über die Beschaffenheit von Krankheit und Gesundheit ist das jeweils aktuell verfügbare Wissen der Zeit verdichtet. Wissenschaftliche Medizin produziert – wie jede andere ernst zu nehmende Wissenschaft auch – nicht Wahrheit im engeren Sinn (diese ist nämlich als solche gar nicht erfassbar), sondern sie stellt überprüfbare und damit veränderbare Annahmen zur Verfügung, mit deren Hilfe wir Medizin betreiben – verbunden mit der Grundhaltung, dass auch die jeweils beste Theorie kein vollständig perfektes Regelwerk liefert. In jeder aufgeklärten Gesellschaft wird dies prinzipiell als logisch vernünftiger gesehen als der Rückbezug auf eine fixe und unverrückbare Idee, die per se auf Wahrheit pocht und sich als nicht hinterfragbar darstellt. Gute empirische Forschung ist daher ein unabdingbarer Bestandteil der wissenschaftlichen Medizin. Wissenschaftliche Medizin gehört zu keinem Glaubensbekenntnis, ist nicht im Besitz einer weltanschaulichen Gruppierung oder gar eines Gurus, sondern ist allein dem fortwährenden Erkenntnisfortschritt zum Wohle der Menschheit verpflichtet. – Es ist bedauerlich, dass diese wissenschaftlichen Grundregeln nicht von allen Beteiligten auch immer eingehalten werden, aber kein Grund, von diesen Prinzipien abzurücken.

Rational gesehen ist auch jeder „Glaubenskrieg" zwischen der wissenschaftlichen Medizin und den vielen Mini-Theorien und sonstigen Ansätzen am Rande der wissenschaftlichen Medizin unsinnig. Die meisten dieser „alternativen" oder „komplementären" Ansätze (die sich teilweise fälschlich als „ganzheitlich" titulieren, obwohl sie nur einen kleinen Ausschnitt aus der komplexen Wirklichkeit erfassen) enthalten den einen oder anderen beachtenswerten Aspekt bzw. die eine oder andere überprüfbare Aussage, die es zu testen gilt. Sofern sie der *unabhängigen* wissenschaftlichen Überprüfung unterworfen werden und dabei ein *beständiges* Resultat zu liefern im Stande sind, werden diese Teile zwangsläufig Bestandteil der wissenschaftlichen Medizin. Denn diese stellt – wie erwähnt – die Summe aller überprüften und haltbaren Resultate dar, die zugleich in ein komplexes Verstehensmodell von Krankheit und Gesundheit eingearbeitet werden müssen. Der Rest verbleibt allerdings als nicht-wissenschaftlich und aus guten Gründen außenstehend, d.h. nicht in die wissenschaftliche Medizin integrierbar.

Eine Sonderstellung in der Debatte zum Verständnis, wie wir uns das Zusammenwirken von körperlichen Prozessen mit seelischen Vorgängen und darüber hinaus mit Umweltbedingungen vorstellen können, kommt dem Begriff „Psychosomatik“ zu. Sie wollte eine Verbindung schaffen zwischen der mechanistischen („seelenlosen“) Medizin des Körpers und den immateriell gedachten Phänomenen der Seele (primär des Fühlens, Spürens oder generell: des Erlebens).

In der klassischen Psychosomatik ging es um die Frage, ob psychologische Faktoren eine schädigende Wirkung auf körperliche Vorgänge haben. Dass dies in irgendeiner Form der Fall sein musste, konnte durch viele Beobachtungen derartiger Zusammenhänge vermutet werden. Soweit Korrelationen zwischen seelischen Ereignissen und körperlichen Prozessen tatsächlich festgestellt werden konnten, hatte man plausible empirische Argumente für eine „psycho-somatische“ Wechselwirkung. In der Folge sprach man in diesen Fällen von „psychosomatischen“ Erkrankungen und bemühte sich, theoretische Konstruktionen zu finden, die diesen Prozess erklären sollten. Eine große Zahl von divergierenden Hypothesen wurden aufgestellt, ganze Lehrbücher dazu verfasst, wie diese „Psychogenese“ ablaufen soll. Zufriedenstellend war keiner diese Ansätze, was im Nachhinein gut verständlich wird, da der klassischen Psychosomatik ein wissenschaftstheoretischer Irrtum zugrunde liegt, wonach die Seele als eigene Entität aufgefasst wird, die mit dem Körper (als zweite Entität) in Wechselwirkung stehen soll. Doch wo der physische Ort dieser Seele sein soll, vermochte – verständlicherweise – keiner dieser Ansätze zu belegen.

Wie bereits an anderer Stelle erwähnt, hat die „Seele“ genau genommen nirgendwo im Körper ihren Sitz. Sie muss vielmehr als ein emergentes Phänomen des Gesamtorganismus verstanden werden und ist daher als solches physisch nicht zu finden. Fest steht allerdings auch, dass die entscheidenden materiellen Strukturen für diese Seele in den physischen Strukturen des neuronalen Systems des Organismus liegen. Fehlen wichtige Strukturen oder sind solche insuffizient entwickelt oder gar zerstört, dann sind die davon abhängigen seelischen Leistungen nicht möglich. So gesehen ist die Seele dann doch in erster Linie – aber nicht vollständig – eine emergente Erscheinung unseres Nervensystems (mit dem zentralen Funktionsort Gehirn), sie kann aber nicht auf diese neuronalen Strukturen reduziert werden und lässt sich dort auch nicht ausreichend valide erklären.

Das Psychogenese-Modell ist im Lichte der neueren, bio-psycho-sozialen Theorie der Körper-Seele-Einheit obsolet. Es gilt nun zu verstehen, dass bei jedem Krankheitsprozess psycho-soziale und darüber hinaus Lebenswelt bezogene Faktoren als potenzielle Einflussgrößen zu kalkulieren sind. Die Frage lautet nunmehr: An welchen Punkten der Ätiopathogenese oder des Heilungsprozesses haben psycho-soziale (und weitere Umwelt-) Faktoren einen wie großen Einfluss? Sind solche für das Verständnis der beobachtbaren Vorgänge eventuell vernachlässigbar oder aber prozesssteuernd? Und in welchen Phasen des Krankheitsverlaufs zeigen psycho-soziale (und auch weitere) Variablen auf welche Weise ihre Wirkung, wie wir sie am Organismus feststellen können?

Jedenfalls ist der bereits in die Laiensprache eingewanderte Begriff der „psychosomatischen Krankheiten“ nicht länger haltbar. Er suggeriert zwei Klassen von Krankheiten, nämlich psychosomatische und nicht-psychosomatische. Eine solche Dichotomie ist auf der Basis des bio-psycho-sozialen Modells weder logisch richtig noch wissenschaftlich nützlich. Es ist zu vermuten, dass die klassische Psychosomatik nach mehr als hundert Jahren als ein Übergangsmodell erkannt wird. Ihre theoretischen Ansätze konnten die Vertreter einer streng biologisch orientierten Medizin ohnehin nie ausreichend überzeugen. Ganz im Gegenteil, sie konnten den Psychogenese-Ansatz entweder ohne erkennbaren Schaden für ihr Ansehen ignorieren oder erlebten diesen Ansatz als zu geringe wissenschaftliche Herausforderung, um in einen ernsthaften Dialog zu treten. Dies bedeutet aber keineswegs, dass der große Fundus an psychopathologischen Phänomenen und theoretischen Überlegungen der klassischen Psychosomatik für die Weiterentwicklung des Forschungsgegenstandes keinen Wert hätte.

Die erste erkennbare wissenschaftliche Irritation für das streng bio-medizinische Modell ereignete sich vor fast fünf Jahrzehnten mit der Einführung der *Allgemeinen Systemtheorie* in die Medizin und der Ausformulierung eines wissenschaftlich begründbaren mehrdimensionalen „ganzheitlichen" Krankheitsverständnisses, welches den Erkenntnisstand der biologischen Dimension definitiv miteinschloss.

Von der dichotomen Psychosomatik zur integrativen bio-psycho-sozialen Medizin

Mit der rasanten Entwicklung der Naturwissenschaften in den letzten zweihundert Jahren hat sich auch die Medizin zu einer *naturwissenschaftlichen* Disziplin gewandelt. Der Mensch wurde und wird darin als (hoch)komplexe Maschine konzipiert, dessen Bestandteile es zu studieren und beeinflussen gilt. Dies wird als das *bio-medizinische Modell* von Krankheit beschrieben. Sozial- und humanwissenschaftliche Erkenntnisse zu den Phänomenen Krankheit und Gesundheit kommen dabei naturgemäß unter die Räder. Die erste erkennbare wissenschaftliche Irritation für das streng bio-medizinische Modell ereignete sich mit der Einführung der Allgemeinen Systemtheorie in die Medizin und der darauffolgenden Ausformulierung eines wissenschaftlich begründbaren mehrdimensionalen „ganzheitlichen" Krankheitsverständnisses. Dieses war in der Lage, den Erkenntnisstand der biologischen Dimension in das multidimensionale Theoriegerüst zu integrieren: Das war die Geburtsstunde des *bio-psycho-sozialen Modells*. Es sollte das bisher bedeutendste Theoriegerüst für die Beziehung zwischen Körper (dem Materiellen) und Geist (dem Seelischen) werden (Egger 2001, 2017).

Von den vielen theoretischen Ansätzen, die die Beziehung zwischen *Leib* und *Seele* zu erklären versuchen, ist heute das *bio-psycho-soziale*

Modell das mit Abstand häufigste zitierte Paradigma (Goodman, 1991). Auch in der medizinischen Alltagssprache ist der sperrige Begriff inzwischen so geläufig, dass man den Eindruck gewinnen könnte, die moderne Medizin verstehe sich in weiten Bereichen als eine bio-psycho-soziale. Dazu passt, dass immer mehr Medizinische Universitäten die *bio-psycho-soziale Medizin* in ihrem Leitbild für Lehre und Patienten*versorgung – und zunehmend auch für die interdisziplinäre Forschung – ausweisen.

Die *bio-psycho-soziale Medizin* hat das sog. „bio-psycho-soziale Modell" von Krankheit und Gesundheit zur Grundlage und erweitert das vorherrschende *bio-medizinische Modell* der Humanmedizin. Die theoretische Basis für diese Erweiterung kommt – wie erwähnt – aus der *Allgemeinen Systemtheorie* (L. v. Bertalanffy). Die Propagierung des Modells wurde insbesondere durch George L. Engel (1976) betrieben, aber zur Fundierung und Weiterentwicklung dieses Ansatzes haben viele weitere Wissenschafter und Forscher beigetragen (z.B. Herbert Weiner, Eric R. Kandel, Ariel Goodman, A.R. Lurija u.a.). Die aktuellste Form der bio-psycho-sozialen Medizin nutzt das erweiterte bio-psycho-soziale Modell als *Theorie der Körper-Seele-Einheit* (*body mind unity*) als theoretische Grundlage für die gesamte Humanmedizin. Diese überwindet die herkömmliche *Psychosomatik* mit ihrer Dichotomie von Körper und Seele und postuliert die Parallelität von psychologischen und physiologischen Prozessen, welche ihrerseits immer unter öko-sozio-kulturellen Rahmenbedingungen stattfinden. Jedes seelische Ereignis (jeder Gedanke, jedes Gefühl, jeder Handlungsimpuls etc.) ist immer zugleich auch ein physiologisches Ereignis. Bestätigungen für dieses Postulat kommen aus allen relevanten Forschungsbereichen, im Besonderen zB auch aus der Psychoimmunologie, Neurobiologie, Verhaltensmedizin und Gesundheitspsychologie.

Gesundheit wird darin nicht als ein Fehlen von pathogenen Keimen oder von öko-sozialen Störfaktoren definiert, sondern als die Kompetenz des Organismus, mit beliebigen Noxen auf beliebigen Systemebenen – z.B. mit Bakterien, Viren, Giften, belastenden psychischen oder öko-sozio-kulturellen Lebensumständen – autoregulativ fertig zu werden (d.h. diese mit den eigenen Ressourcen unter Kontrolle zu halten).

Krankheit stellt sich ein, wenn diese autoregulative Kompetenz in keinem ausreichenden Maß vorhanden ist bzw. die dafür zuständigen Regelkreise überfordert oder zusammengebrochen sind. Damit wird deutlich, dass Gesundheit kein Zustand ist, sondern ein dynamisches Geschehen: Gesundheit muss gleichsam in jeder Sekunde des Lebens „geschaffen" werden.

Die praktischen Konsequenzen im Umgang mit Krankheitsphänomenen liegen schwerpunktmäßig darin, dass mit den Konzepten „Simultandiagnostik" (einer parallel organisierten Diagnostik, in welcher die diagnostisch relevanten Informationen aus den physiologischen, psychologischen und lebensweltbezogenen Bereichen parallel erfasst und integriert werden) und „Simultantherapie" (einer parallel organisierten Therapie, in welcher auf allen drei Systembereichen – Körper / Psyche / Lebenswelten – parallel Einfluss genommen wird, je nach den gegebenen Ressourcen und dem jeweiligen Wissensstand über relevante Wirkfaktoren) gearbeitet wird. Damit wird ein fast dreitausend Jahre zurückzuverfolgender Kreis zur abendländischen Heilkunst sensu Asklepios (der altgriechischen Tempelmedizin) geschlossen, wonach auch für die aktuelle wissenschaftliche Medizin gelten sollte: Heile mit allen gebotenen Mitteln, mit „Wort" (also psychologischen Wirkfaktoren), „Arznei" (d.h. mit Medikamenten bzw. chemischen Wirkfaktoren) und „Messer" (den technischen bzw. chirurgischen Interventionen).

Bio-psycho-soziale Medizin ist inzwischen zum Leitbild einer Reihe von Universitäten erhoben worden und bildet die Grundlage für eine stärkere Beachtung der „sprechenden Medizin" in der Ärzteausbildung – und dies aus gutem Grund: Der ärztliche B*eruf* ist in seinem Kern nämlich ein *kommunikativer Beruf*. Neben den *pharmakologischen* und *chirurgisch-technischen* Einflussnahmen besteht ärztliches Handeln zu einem bedeutenden Teil auch aus *psychologischen Wirkfaktoren*. Es gilt daher, die psycho-sozialen, psycho-physiologischen und psycho-therapeutischen Aspekte am Phänomen *Krankheit* mit ihren objektiven wie subjektiven Gegebenheiten in den Grundzügen zu erkennen. Auf dem Fundament der bio-psycho-sozialen Theorie der *Körper-Geist-Einheit* eröffnet sich damit ein wissenschaftlich begründetes

„ganzheitliches“(integrationsfähiges) Verständnis von Krankheit und Gesundheit sowie von Kranksein und Gesundsein. In der Ausbildung kommt es nun darauf an, dieses umfassende bio-psycho-soziale Krankheitsverständnis sowohl für die diagnostische als auch therapeutische Arbeit zu vermitteln und in der Praxis umzusetzen. Es gilt also, das dafür erforderliche Wissen, die entsprechenden Fertigkeiten und auch handlungsleitenden Haltungen an die zukünftige Ärzteschaft zu vermitteln.

Das Verständnis von Krankheit und Gesundheit in den beteiligten Wissenschaften

Andere große Wissenschaften wie z.B. die Biologie haben dies schon lange erledigt, aber ein halbes Jahrhundert nach der Implementierung der *Allgemeinen Systemtheorie* lässt sich auch in der Humanmedizin eine langsame, aber weiterhin fortschreitende Erweiterung ihrer Grundlagentheorie beobachten. Aus der bisher dominierenden bio-medizinischen Perspektive mit ihrer Betonung der physikalischen und chemischen Beschaffenheit von Krankheit (bzw. Gesundheit) weitet sich der Blick auf ein wesentlich komplexeres, vieldimensionales Geschehen auf das, was uns krank macht bzw. gesund erhält. Der Einbezug weiterer Wissenschaften wie der psycho-sozialen und Lebenswelt-Wissenschaften machte klar, dass das bisherige Verständnis von Krankheit und Gesundheit viel zu eng ausgelegt war. Als *big player* in dieser wissenschaftlichen Entwicklung ist das bio-psycho-soziale Modell mit seiner erweiterten, aktuellen Fassung als Theorie der Körper-Seele-Einheit zu sehen. Damit werden einige der größten Schwächen der herkömmlichen, streng naturwissenschaftlich begrenzten Medizin („Apparatemedizin“, „Ingenieursmedizin“, „Reparaturmedizin“) ausgemerzt oder zumindest deutlich abgeschwächt.

Als skizzenhafte Zusammenfassung darf hier formuliert werden: Die *bio-psycho-soziale Medizin* hat ihren Ursprung unter anderem in den Publikationen von G. Engel und anderen, die seit der Mitte der 70er-Jahre des 20. Jahrhunderts zum Thema einer wissenschaftlich begründeten integrierten Medizin veröffentlicht wurden. Die bisherige Erfolgsgeschichte der bio-medizinischen Theorie mit ihrer physiko-chemischen Fundierung wird auch von dieser neuen Rahmentheorie für eine ganzheitlich orientierte Medizin anerkannt, sie ist aber bemüht, diesen naturwissenschaftlichen Ansatz durch die Hinzunahme der psychologischen und öko-sozialen Bedingungen für Gesundheit und Krankheit zu erweitern. Auch die zeitlich überdauernden, d.h. empirisch überprüften Erkenntnisse der psychosomatischen Wissenschaften werden genutzt, allerdings nicht als Spezialdisziplin, sondern in ihrer Bedeutung für die Integration in eine Mehrebenen-Perspektive von Gesundheit und Krankheit. Auf diese Weise kann die bio-medizinische Orientierung mithilfe des bio-psycho-sozialen Modells zu einer integrierten, wissenschaftlichen Medizin des 21. Jahrhunderts weiterentwickelt werden. Durch die Nutzung der Allgemeinen Systemtheorie wird überdies eine Medizintheorie geschaffen, die für alle Bereiche der Medizin Gültigkeit hat.

Modelle zum Verständnis des Phänomens *Krankheit*

In der konventionellen wissenschaftlichen Medizin dominiert bis in unsere Zeit die bio-medizinische Perspektive. Im Zentrum ihrer Aufmerksamkeit steht die „Krankheit" im Sinne von organisch manifest Krankhaftem, Defizitärem oder Funktionsuntüchtigem. Das Phänomen „Gesundheit" ergibt sich dabei in erster Linie als Ausschluss von krankhaften Vorgängen im Organismus. Dass diese Dichotomie von „krank" und „gesund" zu kurz greift, zeigen die Fakten, die belegen, dass der vollkommen unauffällige, intakte Körper ein Wunsch- oder Idealbild ist (s. z.B. Lutz & Mark 1995, Zitterbarth 1995). Wie soll bzw. kann dann *Gesundheit* auf aktueller wissenschaftlicher Basis besser definiert werden?

	BASALE MODELLE ZUM VERSTÄNDNIS VON „KRANKHEIT“	ABSTRAKTIONSEBENE
I.	**Krankheit als somatische Störung** organischer bzw. organfunktioneller Befund *Beobachterperspektive:* Krankheit als materieller Befund primärer therapeutischer Ansatz: Mensch als komplexe Maschine, Problemlösung durch Experten (Therapeut* als „Techniker“); Außenperspektive	Krankheitsdimension: *bio-medizinisch* (disease/impairment)
II.	**Krankheit als Störung des Erlebens und Verhaltens** Erlebnisperspektive: *Kranksein, Krankheitsgefühl, Befindlichkeit* *primärer therapeutischer Ansatz: Mensch hat Eigen- und Mitverantwortung,* Änderung individuellen Erlebens und Verhaltens, Hilfe zur Selbsthilfe (Therapeut* als Katalysator); Innenperspektive	*psychologisch* (illness/disability)
III.	**Krankheit als Ergebnis einer pathogenen Mensch-Umwelt-Passform** Hochsitzperspektive: *Krankheit als „Fehlanpassung“ an sozio-ökologische Lebensbedingungen* primärer therapeutischer Ansatz: Bevölkerung bzw. Gruppen von Menschen, Änderung von externen (sozialpolitischen, ökologischen) Lebensbedingungen und Verhaltensänderung von Populationen (soziale und ökologische „Umwelt“politik); Metaposition	*öko-sozial* (sickness/handicap)

Tabelle: Bereichsspezifische Definitionen von Krankheit und deren Synthese im *bio-psycho-sozialen Krankheitsbegriff* – dieser umfasst alle drei einzelwissenschaftlichen Dimensionen bzw. Abstraktionsebenen von „Krankheit“ in Form eines integrierten, dynamischen und hierarchisch geordneten „ganzheitlichen“ Verständnisses (vgl. Egger, 2015, 2017)

Die Synthese der einzelwissenschaftlichen Ansätze zur Beschreibung des Phänomens Krankheit im Rahmen des bio-psycho-sozialen Modells lautet nun: *Krankheit* stellt sich dann ein, wenn der menschliche Organismus die autoregulative Kompetenz zur Bewältigung von auftretenden Störungen nicht ausreichend zur Verfügung stellen kann und relevante Regelkreise für die Funktionstüchtigkeit des Individuums überfordert sind bzw. ausfallen. Wegen der interdependenten Verschaltung der Systemebenen ist es nicht so bedeutsam, auf welcher Ebene eine Störung generiert oder augenscheinlich wird, sondern welchen Schaden diese auch auf den unter- oder übergeordneten Systemen zu bewirken imstande ist.

Im *bio-psycho-sozialen Modell* werden Krankheitsursache, Krankheitsverlauf und auch Folgen einer Erkrankung prinzipiell sowohl durch biologische Faktoren (z.B. Schädigung eines Gelenks), als auch psychologische Wirkelemente (z.B. unphysiologische Beanspruchung eines Organs durch übertriebenen Ehrgeiz, Beeinflussung des Immunsystems durch affektive Belastungen wie anhaltenden Ärger oder Ängste – v.a. über die Hypothalamus-Hypophysen-Nebennierenrinden-Achse HHNA) sowie öko-soziale Faktoren (im positiven Sinne z.B. in Form von Unterstützung bzw. Entlastung durch Familienangehörige mit entsprechend Resilienz fördernden Wirkungen oder andere in der Lebensumwelt gegebene physiko-chemische Risiko- bzw. Schutzfaktoren) erklärt. Dieses Modell macht sich die Erkenntnis einer permanenten parallelen Verschaltung der Wirkebenen zu Nutze. Für die Krankheitsentstehung und Behandlung gilt es, den Rahmen der Wirkfaktoren entscheidend zu erweitern. Für die therapeutische Arbeit bedeutet dies, dass zu den pharmazeutischen Interventionen und technisch-chirurgischen Verfahren auch die kommunikativen und öko-sozialen Einflussgrößen als bedeutsame Stellgrößen mitberücksichtigt werden müssen. Alle Wirkfaktoren sind in einem multiplen Prozess als vernetzte Agenden im gesamten Verlauf zu sehen.

	Ätiologie		*Pathogenese*		*Krankheitsausbruch* Krankheit als Phänomen Befund/Befinden		*weiterer Verlauf* Prognose: hemmende/fördernde/aufrecht-erhaltende Faktoren	
	Diagnostik	Therapie/Intervention	Diagnostik	Therapie/Intervention	Diagnostik	Therapie/Intervention	Diagnostik	Therapie/Intervention
biologisch								
psychologisch								
öko-sozial								

Tabelle: Raster für die mehrdimensionale und prozesshafte Zuordnung von krankheitsrelevanten Informationen im bio-psycho-sozialen Modell

Dieses Raster zeigt die zeitliche und inhaltliche Dimensionalität auf, die bei der Realisierung des geschilderten erweiterten Krankheitsverständnisses in der praktischen Arbeit anfällt: Dem bio-psychosozialen Krankheitskonzept liegt nämlich die Auffassung zugrunde, dass biologische, psychische und öko-soziale Aspekte prinzipiell bei jeder Krankheit – aber durchaus in unterschiedlicher Gewichtung – vorhanden sein können und daher von Anfang an, d.h. sowohl in der Ätiopathogenese, dem Krankheitsausbruch und in der Diagnostik, aber auch in der Behandlung und in der Rehabilitation zu berücksichtigen sind.

Der Begriff *Krankheit* wird nun funktional definiert als Störung bzw. Versagen der autoregulativen Kompetenz des Organismus bei der Kontrolle von Störungen. Dabei stehen Risikofaktoren in ständiger Wechselwirkung mit Schutzfaktoren. Der Blick richtet sich nun auch verstärkt auf die protektiven, Gesundheit erhaltenden Einflussgrößen. Im salutogenetischen Modell von Antonovsky (1981, 1987; „Was schafft und erhält Gesundheit?") gelten als allgemeine Widerstandsressourcen beispielsweise materielle Güter, Wissen und Bewältigungsfähigkeiten, Selbstwertgefühl und soziale Bindungen. Sie fungieren als wirksame Puffer gegen Stressbelastungen, werden aber in bedeutsamem Ausmaß über das sogenannte Kohärenzerleben aktiviert bzw. wirksam im Sinne einer Mobilisierung und effektiven Koordinierung der Widerstandsressourcen. Damit lässt sich die Position eines Individuums auf einem gedachten Gesundheits-Krankheits-Kontinuum verbessern. Das Kohärenzerleben selbst setzt sich zusammen aus der Fähigkeit zum Verständnis der inneren und äußeren Welt (die Welt wird im Großen und Ganzen als verstehbar erlebt), der eigenen Handlungs- und Bewältigungsfähigkeit (das Leben erscheint prinzipiell bewältigbar) sowie der Sinnhaftigkeit der voraussehbaren Entwicklung des eigenen Tuns (das eigene Handeln wird als ausreichend sinnvoll erlebt).

Zu den Wirkungen psycho-sozialer und umweltrelevanter Bedingungen für Krankheit und Gesundheit gibt es ja seit Jahrtausenden Vermutungen. Sie hatten beim damaligen vorherrschenden Götterglauben oder der Schicksalsgläubigkeit zwar lange Zeit eine randständige Bedeutung, aber genaue Beobachtungen machten doch immer wieder erstaunliche Korrelationen zwischen individuellem Erleben und Verhalten sowie Lebensumständen einerseits und Krankheitsauffälligkeiten andererseits sichtbar. Seit Jahrhunderten wurden auch hypothetische Überlegungen angestellt, wie die Beziehung zwischen körperlichen und seelischen Vorgängen (nach heutigem Verständnis: zwischen Gehirn und Geist) zu erklären sein könnte.

Der größte Erkenntnisfortschritt gelang hier mit der Integration der Allgemeinen Systemtheorie in die Medizin. In der 2. Hälfte des 20. Jahrhunderts konnte damit ein Konzept erarbeitet werden, das wir heute als das bio-psycho-soziale Modell kennen. Das aktuelle und in Bezug auf G.L. Engels Originalkonzept deutlich erweiterte bio-psycho-soziale Modell ist – wie schon an anderer Stelle erwähnt – eine Theorie der *Körper-Geist-Einheit*. Es bietet eine beachtliche Erweiterung der Medizintheorie, in der Gesundheit und Krankheit nicht mehr dichotom konzipiert sind. Aus der Allgemeinen Systemtheorie begründet sich das Verständnis einer parallelen Verschaltung von Wirkebenen, womit die strikte Unterscheidung zwischen krank oder gesund nicht mehr aufrechterhalten werden kann. Der Mensch kann auf unterschiedlichen Systemebenen mehr oder minder funktionstüchtig sein. Auch innerhalb des Krankheitsspektrums erscheint es wenig sinnvoll, zwischen organischen und psychischen Erkrankungen zu differenzieren. Die Unterscheidung zwischen psychosomatischen Krankheiten und nicht psychosomatischen Krankheiten sowie der Begriff *psychosomatische Erkrankung* selbst werden obsolet bzw. überflüssig.

Für die Praxis bedeutet dies, dass sowohl für die Diagnostik als auch für die Therapie alle drei relevanten Dimensionen – Körperliches, Seelisches und öko-soziale Lebensbedingungen – parallel zu untersuchen bzw. zu bearbeiten sind. Alle drei Dimensionen gehören zu ein und derselben Wirklichkeit, wenngleich sie mit unterschiedlichen Methoden und Begriffen operieren. Auch der organmedizinisch operierende Arzt* findet sich mit all seinen fachlich relevanten Aspekten wieder. Diese Daten werden ergänzt durch psychologische und öko-soziale Aspekte des Patienten*, die im Sinne einer „Simultandiagnostik" parallel erhoben und verarbeitet werden. Aus einem solchen Krankheitsverständnis können ganz konkrete Interventionen auf der biologischen, psychologischen und öko-sozialen Ebene abgeleitet werden („Simultantherapie" oder parallele Interventionen). Das Arbeitsfeld der Medizin wird solchermaßen erweitert und die psychologischen und öko-sozialen Aspekte werden nicht ausgelagert. Damit wird erkennbar, dass Ort (Dimension), Art (Interventionsform) und Ausmaß (Quantität) der therapeutischen Intervention jeweils individuell berücksichtigt und verhandelt werden müssen. Die Berücksichtigung dieser verschiedenen Ebenen kann zu einer Entlastung des Arztes* beitragen, weil die Verantwortung für den Therapieerfolg sowohl bei den therapeutisch Handelnden als auch beim Patienten* selbst und seinen öko-sozialen Lebensbedingungen (also auch den familiären, politischen, kulturellen sowie physiko-chemischen Lebensumwelten) liegt.

Das komplexe Phänomen *Gesundheit*

Seit jeher bestehen Schwierigkeiten darin, die Phänomene *Gesundheit* und *Krankheit* voneinander abzugrenzen. Die verschiedenen Aspekte oder Dimensionen von Gesundheit und Krankheit und die Erörterung, was unter einer physisch oder psychisch imponierenden Störung zu verstehen ist, machen die angestrebte Trennung oftmals praktisch unmöglich oder theoretisch fragwürdig. Die Grundlage für diese Schwierigkeiten liegt vor allem in den bereichsspezifischen *Verstehensmodellen* von Krankheit und Gesundheit. Die wichtigsten einzelwissenschaftlichen Beiträge zur Dimensionalität von Gesundheit sind unten dargestellt. Dem komplexen Konstrukt *Gesundheit* nähern sich eine Reihe von Definitionsversuchen: die sozialpolitische (statische) Definition der WHO, das bio-medizinische Konzept, das soziologische bzw. sozialmedizinische (public health) Konzept oder die genuin psychologischen Konzepte von Gesundheit (Gesundheitspsychologie). Das erkannte Manko all dieser bereichsspezifischen Definitionen für ein umfassendes Verständnis von Gesundheit: Biologische, psychologische und öko-soziale Einflussgrößen müssten in ihrer parallelen Verschaltung und nicht als singuläre Dimensionen kalkuliert werden.

	GRUNDLEGENDE MODELLE ZUM VERSTÄNDNIS VON „GESUNDHEIT	ABSTRAKTIONSEBENE:
I.	**Gesundheit als somatische Unauffälligkeit** organische bzw. körperliche Funktionstüchtigkeit; *Beobachterperspektive:* Gesundheit als Ausschluss eines organpathologischen Befundes (ergibt eine Gesundheit, aber viele Krankheiten); *therapeutischer Ansatz: Primärprophylaxe;* prinzipiell: Mensch als komplexe Maschine, Problemlösung durch Experten (Therapeut* als „Techniker*"); kein Handlungsbedarf außer z.B. Schutzimpfung oder Risikofaktorenaufklärung; *Focus:* Außenperspektive	Gesundheits-dimension *bio-medizinisch* (health/fitness)
II.	**Gesundheit als vitales Erleben und Verhalten** *Erlebnisperspektive:* Gesundsein, Wohlbefinden, Vitalitätsgefühl; *therapeutischer Ansatz:* Gesundheitswissen, Gesundheitsmotivation, Gesundheitsverhalten (Gesundheitskompetenz); prinzipiell: Mensch hat Eigen- und Mitverantwortung, Änderung individuellen Erlebens und Verhaltens, Hilfe zur Selbsthilfe (Therapeut* als Katalysator) persönlichkeitsgebundene und situative Verhaltensrisikofaktoren und Schutzfaktoren; *Focus:* Innenperspektive	*psychologisch* (well-being/wellness)
III.	**Gesundheit als salutogene Mensch-Umwelt-Passform** *Hochsitzperspektive:* Gesundheit als gelungene Anpassung an sozio-ökologische Lebensbedingungen; *therapeutischer Ansatz:* Bevölkerung bzw. Gruppen von Menschen, Änderung von externen (sozialpolitischen, ökologischen) Lebensbedingungen und Verhaltensänderung von Populationen prinzipiell: (Mit)Verantwortung der sozialen und ökologischen „Umwelt"politik; public health; *Focus:* Metaperspektive	*öko-sozial* (public health)

Tabelle: Bereichsspezifische Definitionen von Gesundheit und deren Synthese im bio-psycho-sozialen Gesundheitsbegriff – er umfasst alle drei einzelwissenschaftlichen Dimensionen bzw. Abstraktionsebenen von „Gesundheit" in Form eines integrierten, dynamischen und hierarchisch geordneten „ganzheitlichen" Verständnisses (vgl. Egger, 2015, 2017)

Kurzcharakteristik der bereichsspezifischen Definitionen von Gesundheit

Die sozialpolitische (statische) Definition der WHO:

Lange Zeit galt die WHO-Definition von Gesundheit als Leitspruch: „Gesundheit ist ein Zustand völligen körperlichen, seelischen und sozialen Wohlbefindens und nicht nur das Freisein von Krankheit und Gebrechen" (WHO 1946, zit. n. Noack 1994). Nach dem 2. Weltkrieg hat die WHO diese als politisches Ideal zu verstehende Definition von Gesundheit vorgegeben, in welcher Gesundheit nicht nur das Freisein von Krankheit und Gebrechen bedeutet, sondern mit umfassendem Wohlbefinden gleichgesetzt wird. Nach dieser Definition wäre Gesundheit als solche nie erreichbar, denn Gesundheit wird hier als *Zustand* definiert. Was die WHO damit nachhaltig einfordern wollte, ist eine stärkere gesundheitspolitische Hinwendung zu psychologischen und sozialen Faktoren für das komplexe Phänomen „Gesundheit". Erst gegen Ende des 20. Jahrhunderts wurde eine weniger idealisierende WHO-Definition zur Gesundheit verabschiedet (s. weiter unten).

Das medizinische Konzept von Gesundheit

Im bio-medizinischen Verständnis gibt es *eine* Gesundheit aber *viele* Krankheiten; letztere stellen einen biologischen Strukturdefekt oder eine physiologisch begründete Funktionsstörung dar. Gesundheit bedeutet hier „normale" Struktur oder Funktion und liegt damit außerhalb des Arbeitsfokus ohne Handlungsbedarf für die Medizin - ausgenommen z.B. die medizinische Primärprävention, z.B. in Form von Schutzimpfungen oder Risikofaktoren-Aufklärung.

Die soziologischen und sozialmedizinischen Konzepte, public health

Im Zentrum stehen Faktoren wie Abwesenheit von Krankheit, Gesundheitsreserve und öko-soziales Gleichgewicht. Hier ist Gesundheit eine der funktionalen Vorbedingungen für das Gedeihen eines jeden sozialen Systems, sodass ein niedriges Niveau der Gesundheit und ein zu häufiges Auftreten von Krankheit dysfunktional in Hinblick auf das Funktionieren eines sozialen Systems ist. Im Sinne der allgemeinen Systemtheorie verfügen lebende Systeme (also auch Gemeinschaften) häufig über die Fähigkeit der Problembewältigung, ohne dass medizinische Intervention notwendig wäre (Noack 1994).

Die psychologischen Konzepte von Gesundheit

In der Gesundheitspsychologie verdichten sich Gesundheitswissen, Gesundheitsmotivation und Gesundheitsverhalten in den Begriffen „Lebensweise" oder „Lebensstil", welche potenziell wiederum mit Krankheitsphänomenen korreliert sind. Es wird häufig von einem Krankheits- bzw. Gesundheits-Kontinuum *(health-ease – disease,*

Antonovsky 1979) ausgegangen. Gesundheitliches Wohlbefinden wird als subjektive Gesundheit konzipiert, was wiederum mit Konzepten wie *Kohärenzerleben (sense of coherence)*, emotionale Befindlichkeit, Energie- und Antriebsniveau, Expressivität versus Defensivität, Funktions- und Leistungsniveau, Selbsttranszendenz versus Selbstzentrierung, Autonomie versus Hilfe suchen und Abhängigkeit oder Selbstwertgefühl erhoben wird. Seelische Gesundheit umfasst emotionale Aspekte und Kompetenzaspekte und wird von der Verhaltenskontrolle unterschieden. Im Bereich des Wohlbefindens wird unterschieden zwischen den langphasigen Faktoren wie Belastungsfreiheit oder Zufriedenheit und den kurzphasigen Faktoren wie Freude oder Glück. Damit gibt es viele Gesundheiten oder Befindlichkeitsdimensionen der Gesundheit.

Der bio-psycho-soziale Gesundheitsbegriff als Synthese

Alle bisher beschriebenen, einzelwissenschaftlichen Zugänge zum Phänomen Gesundheit bleiben in ihrer Reichweite beschränkt, sie erfassen jeweils nur einen Teil der gesamten Datenmenge und geben damit ein unvollständiges Bild ab. In den aktuellen, Synthese-orientierten Definitionen, die auch als bio-psycho-soziale Beschreibung von Gesundheit verstanden werden können, wird daher eine Integration von soziologischen, psychologischen und bio-medizinischen Dimensionen angestrebt, die eine theoretische Basis für ein ganzheitliches Verständnis und eine multidimensionale Praxis liefern sollen (Egle & Hoffmann 1993).

Im *bio-psycho-sozialen Modell* bedeutet *Gesundheit* die ausreichende Kompetenz des Systems „Mensch“, beliebige Störungen auf beliebigen Systemebenen autoregulativ zu bewältigen. Nicht das Fehlen von pathogenen Keimen (Viren, Bakterien etc.) oder das Nichtvorhandensein von Störungen oder Auffälligkeiten auf der psycho-sozialen Ebene bedeuten demnach *Gesundheit*, sondern die Fähigkeit, diese pathogenen Faktoren ausreichend wirksam zu kontrollieren bzw. unschädlich zu machen. – *Krankheit* und *Gesundheit* erscheinen jedenfalls nicht als ein Zustand, sondern als ein *dynamisches Geschehen:* Gesundheit muss als solche fortwährend neu erschaffen werden.

Zusammenfassend lässt sich festhalten: Für das Konstrukt *Gesundheit* gibt es, wie oben dargestellt, eine Reihe unterschiedlicher Definitionen, die den jeweiligen Dimensionen von Gesundheit Rechnung tragen. Das bio-psycho-soziale Modell bietet einen übergeordneten Rahmen für alle diese bereichsspezifischen Beschreibungsversuche. Gesundheit wird darin erkannt als ein hochkomplexes Wechselwirkungsprodukt aus

(a) den jeweils individuell gegebenen genetischen Dispositionen,
(b) den erworbenen (physiologischen wie psychologischen bzw. persönlichkeitsabhängigen) Antwortmustern auf innere und äußere Anforderungen sowie
(c) den konkreten Lebenswelten, in welchen sich der Organismus in beständigem Austausch befindet.

Von zentraler Bedeutung ist hier das Verständnis, dass Gesundheit ein kreativer Akt ist und eine Kompetenz darstellt, mit den Anforderungen und Belastungen der inneren wie äußeren Welt ausreichend gut fertig zu werden. So gesehen handelt es sich keinesfalls um einen „Zustand", sondern um die Erkenntnis, dass Gesundheit fortwährend hergestellt werden muss.

Diese grundlegende Sichtweise, wonach *Gesundheit* als autoregulative Kompetenz des Organismus aufgefasst wird, kann auch so gesehen werden, dass der Mensch (sein gesamter Organismus mit all seinen Reaktionsmöglichkeiten) mit den vielfältigen Anforderungen ökologischer, sozialer, psychischer und somatischer Natur so umzugehen imstande ist, dass die wichtigsten Regulationskreise bzw. die Funktionstüchtigkeit des Organismus in seiner vorgegebenen Umwelt aufrechterhalten werden können. Genau dies wird als ausreichende Kompetenz (d.h. Fähigkeiten und Fertigkeiten zur Nutzung intrinsischer und extrinsischer Ressourcen) des betroffenen Menschen verstanden, das für ihn gewohnte Leben zu führen. *Krankheit* dagegen bedeutet den Zusammenbruch einer oder mehrerer dafür wichtiger Regulationssysteme (vgl. Egger 2017, 2020).

Einen erheblichen Flurschaden für eine wissenschaftliche Auseinandersetzung hat die alte WHO-Formel für „Gesundheit" verursacht. Bis heute zitieren viele den Satz vom „Zustand des vollkommenen körperlichen, seelischen und sozialen Wohlergehens" als Gesundheits-Definition. Diese idealistisch-sozialpolitische Gesundheits-Definition war nach dem 2. Weltkrieg vor allem an die Regierungen gerichtet gewesen und für diese als Auftrag zu verstehen, den Bevölkerungen bessere, dem Wesen des Menschen gerechter werdende (äußere) Lebensbedingungen bereit zu stellen, welche für die Ausbildung von Gesundheit verantwortlich gesehen wurden (z.B. Ernährung, Behausung, Arbeitsbedingungen, sozialer Frieden usw.). Dass diese Formel als wissenschaftliche Definition unbrauchbar ist, war vielen Lehrbuchschreibern, Gesundheits- und Sozialexperten offenbar unwichtig, ihre einprägsame Formulierung hat sie unbeschadet ihrer unerreichbaren Umsetzung und unbrauchbaren Forschungsplattform populär werden lassen. Erst 1986 wurde von der WHO in der sog. Ottawa-Charta eine Neudefinition von „Gesundheit als Ziel" publiziert, die sich gut in das integrative Modell der bio-psycho-sozialen Medizin einordnen lässt:

„Gesundheit wird von Menschen in ihrer alltäglichen Umwelt geschaffen und gelebt: dort, wo sie spielen, lernen, arbeiten und lieben. Gesundheit entsteht dadurch, dass man sich um sich selbst und für andere sorgt, dass man in die Lage versetzt ist, selber Entscheidungen zu fällen und eine Kontrolle über die eigenen Lebensumstände auszuüben sowie dadurch, dass die Gesellschaft, in der man lebt, Bedingungen herstellt, die all ihren Bürgern Gesundheit ermöglichen" (Ottawa Charta zur Gesundheitsförderung, WHO 1986, zit. n. Noack 1994).

Homöostase versus Heterostase

Auch andere populär gewordene Vorstellungen zur Gesundheit wie das *Homöostase-Modell* mit der Idee eines Organismus, der sich im „Gleichgewicht" befindet – sind aus heutiger Sicht und wissenschaftlich nüchtern betrachtet – unfruchtbar geblieben, weil bis dato keine allgemein anerkannte Explikation vorliegt, was man sich darunter exakt vorstellen soll und wie man dieses Konstrukt empirisch fassen könnte. Dem Kenntnisstand vieler beteiligter Wissenschaftsdisziplinen näher ist da schon das *Heterostase-Modell*, wonach Störungen (krankheitswertige Ereignisse) zur Normalität des Lebens gehören – ein Begriff, der insbesondere durch das Modell der *Salutogenese* von Antonovsky (mit seinem Kernbegriff des *Kohärenzerlebens*) bekannt geworden ist (s.a. Franke 2006).

In weiten Bereichen der Bevölkerung – aber auch der Gesundheitspolitik – wird immer noch fälschlicherweise angenommen, dass der Gesundheitszustand der Menschen hauptsächlich von der Erreichbarkeit und Wirksamkeit des medizinischen Versorgungssystems abhängt. Aber schon in den 70er-Jahren des vorigen Jahrhunderts konnte der englische Sozialmediziner Thomas McKeown (1976) zeigen, dass Umwelteinflüsse und insbesondere die materiellen Lebensbedingungen der Bevölkerung sowie das Gesundheitsverhalten der Menschen langfristig einen weitaus größeren Einfluss auf ihre Lebenserwartung haben als die Fortschritte der Medizin. Es gelang ihm nachzuweisen, dass die Sterblichkeit, welche durch die meisten Infektionskrankheiten verursacht wird, schon deutlich früher zurückgegangen ist, als die Einführung von Schutzimpfungen oder der Einsatz von Sulfonamiden und Antibiotika möglich war. In der Folge zeigte auch eine Reihe weiterer Untersuchungen die Richtigkeit dieser Annahme. So ergab eine epidemiologische Analyse des angesehenen US-amerikanischen *Center for Disease Control* (CDC 1984, zit. n. Noack 1994), dass nur rund 10 % der Gesamtvarianz von vorzeitigen Sterbefällen, bezogen auf die 10 häufigsten Todesursachen, durch das etablierte Gesundheitswesen aufgeklärt werden können, wohingegen aber 50 % durch Lebensweisen, rund 20 % durch physische und chemische Umweltfaktoren und weitere 20 % durch biologische Prädispositionen begründet werden (s.a. Noack 1991).

Gesundheit aus der Perspektive der Gesundheitspsychologie

Die *Gesundheitspsychologie* ist vor dem Hintergrund eines *positiven Gesundheitsbegriffs* und aus der Einsicht in die Verhaltensbestimmtheit vieler Gesundheitsschäden entstanden. Sie folgt im Kern einer *bio-psycho-sozialen* statt einer bio-medizinischen Perspektive und hat die Förderung und Erhaltung der Gesundheit ebenso zum Ziel wie die Untersuchung menschlichen Verhaltens angesichts von Erkrankungen. Idealtypische Ziele wären hier: ausreichendes Gesundheitswissen, Förderung der Gesundheitsmotivation, Unterstützung für adäquates Gesundheitsverhalten, aber auch Lebensgenusserziehung bzw. eine gelenkte Beeinflussung in Richtung Lebensfreude und Wohlbefinden, Friedfertigkeit und Konfliktlösekompetenz – Ziele, die auf eine notwendige Vernetzung von Sozial- und Gesundheitspolitik hindeuten. Die gesundheitspsychologische Praxis stellt zumindest relevantes Wissen über Risikosituationen und Risikodispositionen bereit und leistet konkrete Hilfestellung bei der Erweiterung der gesundheitsbezogenen Handlungskompetenzen. In ihrem Zentrum steht das *Gesundheitsverhalten*, welches seinerseits von der *Motivation* für gesundheitsförderliches Verhalten bestimmt wird (Freiberger & Egger 2002, Egger 1995, Becker 1995, Abele & Becker 1991, Argyle 1987).

Das Risiko- und Schutzfaktoren-Konzept

Man mag sich für die Praxis weiterhin ein Kontinuum von Gesundheit und Krankheit vorstellen, aber diese Vorstellung ist zu simpel für die hochkomplexe Verschaltung von Regelkreisen innerhalb einer Systemebene (z.B. der Herz-Kreislaufregulation) und erst recht zwischen den Systemebenen (z.B. zwischen Blutdruckregulation und persönlichkeitsbedingter, individueller Emotionsregulation). Günstiger erscheint da schon eine Konzeption, wonach Gesundheit als Ergebnis der Wechselwirkung von

(a) äußeren und inneren Anforderungen sowie

(b) protektiven Faktoren und verfügbaren Bewältigungskompetenzen

verstanden wird, wie dies in den *dynamischen Risiko-* und *Schutzfaktorenkonzepten* gedacht wird. Für die Bewegung auf dem ideellen, multidimensionalen Kontinuum *gesund-krank* werden primär die Ressourcen des Organismus (protektive/salutogene Faktoren) ausschlaggebend sein, denn sie bestimmen, womit der Organismus noch fertig werden kann und womit nicht (im Sinne der Kontrollierbarkeit von Störpotenzialen). Dabei gilt: Ein Stressor mit seiner objektiven Schädigungspotenz wird vom Organismus „interpretiert" (von seinen automatischen Wahrnehmungssystemen erkannt bzw. im Sonderfall auch als Herausforderung subjektiv erlebt), worauf in der Folge je nach aktuell verfügbarer Bewältigungskompetenz reagiert wird – und so ein durchaus individuelles Ergebnis resultiert. Dieser Prozess gilt für die Auseinandersetzung des Organismus mit einem Bakterium von ausreichender Toxizität genauso, wie für die Herausforderung eines jungen Assistenten, ein wissenschaftliches Referat vor 200 kritischen Zuhörern zu halten.

Risiko- und Schutzfaktorenkonzept:
Ansatzpunkte für theoretische und praktische Zugänge

Risikofaktoren externe und interne Bedingungen, die einen Krankheitsprozess „verursachen“, auslösen, beschleunigen, zum Vorschein bringen oder aufrechterhalten können	**Schutzfaktoren** externe und interne Bedingungen, die einen Krankheitsprozess verhindern oder verzögern sowie die Heilung beschleunigen können
Erbanlagen und aktueller **Zustand** des Organismus; „Gewordensein“ („der Mensch als Museum seiner eigenen Geschichte“)	**Erbanlagen** und aktuelle **Verfassung** des Organismus; „Gewordensein“ („der Mensch als Museum seiner eigenen Geschichte“)
physiko-chemische und soziale **Umweltbedingungen** (Noxen, Risikofaktoren) (z.B. Überforderung der individuellen Bewältigungskapazitäten durch Schadstoffe in Luft und Nahrung, Lärm, Drogen, hohe soziale Dichte/Überbevölkerung usw.)	physiko-chemische und soziale **Umweltbedingungen** (Resilienzfaktoren) (biologisch „passende“ Lebensbedingungen, adäquates psychosoziales Netzwerk)
Gesundheitsverhalten persönlichkeitsabhängige und situativ gebundene *Verhaltensrisikofaktoren:* *physiologisch* *sozial-motorisch* *gefühlsmäßig-gedanklich* (z.B. Fehlernährung; Drogenkonsum in Form von Zigarrettenrauchen, Alkoholabusus, Medikamentenabusus; Konfrontation mit sonstigen Noxen; Bewegungsmangel; Angst; Hoffnungslosigkeit; Überforderung der psychologischen Bewältigungsmöglichkeiten)	**Gesundheitsverhalten** persönlichkeitsabhängige und situativ gebundene *psychologische Schutzfaktoren:* *physiologisch* (Bedachtnahme auf und Training der eigenen körperlichen Möglichkeiten) *sozial-motorisch* (erlebter sozialer Rückhalt bzw. soziale Sicherheit, „sinnerfüllte“ Lebensroutine) *emotional-kognitiv* (ausgeprägtes Kohärenzerleben: Optimismus/ Zuversicht, Humor/Distanz, aktive sicherheitsvermittelnde Alltagsrituale)

Tabelle zum gesundheitsrelevanten Risiko- und Schutzfaktorenkonzept (Egger 2015, 2017)

Das Risiko- und Schutzfaktorenkonzept zeigt Ansatzpunkte für theoretische und praktische Zugänge zur Reduzierung von Krankheit und Förderung von Gesundheit. Empirisch besteht übrigens ein statistisch gesicherter und auch inhaltlich bedeutsamer Zusammenhang zwischen den äußeren wie inneren *Lebensbedingungen* und der *Gesundheit* von Menschen. Eine Übersicht über die sogenannte Lebensstilforschung ergibt, dass es einen statistisch gesicherten, konsistent positiven Zusammenhang ($r = .27$ bis $r = .42$) zwischen alltäglichen Ärgernissen und belastenden Lebensereignissen einerseits und seelischen bzw. körperlichen Beschwerden oder Krankheitssymptomen andererseits gibt (Beutel 1989). Für diesen Zusammenhang bedeutsam ist, dass Alltagsbelastungen (*daily hassles*) in ihrer Summe eine zumindest gleiche Relevanz besitzen wie isolierte belastende Lebensereignisse (*life events*).

Ein deutlicher Zusammenhang ist auch zwischen einer generalisierten positiven Einstellung einer Person zu sich selbst und ihrer Umwelt einerseits und einem positiven Gesundheitszustand andererseits gegeben. Als personspezifische protektive Ressourcen (Bewältigungsressourcen) gelten dabei beispielsweise Faktoren wie *Zuversicht*, *internale (sich selbst zugeschriebene) Kontrollüberzeugung*, *Selbstvertrauen*, *positives Selbstwertgefühl*, *emotionale Stabilität*, *unbekümmerte Selbsteinschätzung*, *interpersonelles Vertrauen*, *Zielbindung* oder *Sinngebung*, *bewältigbare Herausforderung* und *Selbstaufmerksamkeit*. Diese positiven Bewältigungsressourcen stellen persönliche Fähigkeiten und Fertigkeiten im Sinne dispositioneller Gegebenheiten dar und werden auch über entsprechende Bewältigungsstrategien im konkreten Handeln bzw. Meistern von Anforderungen wirksam (vgl. Becker 2002, 1995). Sie fördern insbesondere ein aktives Herangehen an Problemsituationen und ein Meistern im Sinne konstruktiver und planvoller Krisenbewältigung im Gegensatz zu Vermeidung oder selektivem Ignorieren. Sie haben aber auch die Tendenz zur Problemabschwächung und zum optimistischen Vergleich und stehen in Zusammenhang mit einem geringen selbstschädigenden Verhalten in Belastungs- oder Krisensituationen im Gegensatz zu gesundheitsriskantem Verhalten unter Stresssituationen.

Salutogenese versus Pathogenese

Das bisher umfassendste theoretische Modell zur Frage „Was erhält uns gesund?" stammt von A. Antonovsky (1979, 1981, 1987). Sein gesundheitspsychologisches Konzept der *Salutogenese* hat große Aufmerksamkeit erfahren. Im Gegensatz zur Pathogenese postuliert er eine Salutogenese, deren zentrales Element das *Kohärenzerleben* (*sense of coherence*) ist. Darunter wird die globale Orientierung verstanden, die das Ausmaß ausdrückt, in dem jemand ein durchgängiges, überdauerndes und zugleich dynamisches Gefühl der Zuversicht hat, dass seine inneren und äußeren Lebensumstände („Lebenswelten") prinzipiell vorhersagbar und beherrschbar sind und eine hohe Wahrscheinlichkeit besteht, dass sich die Angelegenheiten so gut entwickeln, wie vernünftigerweise erwartet werden kann. Ein Mensch, der ein ausreichend gutes Kohärenzerleben aufweist, lässt erwarten, dass er auch seine Widerstandsressourcen (die als protektive Faktoren wirksam sind) vergleichsweise deutlich besser nützt.

Es gilt inzwischen als erfahrungswissenschaftlich ausreichend bestätigt, dass eine generalisierte *positive Einstellung* eines Menschen zu sich selbst und seiner Umwelt tatsächlich eine deutliche Korrelation mit einem positiven Gesundheitszustand zeigt (Becker 2002). In zahlreichen wissenschaftlichen Arbeiten wird das salutogenetische Modell von Antonovsky mit seinem zentralen Konstrukt *Kohärenzerleben* als Drehscheibe vorgeschlagen (Antonovsky 1987, Wesiack 1995). – Cave: Der im deutschen Sprachraum weithin geläufige Begriff „Kohärenzgefühl" ist falsch, denn es handelt sich hier nicht um eine Emotion, sondern um ein kognitiv-emotionales Geschehen, welches besser als „Kohärenzerleben" zu bezeichnen ist. – Auch die aktuellen Weiterentwicklungen nutzen häufig das Kohärenzerleben als Beschreibung für einen zentralen, Gesundheit schaffenden psychologischen Wirkfaktor im Sinne eines umfassenden und überdauernden Erlebens des Vertrauens, dass

(a) die inneren und äußeren Umweltreize im Lebenslauf strukturiert, vorhersagbar und erklärbar sind (Verstehbarkeit),
(b) die individuell verfügbaren Ressourcen ausreichen, um die Anforderungen zu bewältigen, die an die Person gestellt werden, sodass diese ausreichende Handlungs- und Bewältigungsfähigkeit erlebt (Handhabbarkeit, Machbarkeit) und
(c) dass diese Anforderungen solche Herausforderungen darstellen, für die sich Anstrengung und Engagement auch lohnen (Bedeutsamkeit).

Verfügt der Mensch über ein ausreichend gutes *Kohärenzerleben*, werden von ihm protektive Faktoren signifikant stärker genützt.

Das multidimensionale Modell von Gesundheit

Was es hier also zu leisten galt, war der Versuch einer Positionierung der einzelnen Gesundheits-Definitionen entlang einer wissenschaftstheoretischen Entwicklungslinie. Es geht um die Frage, wieweit die relevanten Einzelbeiträge in übergeordnete Synthese-Konzeptionen zusammengeführt werden können. Natürlich birgt eine solche Zusammenschau von dominanten Einflussgrößen aus unterschiedlichen Wissenschaftsdisziplinen jede Menge Gefahren – wie etwa die der (logisch unerlaubten) Analogieschlüsse bzw. der weit verbreiteten, fatalen Kategorienfehler. Aber ersparen können wir uns diese Arbeit nicht, wenn wir die erkennbaren Wirkvariablen zu einem theoretischen Netzwerk zusammenführen wollen, das die komplexe Wirklichkeit besser abzubilden imstande sein sollte, als die Aneinanderreihung von singulären Zugängen (vgl. Weiner 2001).

Der aktuelle Diskussionsstand zur Synthese der wesentlichen am Thema *Gesundheit* beteiligten Theoriebereiche ist sowohl für den Praktiker wie für den Theoretiker gleichermaßen spannend: Durch die Nutzung metatheoretischer Prinzipien wie der Allgemeinen Systemtheorie und Semiotik wurde in den letzten Jahrzehnten – wie schon erwähnt – aus G. Engels ursprünglichen „bio-psycho-sozialem" Ansatz (Engel 1977) eine *body mind unity-theory* oder *organic unity-theory* (Goodman 1991; *Theorie der Körper-Seele-Einheit* oder besser: *Theorie der Gehirn-Geist-Einheit,* vgl. Egger 2005, 2008).

Um die logischen und semantischen Probleme einer solchen vereinheitlichten Theorie halbwegs zu bewältigen, musste zusätzlich auf Spinozas Leib-Seele-Identitätstheorie zurückgegriffen werden. Die bisher über Jahrhunderte tradierte Sichtweise, wonach Seelisches von Körperlichem getrennt gedacht wurde, wird damit aufgehoben: Jedes seelische Ereignis – ein Gedanke, ein Gefühl oder ein Handlungsimpuls – ist immer zugleich auch ein körperlicher Prozess. Das, was wir davon mit psychologischen Begriffen beschreiben, gehört zur Welt des Seelischen; alles, was wir mit Termini des Physischen beschreiben, zählt zum Körperlichen. Obwohl uns die Sprache zwei Welten vorspiegelt, handelt es sich tatsächlich immer um *einen* Prozess bzw. um ein *paralleles* Ereignis. Alles Seelische ist damit ein *emergentes* Phänomen des zugrundeliegenden komplexen organischen Systems – es lässt sich aber keinesfalls mit Begriffen der hierarchisch darunterliegenden Systeme ausreichend beschreiben oder verstehen (Egger 2009).

Das Bahnbrechende an dieser theoretischen Weiterentwicklung für eine Medizintheorie des 21. Jahrhunderts ist, dass mit diesem Ansatz Begriffe wie „psychosomatische Krankheit“ oder „Psychogenese“ überflüssig werden, weil es hier keinen Krankheitsprozess gibt, bei dem von vornherein irgendeine der beteiligten Dimensionen (bio-medizinisch, psychologisch, öko-sozial) mit ihren systemspezifischen Wirkgrößen ausgeschlossen werden kann. Auch die Dichotomie zwischen „organischen“ und „psychischen“ Störungen wird damit obsolet (vgl. Egger 2017, 2008, 1999, Goodman 1991).

Gesundheit und Krankheit im bio-psycho-sozialen Modell

Als abschließende Kurzfassung lässt sich formulieren: Im *bio-psycho-sozialen Modell* bedeutet *Gesundheit* die ausreichende Kompetenz des Menschen, beliebige Störungen auf beliebigen Systemebenen *autoregulativ zu bewältigen*. Nicht das Fehlen von pathogenen Keimen (Viren, Bakterien etc.) oder das Nichtvorhandensein von Störungen bzw. Auffälligkeiten auf der psycho-sozialen Ebene bedeuten demnach *Gesundheit*, sondern die Fähigkeit, diese pathogenen Faktoren ausreichend wirksam zu kontrollieren.

Krankheit stellt sich dann ein, wenn der Organismus die autoregulative *Kompetenz* zur Bewältigung von auftretenden Störungen auf beliebigen Ebenen des Systems „Mensch“ *nicht ausreichend* zur Verfügung stellen kann und relevante Regelkreise für die Funktionstüchtigkeit des Individuums überfordert sind bzw. ausfallen. Wegen der interdependenten Verschaltung der Systemebenen ist es nicht so bedeutsam, auf welcher Ebene eine Störung generiert oder augenscheinlich wird, sondern welchen Schaden diese auch auf den unter- oder übergeordneten Systemen zu bewirken imstande ist. – *Krankheit* und *Gesundheit* erscheinen jedenfalls nicht als ein Zustand, sondern als ein *dynamisches Geschehen*. Es gilt, dass *Gesundheit* permanent aufs Neue „geschaffen“ werden muss.

Lebensstil und Gesundheit – Gesundheitswissen, Gesundheitsmotivation und Gesundheitsverhalten

Für die *Gesundheitspsychologie* typisch ist ein zentraler psychologischer Zugang zum Thema Gesundheit (Egger 1999, 2015). In guter Übereinstimmung zu den entsprechenden empirischen Forschungsergebnissen wird davon ausgegangen, dass zunehmend mehr Gesundheitsprobleme damit zu tun haben, *wie* wir leben und nicht bloß damit, dass es externe Krankheitsursachen gibt, die gleichsam wie ein Schicksal oder Unglück über uns hereinbrechen. Konsequenterweise erwächst daraus mehr Eigenverantwortung für das Individuum aber auch für die Gesellschaft. Für den Gesundheitszustand des einzelnen wie der Bevölkerung ergibt sich damit eine vergrößerte Einflussmöglichkeit im Sinne einer geplanten und aktiven Gesunderhaltung und Mitkontrolle bei der Krankheitsentstehung. Hinter allem steht die prinzipielle Frage, ob wir so leben müssen, wie wir leben, und in welchem Ausmaß wir selbst positiven Einfluss auf unseren psycho-biologischen Werdegang nehmen können (vgl. Schwarzer 1992).

Dies lässt auf einen hohen Handlungsbedarf für psychologische Konzepte im Gesundheitssystem schließen (s.a. Egger 1994, Egger & Schoberberger 1993). Für die breitenwirksame Nutzung psychologischer Erkenntnisse werden hier in Zukunft möglicherweise die klinisch-psychologischen und gesundheitspsychologischen Konzepte mit ihren Schwerpunkten „Kuration" und „Rehabilitation" sowie „Gesundheitserhaltung" und „Krankheitsverhütung" größere Bedeutung erlangen als die individuell arbeitende und Schulen gebundene Psychotherapie. Präventive psychologische Strategien, die beispielsweise erwünschte Einstellungs- und Verhaltensänderungen in Familie, Schule, Verkehr oder Arbeitsplatz verwirklichen helfen, sind für den angestrebten günstigeren physischen und psychischen Gesundheitszustand der Bevölkerung unentbehrlich. Für die weitere Entwicklung der Gesundheitspolitik braucht es einen vernünftigen Mix an kurativen wie präventiven Strategien (Egger 1998, 2020).

Für einen solchen Ansatz der rationalen Steuerung von individueller wie kollektiver Gesundheit gilt es, eine Reihe wichtiger Rahmenbedingungen zu berücksichtigen. So zeigt sich, dass die erst vor 200 Jahren breitenwirksam gewordene *Aufklärung* bei weitem nicht abgeschlossen ist. Die Emanzipation von Aberglauben und Vorurteilen über Ursachen und Bedingungen für Gesundheit und Krankheit muss als andauernder Prozess verstanden werden. Von den vielen Möglichkeiten, theoretische wie praktikable Veränderungsstrategien für jene Menschen bereitzustellen, welche von riskanten oder unerwünschten Gesundheitsverhaltensweisen betroffen sind, kommt der Gesundheitspsychologie ein besonderer Stellenwert zu. Sie kann relevantes Wissen über Risikosituationen und Risikodispositionen bereitstellen, und andererseits konkrete Hilfestellung bei der Erweiterung der gesundheitsbezogenen Handlungskompetenzen leisten. Diese Ansätze beziehen sich sowohl auf die Veränderung von konkreten *Umweltbedingungen* (z.B. Verfügbarkeit oder Erreichbarkeit von gesundheitsschädigenden Substanzen, Gestaltung von gesundheitsfördernden Lebensbedingungen) als auch auf die Veränderung von individuellen Einstellungen und Verhaltensmustern (z.B. Verkehrsverhalten, Rauchverhalten, Stressverhalten ...). Wie bei allen Fragen des Normativen besteht – wie erwähnt – die Gefahr des theoretischen Sektierertums, des Aufkommens von vorschnellen Verallgemeinerungen und Heilsversprechungen. Das vergleichsweise beste Regulativ stellt hier die Kontrolle über den Weg der empirischen Forschung dar (vgl. Schwarzer 1997, Grawe et al. 1994, 2001), eine Erkenntnisform, die nach der griechischen Antike wesentlich von der neuzeitlichen Aufklärung weiterentwickelt wurde.

Bis heute leben wir von den Früchten dieser abendländischen Aufklärung, die sich bis in den letzten Winkel unseres Alltags nachweisen lässt. Aber gleichzeitig leben auch Irrationalismus, Aberglaube und Esoterik sowie religiöser Fanatismus weiter, wie wir jeden Tag bestätigt bekommen. Die Entwicklung der Wissenschaften, die Erkenntnisse aus der weltweiten Forschung und ihre Anwendungen sind zum allergrößten Teil Errungenschaften der Aufklärung. Wir verstehen inzwischen auch, dass gesellschaftliche Gebilde niemals in der Moderne ankommen, wenn sie auf einem religiösen Menschenbild und einer religiösen bzw. ideologisch eingegrenzten Weltsicht basieren. Diese sind nämlich inhärent rückwärtsgewandt, dogmatisch und autoritär. Religion und Staat müssen – und das ist zugleich die wichtigste Konsequenz der Aufklärung – streng getrennt werden. Die Religionsfreiheit kann sich ergo auch nur auf die private Ausübung religiöser Riten beziehen, sie darf sich niemals über die Gesetze des Staates stellen. So gesehen kann es auch keine Gleichberechtigung zwischen Religion und Staat geben. Alles Religiöse hat sich den durch Interessensausgleich demokratisch legitimierten staatlichen Prinzipien und deren Optimierungen unterzuordnen.

Grenzen der psychologischen Nutzung von Selbstverantwortung und Selbstkontrolle

Auch in Zeiten der Corona-Pandemie war immer wieder von Eigenverantwortung, Selbstkontrolle und Selbstbestimmung für das gesundheitliche Verhalten in der Bevölkerung die Rede. Für die breitenwirksame therapeutische Nutzung des *Selbstkontrollmodells* gibt es allerdings erkennbare Grenzen: Wie die Empirie zeigt, erschweren vor allem irrationale Einstellungen den Zugang zu rationalen Erklärungsmodellen und den darauf gegründeten (bzw. wissenschaftlich empfohlenen) Handlungsmöglichkeiten. Glaubenssätze und Praktiken, die wissenschaftlich unbegründet sind und nicht dem erreichten Kenntnisstand einer Gesellschaft entsprechen, werden bekanntlich als Aberglaube bezeichnet. Und dieser ist Bestandteil auch unserer Kultur. Aberglaube ist also kein vorwiegendes Phänomen der 3. und 4. Welt, wie man lange auf Verweis auf unsere aufgeklärte Gesellschaft vermutet hatte – er ist ein unvorstellbar weit verbreitetes Phänomen. Schon vor dem Thema *fake news* und vor der rezenten Virus-Pandemie zeigten Umfragen, dass 65 % der österreichischen Bevölkerung abergläubisch sind. Die Mehrheit der Bevölkerung hält Dinge wie Wahrsagen, Sternzeichen, Wundermittel, Hexenkräfte ... für wahre Gegebenheiten. Verschwörungsmythen finden also einen guten Nährboden und erfahren über die sozialen Medien bzw. dem Internet eine rasante Verbreitung.

Die verpflichtende Schulbildung seit Maria Theresia und über 200 Jahre Aufklärung konnten den Glauben an das Übernatürliche, Irrationale und Geheimnisvolle nicht bezwingen. Erstaunlich ist die Tatsache, dass es offenbar keine großen Unterschiede zwischen Uni-Absolventen und Pflichtschulabgängern gibt und auch wenig Differenz zwischen technisch interessierten oder naturwissenschaftlich geschulten Menschen und solchen, die mit Technik bzw. Physik und Chemie nichts am Hut haben. Dies lässt sich natürlich für jede Art von irrationalem Heilsversprechen, Zauberei und *fake news* geschäftlich ausnützen. In

Deutschland werden am sog. Esoterik-Markt schätzungsweise jährlich 20 Mrd. Euro umgesetzt (ÖGB 2010).

Neurobiologen und Neuropsychologen vertreten dazu mehrheitlich die Meinung, dass dies mit unserem denkfaulen Gehirn zu tun hat – ein Organ, das sich nicht zum Analysieren von komplexen Prozessen entwickelt hat, sondern vielmehr zum simplen Überleben in einer vorgegebenen Umwelt. Dabei werden zufällige Korrelationen fast automatisch als kausale Verknüpfungen interpretiert und einfache Erklärungen siegen über komplexere, egal ob diese nun zutreffen oder nicht. Für unser Thema bedeutet dies: Die eigene Gesundheit externen Einflüssen zuzuschreiben oder Gesundheit über „Zaubermittel" kaufen zu können, erscheint unserem Gehirn generell attraktiver und auch weniger anstrengend, als Gesundheit permanent über eigenes Gesundheitsverhalten selbst (mit)produzieren zu müssen.

Der Gegenstand der Gesundheitspsychologie hat – wie erwähnt – in seinem Zentrum das Thema *Gesundheitsverhalten*. Der darin zum Ausdruck kommende typisch psychologische Zugang zu Krankheit und Gesundheit ist ein positiver Gesundheitsbegriff mit Betonung auf Prävention. Die Analyse und Beeinflussung gesundheitsbezogener Verhaltensweisen erfolgt mit genuin psychologischen Methoden und erweitert damit die konventionelle Palette an Eingriffsstrategien innerhalb des Gesundheitssystems (s. z.B. Schwarzer 1997, Knoll et al. 2005). Dazu muss allerdings angemerkt werden, dass *Gesundheit* an sich eine *Fiktion* ist. Systemtheoretisch gesehen sollten wir besser von der Potenz des Menschen und seiner Systeme sprechen, bei Funktionsstörungen auf beliebiger Ebene des dynamischen Lebensprozesses autoregulativ erfolgreich zu wirken. Nicht die Abwesenheit von Störung bedeutet Gesundheit, sondern die selbstregulative Fähigkeit, mit diesen Störungen fertigzuwerden.

So wertvoll gesundheitspsychologische Überlegungen und auch die damit verbundenen Arbeitsbereiche der Gesundheitspsychologie sind, so unsicher wird auch der theoretische Boden für manch präventive Strategie. *Prävention* verlangt genau genommen nach einer ausreichend guten Theorie für Ursache-Wirkungszusammenhänge. Da Gesundheitsphänomene hochkomplex organisiert sind und besser in systemtheoretischen Begriffen beschrieben werden als in einfachen Ursache-Wirkungs-Ketten, bleibt ein mehr oder minder hoher Grad an Unsicherheit, ob eine präventive Strategie tatsächlich die erwünschten Effekte bringt, und ob nicht neben den erwünschten auch gravierende unerwünschte Effekte eingehandelt werden.

Wie immer bei der Nutzung präventiver Strategien ist auch die Frage zu beantworten, *wer welches* Ziel *warum* verfolgen möchte. Eine andere Frage lautet: Sind Menschen generell zu wenig daran interessiert, sich vor allen möglichen Gefahren – nicht nur vor Krankheiten, sondern auch vor Unfällen, Kriminalität oder Umweltbedrohungen – zu schützen? Die Persönlichkeitspsychologie liefert dafür keinen ausreichenden allgemeingültigen Erklärungshintergrund: Zu gering sind die intraindividuellen Korrelationen zwischen den einzelnen Risikoverhaltensweisen. Aber wie könnte ein interventiver Ansatz gefunden werden, der angesichts der Gesamtheit der Lebensrisiken sich als erstrebenswertes Ziel anbietet? Ralf Schwarzer macht in seinem verdienstvollen Buch „Psychologie des Gesundheitsverhaltens“ dazu folgenden Vorschlag:

> *Die allgemeine Risikotoleranzschwelle senken, ohne dass die Betroffenen überängstlich werden. Es kommt darauf an, die nötigen von den unnötigen Risiken zu unterscheiden und sich auf wohldosierte Weise den Lebensgefahren auszusetzen.*
> (Schwarzer 1992, S. 302)

Diese Position muss aber erst einmal gesellschaftlich verhandelt werden, um eine ausreichende Akzeptanz zu erhalten. Dabei wird uns klar, dass jede Sozietät zu jeder Zeit die Prioritäten für ihr „Gesundheitsverhalten“ fortwährend zu diskutieren und zu definieren hat. So gesehen relativiert sich natürlich auch vieles, was an (psychologischen und anderen) Techniken zur Änderung eines riskanten gesundheitlichen Verhaltens erforscht und angepriesen wird. Für die momentane Phase, in der die Gesundheitspsychologie vergleichsweise ein relativ junges Kind der österreichischen *Gesundheitspolitik* ist, darf postuliert werden, dass sie im Wesentlichen zur Verbreiterung des Handlungsspielraumes beitragen kann: Sie ist hilfreich dabei, die gesundheitsförderlichen und krankheitsverhütenden Handlungskompetenzen unserer Bevölkerung zu verbessern. Das Ziel könnte darin liegen, den Bürger vermehrt zum wissenden und handlungsfähigen Experten seiner eigenen Gesundheit werden zu lassen. Dass dies darüber hinaus ein kulturelles Anliegen darstellt, ist leicht einzusehen und zeigt nur auf, wie sehr gesundheitspsychologische Aspekte mit gesundheitspolitischen Themen verknüpft sind

Wohlbefinden und Glückserleben

Die Erkenntnis, dass Wohlergehen und psychische Gesundheit nicht allein durch eine Reduzierung von negativem Befinden zu erreichen ist, führte in den letzten Jahrzehnten zu Forschungsbemühungen, welche sich um Konstrukte wie Wohlbefinden *(wellbeing)* und *Glück* (Glückserleben, *flow*) konzentrieren. Entsprechende Literaturrecherchen zeigen dabei allerdings auf, dass die psychologischen Konzepte zu *Glück*, *Zufriedenheit* und (subjektive) *Lebensqualität* theoretisch eher schwierig zu fassen und die empirischen Beiträge insbesondere zum Thema *Lebenszufriedenheit* und *Glück* als noch verbesserungswürdig einzuschätzen sind.

Übereinstimmung besteht in weiten Teilen der Gesundheitspsychologie jedoch darüber, dass mit *Gesundsein* keineswegs nur körperliche Fitness gemeint ist, sondern dass es auch um ein vitales Lebensgefühl in einer öko-sozial verträglichen („heilen") Umwelt geht (vgl. Flick 1998, Schulze & Welters 1998). H. Petzold (2008) sieht für die Qualität eines solchen Heil-Seins die „Frische" als zentralen Indikator: *„emotionale Frische, die in der Freude aufscheint oder im Staunen, in den „starken Emotionen" wie Liebe und Begeisterung und in den "sanften Gefühlen" wie Heiterkeit und Frieden; geistige Frische zeigt sich in Inspiration, zündenden Gedanken, Mut zum Entwurf oder im Begreifen des Lebens; körperliche Frische wird durch die Fähigkeit gewonnen, Spannung und Entspannung zu regulieren"* (s.a. Petzold 2006).

Wie die bisherigen Daten erkennen lassen, leisten soziodemographische Merkmale wie *Alter*, *Schulbildung* oder *Geschlecht* keinen signifikanten Beitrag zur Aufklärung von Zufriedenheit und Glückserleben. Die Güte von Sozialkontakten (wahrscheinlich als psychologisches Antidepressivum wirkend) und insbesondere das Ausmaß an Depressivität sind vergleichsweise wesentlich bedeutsamer. Nicht die objektiven Gegebenheiten im Leben eines Menschen scheinen für seine Lebenszufriedenheit und sein Glückserleben primär ausschlaggebend, sondern deren individuelle psychische Verarbeitung (unter Bedachtnahme auf die jeweils erkennbaren Randbedingungen für die Einschätzung bzw. Bewertung von „guten" bzw. „schlechten" Gegebenheiten) und den davon abhängigen Ausbildungen von Erwartungen (Freiberger & Egger 2002).

Gesundheit ist	**Gesundheit ist**
... nichts Statisches	... besser funktionell beschreibbar
... nicht allein strukturell Festzumachendes	... eine dynamische Außen/Innenwelt-Passform
... nicht allein materiell Bestimmbares	... besser chaostheoretisch als mit physikochemischen Gleichungen verstehbar
... nicht auf organischer Ebene allein Erklärbares	

Psychologische Schutzfaktoren der Gesundheit

Möchte man die zentralen Faktoren zusammenfassen, welche Gesundheit zu schützen vermögen, so sind es *Risikotoleranz*, *Resilienz* und *Bewältigungskompetenz,* wie eine erste Übersicht von gesundheitspsychologisch untersuchten relevanten Einflussgrößen zeigt. Aus psychologischer Perspektive handelt es sich dabei um *Schutzfaktoren der Gesundheit,* die allerdings einen unterschiedlichen Grad an empirischer Absicherung aufweisen (Auswahl, vgl. Egger 2010, Hoyer 2003, Beutel 1989):

Kohärenzerleben (sense of coherence, Antonovsky);
Kontrollüberzeugung (internal locus of control, Rotter) health locus of control (Muthny & Tausch);
Selbstachtsamkeit (mindfulness, Langer; Kabat-Zinn) / *Selbstwert;*
Selbstwirksamkeit / *Kompetenzerwartung* (Bandura, Schwarzer);
Selbstregulation / *Selbstkontrolle* (Kanfer u.a.);
dispositioneller Optimismus (Carver & Scheier);
Widerstandsfähigkeit (hardiness, Kobasa) / *Resilienz;*
Gesundheitsbewusstsein (healthy thinking, Kendall);

vernunftgeleitetes Denken (constructive thinking, Epstein & Meier), Nutzung relevanter Erkenntnisse für Gesundheitsverhalten;
positive Selbstverbalisation (positiver innerer Dialog, pos. Selbstkommentierung, automatic cognition, Ingram & Wisnicki);
wahrgenommene soziale Unterstützung (perceived social support, Siegrist);
Wohlbefinden / Selbstaktualisierung / Wertschätzung (seelische Gesundheit sensu Becker);
Weisheitskompetenz (multifaktorielle Kompetenz, Baumann & Linden).

Veränderung von riskantem Gesundheitsverhalten

Die Notwendigkeit zur Veränderung von riskantem Gesundheitsverhalten ist eng verknüpft mit der Erkenntnis, dass die Erhaltung oder Wiedererlangung von Gesundheit auch in der Verantwortung des Einzelnen liegt. Der Perspektivenwandel von einer *Gesundheitserziehung* mit ihren im Pathogenesemodell verankerten Risikofaktoren hin zu einer *Gesundheitsförderung*, die nach den salutogenetischen Bedingungen fragt, ist von zentraler theoretischer wie praktischer Bedeutung: Schutzfaktoren, Resilienz bzw. Invulnerabilität und Aspekte einer gesunden Lebensführung rücken ins Zentrum des forscherischen Interesses und praktischen Handelns (Sniehotta 2002). Die Analyse und Beeinflussung gesundheitsbezogener Verhaltensweisen auf individueller wie kollektiver Ebene berücksichtigt in einem ganz besonderen Maße die Bedeutung persönlicher oder sozialer Einstellungen, Werthaltungen oder Überzeugungen. Entsprechende präventive und rehabilitative Programme erfassen deshalb die subjektiven Vorstellungen zu allen Bereichen der Gesundheit und machen diese zum Ausgangspunkt von Veränderungsstrategien.

Für die Praktiker der Gesundheitspsychologie ist schnell einsichtig geworden, dass bei allen Veränderungsstrategien gesundheitlichen Verhaltens davon auszugehen ist, dass der Mensch ein schmerzorientiertes Wesen ist. Er reagiert primär auf schmerzhafte Empfindungen körperlicher oder seelischer Natur, d.h. er ist dann eher bereit, Gewohntes zu unterbrechen und Änderungen in Angriff zu nehmen, wenn sich dies als „schmerzliche Notwendigkeit“ herausstellen sollte. So hat sich auch im Rahmen der präventiv arbeitenden Gesundheitspsychologie ein Symptom-orientiertes Vorgehen durchaus bewährt, wenngleich dies keinesfalls zufriedenstellend ist (zur Methodik s. z.B. Fisseni 1990, zu den Messinstrumenten s. Westhoff 1985). Im Kontrast zum klinischen Krankheitsmodell, welches vom Pathologischen ausgeht (also von dem, was krankhaft oder defizitär bzw. nicht funktionstüchtig ist), geht das psychologische Modell der Selbstkontrolle von Gesundheit und Krankheit davon aus, was an positiven Ressourcen im Bereich der physiko-chemischen und sozialen Umwelt sowie der physiologischen und psychologischen Personsfaktoren zu einem bestimmten Zeitpunkt gegeben ist. Es wird also davon ausgegangen, was funktioniert, was an Möglichkeiten bzw. an Reserven trotz kritischer Anforderungen oder Belastungsreaktionen bzw. Krankheit ausgemacht werden kann. Für die psychologische Behandlung bedeutet dies ein ressourcenorientiertes Vorgehen. Generell wäre für die präventive Arbeit natürlich eine Lebensgenusserziehung bzw. eine gelenkte Beeinflussung in Richtung Lebensfreude, Friedfertigkeit und Konfliktlösekompetenz erwünscht. Auch dies wären Bestandteile eines entsprechenden Gesundheitswissens, das zu einer adäquaten Gesundheitsmotivation und letztendlich zu einem angepassten Gesundheitsverhalten führen sollten.

Aus primärpräventiver Sicht ist die Aufgabe der Gesunderhaltung sicherlich eine soziokulturelle, da es sich hier um Werte, Lebenseinstellungen und kollektiv zu integrierende Verhaltensweisen handelt. Aber schon sekundärpräventiv fallen fachspezifische Aufgaben in der medizinischen und psychologischen Versorgung an, da wir innerhalb der Risikogruppen jenen Personen, die auch in ihrem Gesundheitsverhalten gefährdet sind, dazu verhelfen müssten, ihr diesbezügliches Risiko zu erkennen und alternative Handlungsmöglichkeiten zu erarbeiten (vgl. Rozanski & Kubzansky 2005). Das empirische Problem dabei ist, dass es selbst bei gut einsehbarem Risikoprofil eine äußerst schwierige Aufgabe ist, riskantes Gesundheitsverhalten dauerhaft positiv zu verändern. So bleibt auch zukünftig die – aus theoretischer Perspektive etwas frustrane – tertiärpräventive Arbeit, bei der wir all unser Wissen und

Können einsetzen, um zu retten, was nach Krankheitsausbruch noch zu retten ist.

Die bisherigen Ansätze zur Erklärung gesundheitlichen Verhaltens sind nicht ausreichend potent, um gesundheitliches Verhalten exakt aufklären zu können. Dass Kognitionen (Überzeugungen, Intentionen, Erwartungen von Handlungswirksamkeit und Selbstwirksamkeit) für gesundheitliches Handeln von zentraler Bedeutung sind, ist unbestritten. Als wichtigste Bestimmungsgrößen für *Gesundheitsverhalten* (nach Taylor 1990, in Schwarzer 1992) gilt, dass Menschen sich dann gesundheitsbewusst verhalten, wenn

1. eine Gesundheitsbedrohung schwerwiegend erscheint;
2. wenn die subjektive Verletzbarkeit oder die Auftretenswahrscheinlichkeit für eine Krankheit hoch ist (beide Aspekte sind im „health belief model" verankert);
3. wenn jemand glaubt, persönlich eine protektive Handlung zur Verfügung zu haben (Kompetenzerwartung) und
4. wenn diese Handlung als eine wirksame Maßnahme zur Abwehr der Gefahr eingeschätzt wird (Konsequenzerwartung).

Schwarzer ergänzt dieses Modell, welches ursprünglich auf A. Banduras *sozial-kognitiver Lerntheorie* aufbaut (s. Bandura 1977, zit. n. Bandura 1995, 1997), durch den sogenannten „volitionalen Prozess", der den Umstand berücksichtigt, dass selbst dann, wenn jemand die Absicht hat, ein gesundheitsrelevantes Verhalten zu zeigen, und er auch von der Selbstwirksamkeit für dieses Verhalten ausreichend überzeugt ist, die Handlungsausführung nicht gesichert ist. Dies ist der Fall, wenn keine konkrete Handlungsplanung und damit verbundene Handlungskontrolle (als Teilbereiche des volitionalen Prozesses) gegeben sind – Aspekte, die sich erst aus der Wechselwirkung von Handlungsdurchführung und situativen Barrieren bzw. Ressourcen als bedeutsam herausstellen. D.h. die tatsächliche Handlungskontrolle wird erst in der realen Situation erfahrbar. Damit wird ein sozial-kognitives Prozessmodell für gesundheitliches Handeln begründet (Schwarzer 1992, 2000).

Einen idealtypischen Ablauf einer gesundheitspsychologischen Intervention skizziert die Tabelle auf S. 259–260. Sie beschreibt die Abfolge einer gesundheitspsychologischen Intervention als mehrstufigen

Prozess mit Problemanalyse, Problemklärung, Veränderungszielfindung, Problemlösung und Rückfallsprophylaxe. Die Ähnlichkeit zu herkömmlicher psychologisch-therapeutischer Arbeit ist augenscheinlich und verdeutlicht die Position, dass die Veränderung gesundheitsrelevanter Verhaltensweisen dem Wesen nach ein (präventiv orientierter) heilkundlicher Prozess ist (Egger 1991, 2015).

Psychologische Maßnahmen der Gesundheitsförderung, wie z.B. Methoden der kognitiven Umstrukturierung, soziale Unterstützung, Angehörigenbetreuung, sowie konkrete Angst- und Stressbewältigungsprogramme haben üblicherweise neben einer informativen Dimension (Aufklärung, Beratung) immer auch eine verhaltenstrainierende Dimension (Selbstbeobachtung, Einüben von Fertigkeiten, Selbstkontrolle, Ausbildung von Gewohnheiten). Sie sind prinzipiell dem Selbstmanagement-Ansatz verpflichtet, einerlei, ob es sich um ein Verändern von konkreten (unerwünschten) Verhaltensweisen oder von Umgebungsbedingungen handelt (s. z.B. Scholz & Sniehotta 2002). Dies bedeutet, dass psychologische Maßnahmen der Gesundheitsförderung auch einen emanzipatorischen Beitrag leisten und auf einen Prozess abzielen, der – zumindest im Ideal – allen Menschen ein hohes Maß an Selbstbestimmung, aber auch Selbstverantwortung, über ihre Gesundheit ermöglicht.

Es scheint gänzlich unrealistisch zu sein, einen vollkommen gesundheitsbewussten Menschen sozialisieren zu wollen. Externe Rahmenbedingungen des Lebens und latente bzw. aktuelle individuelle Bedürfnisse stehen einem derartigen Ziel meistens massiv entgegen. So scheint es nach Schwarzer, dem prominenten Vertreter der Gesundheitspsychologie im deutschen Sprachraum, insgesamt ökonomischer zu sein, präventiv ausgerichtete gesundheitspsychologische Veränderungsprogramme an Risikogruppen zu adressieren (Sekundärprävention) und sich auch innerhalb eines Individuums auf die kritischen bzw. riskanten Gesundheitsverhaltensweisen zu konzentrieren. Eine solche Vorgangsweise erscheint aber nicht nur sozioökonomisch, sondern auch in der individuellen Verhaltensökonomie, d.h. aus veränderungstechnologischer Perspektive, zweckmäßig. Aus psychologischer Perspektive ist damit ein ausreichendes Gefahrenwissen eine conditio sine qua non, wobei es darum geht, die allgemeine Risikotoleranzschwelle soweit zu senken, dass die betroffenen Menschen nicht überängstlich werden. „Es kommt offenbar darauf an, die nötigen von den unnötigen Risiken zu unterscheiden und sich auf wohldosierte Weise den Lebensgefahren auszusetzen“ (Schwarzer 1992, S. 302).

Im Unterschied zu *public health*, welche auf eine externe Verhaltensregulation der Bevölkerung bzw. von Bevölkerungsgruppen abzielt, fokussiert die Gesundheitspsychologie auf eine interne (motivationale) Verhaltensregulation von Individuen oder speziellen Risikogruppen. Ihr emanzipatorischer Ansatz liegt darin, dass sie mit ihrer Gesundheitsförderung die Menschen in die Lage versetzen will, Kontrolle über ihre Gesundheit auszuüben, diese zu verbessern und das Gesundheitsbewusstsein insgesamt zu stärken. Dabei sind die Erzeugung von sozialer Kompetenz und Selbstwirksamkeitserwartung, die Unterstützung kognitiver Problemlösungsfähigkeiten, der Erwerb von Techniken der Stressbewältigung und eigengesteuerten Verhaltensmodifikation sowie der Aufbau und Erhaltung eines hilfreichen sozialen Netzwerkes einige der zentralen Elemente dieser Gesundheitsförderung (s. Schwarzer 1990, 1997).

Zusammenfassend lässt sich festhalten: Für jede Form des medizinischen Handelns ist das jeweils dahinterstehende Verständnis von Krankheit bzw. Gesundheit leitend. Für das komplexe Konstrukt Gesundheit liegen diesbezüglich eine Reihe von Definitionsversuchen vor: die sozialpolitische (statische) Definition der WHO, das bio-medizinische Konzept, das soziologische und sozialmedizinische bzw. public health-Konzept, die genuin psychologischen Konzepte von Gesundheit und der umfassendste, integrationsorientierte bio-psycho-soziale Gesundheitsbegriff. Letzterer beschreibt ein multidimensionales, paralleles Wirkungsgeschehen, in welchem Risiko- und protektive Faktoren auf allen beteiligten (externen wie Organismus-internen) Systemebenen das Produkt „Gesundheit“ generieren. Nicht die Abwesenheit von Störung bedeutet demnach Gesundheit, sondern die selbstregulative Fähigkeit, mit diesen Störungen fertig zu werden, d.h. sie ausreichend kontrollieren zu können. Gesundheit erscheint hier nicht als ein Zustand, sondern als eine fortlaufend herzustellende, multimodale Funktionstüchtigkeit. Dabei helfen protektive Faktoren zunehmend besser zu verstehen, was uns – trotz gegebener Risikofaktoren – gesund erhält. Für die Veränderung von riskantem Gesundheitsverhalten wird auf gesundheitspsychologische Erkenntnisse zurückgegriffen.

Gesundheit und Selbstheilung

Der metatheoretische Ansatz des *bio-psycho-sozialen Gesundheitsbegriffs* beschreibt – wie bereits ausgeführt – ein multidimensionales Wechselwirkungsgeschehen, in welchem Risiko- und Schutz-Faktoren auf allen beteiligten (externen wie Organismus-internen) Systemebenen das Produkt „Gesundheit" generieren. Nicht die Abwesenheit von Störung bedeutet demnach Gesundheit, sondern die selbstregulative Fähigkeit, mit diesen Störungen fertig zu werden, d.h. sie ausreichend kontrollieren zu können. *Gesundheit* erscheint hier nicht als ein Zustand, sie wird auch nicht mehr in der (organischen) Struktur ausreichend begründet gesehen, sondern wird primär funktional definiert: Sie ist gleichbedeutend mit einer fortlaufend herzustellenden, multimodalen Funktionstüchtigkeit. Was wir für unsere Gesundheit tatsächlich leisten können – sowohl über unsere „Medizin" als auch über unser Gesundheitsverhalten – besteht darin, diese Autoregulation (oder „Selbstheilungskompetenz") möglichst effektiv zu unterstützen bzw. zu fördern. So werden beispielsweise seit geraumer Zeit als bedeutsame Quellen von *Gesundheit* auch die Phänomene „Optimismus", „Genussfähigkeit" und „Glück" erörtert (Egger 2020).

Von hoher Bedeutung sind einige der Folgerungen dieses bio-psycho-sozialen Gesundheitsverständnisses: Die strikte Unterscheidung zwischen krank oder gesund kann nicht mehr aufrechterhalten werden: Der Mensch kann auf unterschiedlichen Systemebenen mehr oder minder funktionstüchtig sein. Auch innerhalb des Krankheitsspektrums erscheint es wenig sinnvoll, zwischen organischen und psychischen Erkrankungen zu differenzieren. Die Unterscheidung zwischen psychosomatischen Krankheiten und nicht psychosomatischen Krankheiten sowie der Begriff psychosomatische Erkrankung selbst werden hiermit obsolet.

Um dies besser zu verstehen, soll hier nochmals kurz auf die Grundlagen des bio-psycho-sozialen Modells eingegangen werden: Im Kern dieser systemtheoretischen Überlegungen steht, dass die Natur auf einem Kontinuum hierarchisch geordnet ist, wobei die komplexeren, größeren Einheiten jeweils über den weniger komplexen, kleineren Einheiten aufgebaut sind. Das bio-psycho-soziale Modell beschreibt also die Natur als eine hierarchische Ordnung von Systemen. Jedes Niveau in dieser Hierarchie repräsentiert ein organisiertes dynamisches System (oder „Ganzheit") und jedes System weist Qualitäten und Beziehungen auf, die für dieses Organisationsniveau typisch sind. – Nichts existiert isoliert, alle Ebenen der Organisation sind verbunden, sodass eine Änderung auf einer Ebene im Prinzip auch eine Änderung in den anderen, v.a. den angrenzenden Systemebenen bewirken kann.

Ein Ereignis läuft aufgrund der vertikalen und horizontalen Vernetzung mehr oder minder gleichzeitig auf verschiedenen Dimensionen ab, was technisch dem Prinzip der parallelen Verschaltung entspricht. D.h. aber nicht, dass auch alle Effekte zur gleichen Zeit einsehbar sind. Aufgrund der unterschiedlichen zeitlichen Abläufe auf den beteiligten Systemebenen werden einige Aspekte schnell, andere Aspekte – auch auf anderen Systemebenen – möglicherweise erst verzögert wahrgenommen werden können – denken wir bspw. an die lange Vorlaufzeit für Schädigungen durch Zigarettenrauchen oder an den Zusammenhang zwischen einer latenten Ärgerbereitschaft und der Entwicklung eines Magen-Ulcus .... Ein plakatives Beispiel für eine solche Verschaltung liefern die Psycho-Neuro-Endokrinologie und Neuro-Psycho-Immunologie, die die kommunikative Vernetzung von Steuerungseinheiten untersucht haben. Diese Forschungskonzeption gilt mittlerweile als gut bestätigt und hat zu vielfältigen praktischen Konsequenzen geführt.

„Die funktionellen psycho-neuro-immunologischen Zusammenhänge bei Erkrankungen mit immunologischem Bezug werden in immer mehr Einzelheiten bekannt. Auf der Grundlage dieser Erkenntnisse wird es notwendig sein, gezielt Verhaltens-Interventionsprogramme zu gestalten, mit denen sich auf das biochemische Netzwerk im Körper Einfluss nehmen lässt. Beispielsweise wurde in den letzten Jahren detailliert dokumentiert, dass Bewegung und Sport anti-entzündlich wirken. Insbesondere anti-inflammatorische Zytokine werden durch sportliche Aktivitäten vermehrt im Körper freigesetzt. Diese Erkenntnisse haben dazu geführt, dass Sport und Bewegung bei einer Vielzahl von Erkrankungen als nichtpharmakologische Behandlungsmethode unter dem Überbegriff „Die Heilkraft der Bewegung" eingesetzt werden. Inzwischen wissen wir aus vielen Grundlagenstudien der Placebo- und der Konditionierungs-Forschung, dass auch Immunfunktionen beim Menschen klassisch konditioniert werden können. Das bedeutet, dass im Rahmen von künftigen Verhaltens-Interventionsprogrammen Erwartungseffekte und Konditionierungsprozesse gezielt als zusätzliche oder supportive Therapie zur pharmakologischen Intervention eingesetzt werden sollten." (Schedlowski 2007).

Um das Zusammenspiel von psychologischen Faktoren und physiologischen Prozessen besser verstehen zu können, muss wieder auf die Allgemeine Systemtheorie Bezug genommen werden: Bezüglich geistiger Phänomene einerseits und körperlicher Phänomene andererseits postuliert die Theorie der Materie-Geist-Einheit, dass mentale Phänomene (wie der Gedanke) relativ zum Nervensystem emergent sind, d.h. sie sind zwar bestimmt durch und auch erzeugt von physiologischen und physiko-chemischen Ereignissen, sie sind aber charakterisiert durch emergente (d.h. neue, hierarchisch komplexere) Eigenschaften, welche unterscheidbar sind von neurobiologischen Eigenschaften und welche auch nicht reduzierbar sind auf neurophysiologische Tatbestände (wie z.B. nervöse Erregungsmuster oder Gehirnstoffwechsel usw.).

Der zentrale Begriff ist hier die Emergenz, also das Hervorbringen von Phänomenen, die auf der jeweils darunter liegenden Systemebene noch nicht vorhanden sind und deswegen dort auch nicht als Erklärungsgrundlagen zur Verfügung stehen. Diese Emergenz wird im Sinne der Evolutionstheorie (s. z.B. Riedl 1990, 1987) als ein durchgehendes Phänomen allen Biologischen gesehen. Ohne sie wäre die oft sprunghafte Entwicklung konkreter Lebensformen auf unserem Planeten kaum verständlich. Konrad Lorenz hat dies als Fulguration beschrieben (s.a. Egger 2009).

Die damit verbundene wichtigste Erkenntnis ist, dass eine noch so genaue Klärung der Bestandteile und ihrer Beziehungen untereinander auf jeweils einer Systemebene keine ausreichende Klärung der Phänomene auf der nächst höheren Ebene der Systemhierarchie erbringt. Man kann es auch so formulieren: Die größten Anstrengungen auf neurologischer oder biochemischer Ebene werden es nicht schaffen, die Erlebens- und Verhaltensphänomene ausreichend aufzuklären und vice versa – und zwar aus prinzipiellen Gründen, da das jeweils höher liegende System Phänomene produziert, die auf der darunter liegenden Ebene noch gar nicht existieren. Ein psychologisches Konstrukt wie etwa (sportlicher) „Leistungsehrgeiz" oder „Risikobereitschaft" (in der Bewältigung einer alpinen Herausforderung) werden wir auf physiologischer Ebene vergeblich suchen. Was wir dort davon finden, sind vielfältige nervöse, humorale bzw. biochemische Erregungsmuster, die ohne Kenntnis der psychologischen Bedeutung nicht zu verstehen sind.

Von grundlegender Bedeutung ist hier die Erkenntnis, dass jedes seelische Phänomen – also jeder Gedanke, jedes Gefühl, jeder Handlungsimpuls – immer gleichzeitig auch als ein körperlicher Vorgang zu verstehen ist. Es ist unsere Sprache, die uns hier zwei verschiedene Welten vorgaukelt, tatsächlich handelt es sich immer um einen Prozess. Seelische Phänomene stellen emergente Eigenschaften des komplexen Organismus – insbesondere des Nervensystems – dar. Und wie bereits an anderer Stelle bemerkt, hat die „Seele" genau genommen nirgendwo im Körper ihren Sitz. Sie ist nämlich ein emergentes Phänomen des Gesamtorganismus und daher dort als solches nicht zu finden. Fest steht allerdings auch, dass die entscheidenden materiellen Strukturen für diese Seele in den physischen Strukturen des neuronalen Systems des Organismus liegen. Fehlen wichtige Strukturen oder sind solche insuffizient entwickelt oder gar zerstört, dann sind die davon abhängigen seelischen Leistungen nicht möglich. So gesehen ist die Seele dann doch primär eine emergente Erscheinung unseres Nervensystems (mit seiner Zentrale im Gehirn), sie kann allerdings niemals auf die neuronalen Strukturen reduziert werden bzw. dort nicht valide erklärt werden.

Am Beispiel einer Biofeedback-Sitzung lässt sich zeigen, dass ich hier beide Positionen einnehmen kann: Als Beobachter kann ich die Abbildungen meiner Körperreaktionen auf dem Bildschirm verfolgen. Gleichzeitig kann ich – und nur ich – als Subjekt die parallel zu den physiologischen Daten auftretenden Gedanken, Stimmungen oder Empfindungen originär erleben. Damit wird die Unterscheidung zwischen „subjektiver Welt“ und „objektiver“ Welt zu einer Frage der Standortbestimmung (Hofstadter 1985). Was den Gesetzen der Physik und Chemie entspricht, ist das Körperliche (oder Materielle) und alles, was den Gesetzen der Psychologie entspricht, ist das Seelische. Beides gehört immer zur gleichen Wirklichkeit und ist nur aufgrund unserer bisher gewohnten Begrifflichkeiten bzw. traditionellen Denkschemata getrennt.

Entsprechend dem erweiterten bio-psycho-sozialen Modell als *body mind unity-theory* (Egger 2005, 2008, 2017) müssen Vorgänge, die wir dem psychischen Apparat zuschreiben, zugleich auch immer als physiologische Prozesse verstanden werden: Jeder kognitive Prozess und jede Emotion darf nicht nur als psychologischer, sondern muss immer zugleich auch als ein physiologischer Vorgang aufgefasst werden. Die objektiv gemessenen Körperreaktionen sind daher immer als ein Gesamtergebnis des physiologischen und psychologischen Antwortmusters eines Individuums zu verstehen. Für viele Bereiche der praktischen Medizin bedeutet dies, dass Faktoren des Erlebens und Verhaltens eines Menschen (sein Wissen, Wollen und Können, etwa Risikobereitschaft, Konkurrenzverhalten) sowie relevante öko-soziale Lebensumwelten (klimatische Faktoren, Gruppendynamik) genauso ins Kalkül zu ziehen sind, wie physiologische Parameter.

Zeitlich überdauernde Eigenheiten des Erlebens und Handelns eines Menschen nennen wir Persönlichkeitseigenschaften. Dabei wird leicht übersehen, dass diese Persönlichkeit sowohl psychologisch als auch physiologisch zu konzipieren ist, d.h. wir haben nicht nur eine *psychologische*, sondern auch eine *physiologische Persönlichkeit* (Henning und Netter 2005). Die wichtigste Steuerungseinrichtung des seelischen Apparats sind die Emotionen. Sie gehören quasi zu unserer organismischen Funktions-Automatik. Sie verarbeiten gleichzeitig die Außen- wie Innenweltreize. Vieles davon können wir aus der Beobachter-Perspektive erfassen, das originäre Erleben ist allerdings nur dem Individuum selbst möglich. Genau dieses Erleben wäre aber interessant, denn es bildet die Schaltstelle für Art und Ausmaß der physiologischen Aktivierung (z.B.

bei der Ausbildung von Symptomen des Höhenschwindels durch die zu Grunde liegende Tiefenangst). In der Diagnostik wie in der Therapie greifen wir deshalb nach allen Informationen und Interventionsmöglichkeiten (Modell der Simultandiagnostik und Simultantherapie). D.h. wir nutzen Informationen auf der körperlichen, psychologischen und öko-sozialen Ebene und behandeln mit allen zu Gebote stehenden Mitteln: mit „Wort“, „Arznei“ und „Messer“ (Technik).

Der Weg in Richtung einer bio-psycho-sozialen Medizin wurde inzwischen in vielen Fachbereichen der Medizin eingeschlagen. Schritt für Schritt könnten mit dieser Orientierung die bisherigen engen Fach-Grenzen überwunden und interdisziplinäres Arbeiten besser als je zuvor genützt werden. Wie die praktischen Erfahrungen zeigen, schaffen wir damit auch günstigere Arzt*-Patient*-Beziehungen und erhöhen die Patienten*zufriedenheit, vor allem aber eröffnen wir zusätzliche therapeutische Möglichkeiten im Umgang mit Patienten*beschwerden und können vielleicht der weiteren Zersplitterung der Medizin etwas entgegenwirken.

Sprechende Medizin – Zur fundamentalen Bedeutung der Arzt*-Patient*-Kommunikation

Dass die Sprache neben den pharmakologischen und technisch-chirurgischen Eingriffen als einer der drei Grundpfeiler im Wirkspektrum des Behandlungsvollzugs zu werten ist, ist im Laufe des letzten Jahrhunderts mit der Dominanz der bio-medizinischen Orientierung weitgehend verloren gegangen. Seit einigen Jahrzehnten zeigt allerdings die Wirksamkeitsforschung das teilweise enorme Defizit an ärztlichen Gesprächen bzw. die Notwendigkeit zu mehr patientenorientierter Kommunikation auf. *Sprechende Medizin* wird dabei als Sammelbegriff für alle ärztlichen Interventionen verwendet, die die Kommunikation zwischen Arzt* und Patient* als Wirkfaktor nutzen. Die damit verknüpften Bereiche umfassen z.B. Arzt*-Patient*-Beziehung, Arzt*-Patient*-Kommunikation, Ärztliches Gespräch (inkl. Psychoedukation und Angehörigen-Information, Aufklärung bzw. *breaking bad news*, Erteilen von medizinischen Ratschlägen, Fragen der Therapietreue und Erarbeiten adäquater Vorstellungen zu den beklagten Beschwerden und gesundheitlichen Störungen sowie zu diagnostischen und therapeutischen Prozeduren oder Erwartungen zur Prognose), Balint-Gruppen sowie interaktionsbezogene Fallarbeit ... Im Rahmen der Ausbildung und Patienten*versorgung ergeben sich damit enge Überschneidungen zu den Begriffen *psychosoziale Medizin, psychosomatische Medizin* und *psychotherapeutische Medizin* (als Anwendung psychotherapeutischer Interventionen im ärztlichen Setting).

Die Gesamtheit dieser Wirkfaktoren wird vereinfachend im Begriff *sprechende Medizin* gefasst und bildet mit dem Symbol „Wort" (als Summe aller kommunikativen Wirkfaktoren) neben den zwei zentralen Säulen „Arznei" (Summe aller medikamentösen Wirkfaktoren) und „Messer" (Summe aller technisch/chirurgischen Interventionen) das dritte Fundament der wissenschaftlichen Medizin. Die Vernetzung dieser 3 Wirkbereiche wird – wie beschrieben – über das *bio-psycho-soziale Modell* von Krankheit bzw. Gesundheit erklärt. Damit wird eine Ganzheitlichkeit für das medizinische Vorgehen begründet, die nicht mehr auf eine Dichotomie von Körper und Seele (bzw. Materie und Geist) aufbaut und die zugleich die immerwährende Verschränkung von körperlichen, seelischen und öko-sozialen Vorgängen innerhalb eines Prozesses betont.

Gesellschaftliche Veränderungen hinsichtlich des verstärkten Bedürfnisses nach ausreichender Information zu Diagnose, Therapie und Prognose belegen, dass immer größere Teile der Bevölkerung aktiv in ihren Behandlungsprozess miteinbezogen werden wollen. Dies hat bereits bisher zu weitreichenden Modifikationen der *ärztlichen Aus- und Fortbildung* beigetragen und tut es weiterhin. An der Grazer Medizinischen Universität wurde 2011 erstmals im deutschen Sprachraum eine eigene Professur dazu eingerichtet (s. Egger 2011, 2017). Professionelle Arzt*-Patienten*-Kontakte werden zunehmend mehr als eigenständige ärztliche Aufgabe und als relevante medizinische Intervention gesehen. Dennoch ist die sprechende Medizin im Vergleich zum Mainstream der westlichen Medizin (Motto „Reparaturmedizin" oder „Ingenieursmedizin") mit ihrem Fokus auf pharmazeutische und technisch-chirurgische Interventionen weiterhin unterbewertet. Die empirische Forschung zeigt jedoch, dass eine adäquate Information und ausreichende

Bereitschaft und Befähigung des Patienten* zur aktiven Mitarbeit an der Verbesserung von Gesundheitsparametern sowie bei der Krankheitsbewältigung für den erwünschten Behandlungserfolg unabdingbar sind. Ziel der *sprechenden Medizin* ist folgerichtig der informierte (aufgeklärte) Patient*, der über seine Krankheit Bescheid weiß, ausreichend motiviert und auch in die Lage versetzt wird, beim jeweiligen Behandlungsprozess mitzuwirken.

Tabelle: Wie unterscheiden sich zwei Ärzte*, die einerseits nach dem bio-medizinischen Modell und andererseits nach dem erweiterten bio-psycho-sozialen Krankheitsverständnis arbeiten? (Adler 2009, mod. Egger 2017, 2020)

ARZT* ALS BIO-MEDIZINISCHER EXPERTE	**ARZT* ALS BIO-PSYCHO-SOZIALER EXPERTE**
Der menschliche **Organismus** erscheint mir als **hochkomplexe Maschine,** er ist das *Objekt* meines medizinischen Interesses.	Der **Mensch** erscheint mir als ein lebendes, mit seinen Lebenswelten verschaltetes *dynamisches System* mit hochpotenter *autoregulativer Heilungskompetenz.* Er interessiert mich als Objekt und Subjekt (d.h. auch mit seinem individuellen Denken, Fühlen und Handeln).
Krankheit bedeutet für mich *Störung* (relevante Normabweichung) oder organischer *Defekt.* Die *Reparatur* braucht entsprechend kompetente Experten, die wissen, wie der Defekt behoben werden kann. Zur Defekt-Reparatur kommt auch noch der Versuch zur Verringerung des pathologischen Risikoprofils.	**Krankheit** bedeutet für mich den (zumindest teilweisen) *Zusammenbruch der Fähigkeit* eines Organismus, mit einer auftretenden Störung (pathogenen Keimen, Noxen oder Stressoren) fertig zu werden oder sie autoregulativ zu kompensieren oder reparieren zu können. Hier braucht es meist die akkordierte Hilfe von Experten *und* Patienten* samt seiner Lebensumwelt. Ich muss bei Bedarf als *Problemlöser, Helfer* zur Selbsthilfe und/oder *Begleiter* wirksam werden.
Ich **untersuche den Körper** des Patienten* genau, dann entscheide ich nach wissenschaftlichen Kriterien, welche Diagnose und Therapie er bekommt. Bei der Medikation und technisch-chirurgischen Behandlung halte ich mich an die Leitlinien.	Die **körperliche Untersuchung** ist auch für mich wichtig. Mich interessieren zusätzlich seine *krankheitsrelevanten* Kognitionen, Empfindungen, *Verhaltensweisen* und *Lebensumwelten.* Diese Informationen können zu einer effizienteren Strategie für die Behandlung beitragen, insbesondere bei komplexen Störungen und chronischen Verläufen.
Bei der **Diagnose** vertraue ich auf die klinischen Prüfungen, Laborbefunde und bildgebenden Verfahren. Über eine serielle Prozedur komme ich zu einer Ausschlussdiagnostik. Außerdem trachte ich, das erkenn- und messbare **Risikoprofil** mit medizinischen Hilfen zu benennen.	Bei der **Diagnosefindung** baue ich ebenfalls auf objektive Befunde, erweitere diese um potenzielle Einflussgrößen aus dem Gesundheits- und Krankheitsverhalten sowie den öko-sozialen Lebensbedingungen des Patienten.* Über eine *parallele Datenerfassung* („Simultandiagnostik") erreiche ich eine *Einschlussdiagnostik,* die das Zusammenspiel mehrerer Fehlerquellen abzubilden hilft. Das **Risikoprofil** sehe ich nicht nur auf körperlicher Ebene, sondern auch auf psychologischer

	und öko-sozialer Ebene. Auch das Erfassen und Fördern des persönlichen *Schutzfaktorenprofils* erweitert meine Einflussnahmen auf den Krankheitsprozess
In der **Therapie** versuche ich, die krankhafte Störung soweit wie möglich (mit high tech-Interventionen) zu **reparieren**. ARZNEI und MESSER sind meine wichtigsten Werkzeuge. Die Therapie ist eine Angelegenheit des medizinischen Teams, das erfordert **Profis**, die wissen, was zu tun ist. Die Behandlungsergebnisse werden im Wesentlichen von den Entscheidungen und Aktionen der medizinischen Experten bestimmt – sie sind die Problemlöser.	Das mache ich auch. Ich arbeite zugleich mit WORT, ARZNEI und MESSER. In der **Therapie** versuche ich weitere relevante Einflussmöglichkeiten zu nutzen: Was kann/muss der Patient* in seiner *Mit- und Eigenverantwortung* beitragen und was seine soziale Umwelt. Die **Mitarbeit** des Patienten* und seiner relevanten Lebensumgebung ist oft entscheidend für den Erfolg. Die Behandlung erfolgt *parallel* auf mehreren Ebenen („Simultantherapie"). Eine tragfähige *Arzt*-Patient*-Beziehung* und *Kommunikation* sind für die erwünschte Therapietreue (*compliance/adherence*) wichtig.
Für die **Prognose** verlasse ich mich auf den Kenntnisstand der *hardcore medicine.*	Das ist auch für mich wichtig, wenngleich diese medizinischen Parameter eine nicht notwendige Einschränkung bedeuten. Für die therapeutische Führung und die **Prognose**-Einschätzung berücksichtige ich auch die *persönlichkeitsabhängigen Faktoren* und jene seiner *individuellen Lebenswelt.*
Gesund ist für mich ein Mensch, dessen Organismus keinen Defekt aufweist. Wenn ich Krankheit ausschließen kann, dann ist der Mensch gesund. Gesundheit ist kein Arbeitsfeld der Medizin.	**Gesundheit** ist die autoregulative Kompetenz des menschlichen Organismus, auftretende Störungen ausreichend gut reparieren oder kompensieren zu können. Für mich ist der Mensch gesund, wenn er mit seinen inneren und äußeren Belastungen zurechtkommt. Genau genommen muss jeder Organismus seine Gesundheit ständig aufs Neue herstellen. Dabei kann ich ihm im Bedarfsfall behilflich sein.

C

ZUR PSYCHOSOZIALEN, PSYCHOSOMATISCHEN UND PSYCHOTHERAPEUTISCHEN KOMPETENZ VON ÄRZTEN*

Als wesentliche Ergänzung zur akademischen Ausbildung an den Medizinischen Universitäten und Erweiterung der ärztlichen Fertigkeiten und Kompetenzen für den beruflichen Alltag werden in Österreich bereits seit der ersten Hälfte der 1990er-Jahre spezielle Fortbildungs-Curricula der Österreichischen Ärztekammer als *PSY-Diplom-Lehrgänge* angeboten. Diese werden seither von den Länder-Ärztekammern oder eigenen (von der ÖÄK akkreditierten) PSY-Diplom-Gesellschaften angeboten. Die approbierten Diplom-Curricula bestehen aus drei aufeinander aufbauenden Lehrgängen, in denen Ärztinnen* aus allen Bereichen der Medizin berufsbegleitend psychosoziale (PSY1), psychosomatische (PSY2) und psychotherapeutische Kompetenzen (PSY3) vermittelt bekommen. Ziel dieser hochkarätigen Diplomfortbildung ist die Erweiterung der wissenschaftlichen Medizin um die vielschichtigen psychologischen Wirkfaktoren in der Behandlung kranker Menschen.

Die nachfolgende Tabelle gibt einen Überblick über den unterschiedlichen beruflichen Zugang zum Erwerb psychotherapeutischer Kompetenzen und deren staatlichen Regulierung seit 1990 (in Kraft gesetzt 1991).

PSYCHOTHERAPIE – ÜBERSICHT ZU DEN AUSBILDUNGSVARIANTEN

A. *Ausbildung zur eigenständigen Berufsausübung als Psychotherapeut**
   1. Ausbildung zum *Psychotherapeuten* / zur *Psychotherapeutin*
      gemäß Bundesgesetz für Psychotherapie (1990) im Sinne eines freien heilkundlichen Berufes. Dies ermöglicht die Ausübung der Psychotherapie als Psychotherapeutin*; die Ausbildung ist über staatlich anerkannte Ausbildungsvereine organisiert.

B. *Psychotherapie als Zusatzqualifikation im Rahmen von gesetzlich geregelten (akademischen) Heilberufen*
   2. Postgraduelle Zusatzausbildung: ÖÄK-Diplom – psychotherapeutische Medizin
      für Ärztinnen* im Rahmen der postgraduellen Zusatzausbildung der Österreichischen Ärztekammer (Diplomordnung gem. Ärztegesetz). Dies ermöglicht Ärztinnen* die Anwendung psychotherapeutischer Methoden in der Medizin über die jeweils erworbene psychotherapeutische Kompetenz. Die Ausbildung erfolgt in dafür bei der ÖÄK akkreditierten Vereinen bzw. Landesärztekammern (häufig in Kooperation mit den Medizinischen Universitäten und/oder Psychotherapie-Ausbildungsvereinen) und wird über die Arztakademie der ÖÄK verwaltet.

3. Postgraduelle Ausbildung: *Klinische Psychologen** und *Gesundheitspsychologinnen** für Psychologinnen* gemäß Österreichischem Psychologengesetz (1990) im Sinne eines freien heilkundlichen Berufes nach österreichischem Verfassungsrecht. Dies ermöglicht den Klinischen Psychologinnen* und Gesundheitspsychologinnen* die Anwendung psychologischer und Schulen übergreifender therapeutischer Methoden über den Sammelbegriff der psychologischen Behandlung. Die theoretische wie praktische Ausbildung dazu erfolgt nach den Vorgaben des Berufsverbandes der Österreichischen Psychologinnen und Psychologen (BÖP) und den jeweils gültigen Bestimmungen sowie der Aufsicht des Bundesministeriums für Gesundheit.

Nach den geltenden Rechtsnormen können also im Rahmen der ärztlichen Tätigkeit psychotherapeutische Aufgaben als solche und unter dieser Bezeichnung wahrgenommen und diese Leistungen auch von der Sozialversicherung honoriert werden, ohne dass der Arzt* dafür eine Psychotherapieausbildung gemäß Österreichischem Psychotherapiegesetz absolvieren muss. Dafür braucht es allerdings eine qualifizierte Zusatzausbildung, welche über drei aufeinander aufbauende Lehrgänge, den sog. PSY-Diplom-Curricula, erworben werden. Damit soll dem Umstand Rechnung getragen werden, dass der Arzt* nicht primär als Psychotherapeut* agiert, sondern die (zu erwerbende) psychotherapeutische Kompetenz in seine Routinetätigkeit einfließen lässt (Egger 2015, Egger et al. 2000).

Die postgraduellen PSY-Lehrgänge als Wegbereiter für eine bio-psycho-soziale ärztliche Praxis

Die *PSY-Diplome* haben innerhalb der Diplomordnung der ärztlichen Standesvertretung eine Sonderstellung, was die inhaltliche Bedeutung für die Medizin, aber auch den Aufwand an Zeit und Investition für diese Ausbildung betrifft. Die gesamte postgraduelle, berufsbegleitende Zusatzausbildung wird in Form eines dreiteiligen (aufbauenden) Weiterbildungs-Curriculums angeboten, dauert über alle PSY-Diplom-Curricula gerechnet etwa 12 Semester und wird nach erfolgreichem Abschluss mit entsprechenden Schilder fähigen Zusatzbezeichnungen der ÖÄK ausgewiesen.

Während das einsemestrige „Diplom für psychosoziale Medizin" (PSY1) die professionelle Gestaltung der *Arzt*-Patient*-Kommunikation* (mit Ausbildungsteilen wie z.B. professionelle ärztliche Gesprächsführung und Balintgruppen) zum zentralen Inhalt hat, fokussiert das viersemestrige „Diplom für psychosomatische Medizin" (PSY2) auf die Grundlagen und Basisfertigkeiten für den Umgang mit Patienten* mit *komplexen Krankheitsbildern*, bei denen neben der somatischen auch die psychosozialen Wirkfaktoren in ihrer bio-psycho-sozialen Verschränkung eine besondere Bedeutung haben. Auf der Grundlage des *bio-psycho-sozialen Modells* wird hier für die ärztliche Praxis im Sinne einer „psychosomatischen Grundversorgung" eine parallele Erfassung von relevanten Informationen und auch parallele Nutzung von Interventionsmöglichkeiten aus allen drei Bereichen „organisch", „psychologisch" und „öko-sozial" (d.h. Lebenswelt bezogen) gelehrt.

Das anschließende sechssemestrige „Diplom für psychotherapeutische Medizin" (PSY3) vermittelt Kenntnisse und Fertigkeiten zur Erlangung von psychotherapeutischer Kompetenz, um eigenverantwortlich *psychotherapeutische Medizin* in der Krankenbehandlung durchführen zu können. Hier können die Teilnehmerinnen* aus den jeweils angebotenen Psychotherapie-Hauptfächern eine Hauptrichtung wählen (z.B. integrative Verhaltenstherapie, systemische, psychodynamische oder humanistische Therapie) und bekommen zusätzlich auch eine Basisausbildung in den drei restlichen, nicht gewählten Psychotherapietraditionen.

Die ÖÄK-Lehrgänge *Psychosoziale Medizin*, *Psychosomatische Medizin* und *Psychotherapeutische Medizin* sind kompetenzerweiternde, berufsbegleitende ÖÄK-Diplom-Weiterbildungen, die bei erfolgreicher Absolvierung aller drei Diplome eine für die ärztliche Berufsausübung adäquate psychotherapeutische Kompetenz ergeben.

Charakteristika der Curricula *Psychosoziale Medizin, Psychosomatische Medizin* und *Psychotherapeutische Medizin*

In bewusster Erweiterung des derzeit noch vorherrschenden bio-medizinischen Modells („der Mensch als komplexe Maschine") beziehen sich die PSY-Diplom-Lehrgänge auf das erweiternde, systemtheoretisch begründete bio-psycho-soziale Krankheitsmodell. Gesundheit und Krankheit werden demnach als ein komplexes, vielfach verwobenes Gefüge verstanden, in dem biologische, psychologische und soziale Elemente als prinzipiell gleichwertige Bedingungen der menschlichen

Existenz zu begreifen sind (Deutscher Wissenschaftsrat für die Reform des Medizinstudiums 1992). Neben biologischen können prinzipiell immer auch psychische und öko-soziale Faktoren für die Entstehung, Ausformung und Aufrechterhaltung einer Krankheit relevant sein. Dieses Postulat gründet auf der Einsicht in die parallele Verschaltung der beteiligten Systemebenen gemäß der *body mind unity*-Theorie, dem Kern des bio-psycho-sozialen Modells (Egger 2008, 2015). Psycho-soziale Einflussgrößen nehmen z.B. Einfluss auf den Zeitpunkt des Auftretens einer Krankheit, sie beeinflussen die Reaktion des Menschen auf körperliche Veränderungen und bestimmen wesentlich auch den Zeitpunkt, in dem der Kranke* den Arzt* aufsucht. Sie färben das Verhalten während des Krankseins und können auch das Ausmaß und die Geschwindigkeit der Genesung modifizieren (vgl. z.B. Adler & Hemmeler 1992, Egger et al. 2005). Die PSY-Diplom-Lehrgänge verfolgen im Wesentlichen folgende Ziele:

Das Curriculum „Psychosoziale Medizin“

Das ÖÄK-Diplom „Psychosoziale Medizin“ (PSY1) führt in das theoretische Verständnis des bio-psycho-sozialen Gesundheits- und Krankheitsmodells ein, weist die Kompetenz für den sozialmedizinischen Aufgaben- und Therapiebereich aus und befähigt zum professionellen ärztlichen Gespräch für Interventionen im psychosozialen Arbeitsfeld. Erfahrungsgemäß ist die Mehrzahl der Patienten* im Verbalisieren von Gefühlen und inneren Wahrnehmungen ungeübt, sodass psychosoziale Probleme oft nur indirekt zur Sprache kommen. Es bedarf daher einer Technik der Anamneseerhebung, die über das übliche Abfragen biologischer Faktoren hinausgeht: Dies wird im Lehrziel des professionell geführten ärztlichen Gesprächs angestrebt und erwirkt. Soweit Kränkungen und Konflikte zur Symptomentstehung bzw. zur Krankheitsentwicklung wesentlich beitragen, sollen diese (über eine biographische Anamnese) erfahren und verbalisiert werden (damit wird dem emotionalen Inhalt eine Sprache verliehen) und so das Krankheitsverständnis des Patienten* vertieft.

Der Arzt* soll befähigt werden, die von ihm gesammelten Informationen und Wahrnehmungen so einzuordnen, dass sie einen Einblick in die innere Welt des Kranken erlauben. Diese Erkenntnisse werden für die Gestaltung der Arzt*-Patient*-Beziehung bewusst genützt. Dies erhöht erfahrungsgemäß das Vertrauen in den Behandlungsvollzug und hilft, die Therapietreue zu verbessern (es geht hier also um die Optimierung von *commitment*, *compliance*, *adherence* bzw. *coherence*). Das erlaubt es dem Arzt*, seine Arbeit patientenorientiert und effizient zu organisieren. Der solchermaßen fortgebildete Arzt* begreift den Patienten*(und sein primäres Bezugssystem) als Teil eines größeren Ganzen und ermöglicht ihm, Wechselwirkungen zwischen Individuum und System besser zu verstehen. In seinem Handeln erlebt sich der Arzt* selbst als Teil eines psychosozialen Netzes und sieht die Aktivierung dieses Netzes auch als Teil seiner Aufgabe.

Der inhaltliche Schwerpunkt des zumindest ein Semester dauernden Diploms *Psychosoziale Medizin* liegt also in einer umfassenden Einführung in die Theorie und Praxis des professionell geführten ärztlichen Gesprächs, welches routinemäßig Eingang in die Arzt*-Patient*-Begegnung finden soll. Konkret werden z.B. in Kleingruppen inhaltlich relevante Arzt*-Patientinnen*-Kontakte trainiert, zum Teil über Video aufgenommen und mit erläuterndem Feedback der Ausbildner* Verbesserungsvorschläge zur verbalen und nonverbalen Kommunikation erarbeitet (Egger, Stix, Pieringer, 2000, Egger 2015). Dabei gilt es aufseiten des Arztes* parallel zur Erfassung der somatischen Befundlage auch das öko-soziale Umfeld der Patientinnen* samt deren individuellen Erlebniswelt zu erfahren und eine verbreiterte (phänomenologisch multidimensionale) Zugehensweise – vor allem über das Führen eines professionellen ärztlichen Gesprächs – zu finden. Für das Verständnis der Wechselwirkungen von beklagtem Leid und inneren wie äußeren Lebensbedingungen der Patientinnen* ist hier die kommunikative Kompetenz des Arztes* das wichtigste Werkzeug. Gleichzeitig erfährt der Arzt* über sein psychosozial orientiertes Handeln, wie er selbst als Teil des psychosozialen Netzwerkes seiner Patientinnen* wirksam wird.

Das Curriculum „Psychosomatische Medizin“

Das Curriculum *Psychosomatische Medizin* (PSY2), welches eine Ausbildungsdauer von 4 Semestern vorsieht und auf PSY1 aufbaut, soll dem

Arzt* ermöglichen, (a) mit Hilfe einer entsprechenden Anamnesetechnik biologische, psychische und soziale Faktoren der Patientinnen* in einem Arbeitsgang zu erfassen und zu bündeln. Er soll (b) diese Informationen auf der Grundlage seiner theoretischen („psychosomatischen") Kenntnisse gewichten und eventuelle Zusammenhängeerarbeiten, was dem Versuch einer „ganzheitlichen Diagnostik" entspricht. Schlussendlich (c) soll er diese (oftmals vorläufigen oder hypothetischen) Erkenntnisse in einer umfassenden, d.h. multimodalen, „bio-psycho-sozialen" Therapie umzusetzen versuchen. Dies geschieht idealerweise auf der Basis einer tragfähigen Arzt*-Patient*-Beziehung („Arbeitsbündnis"), wobei die Wahrnehmung der eigenen Gefühls- und kognitiven Regungen aufseiten des Arztes* als wertvolle Zusatzinformation zum Verständnis des Patienten*-Leids genützt wird (Pesendorfer et al. 1998). Hilfestellungen für diesen Ausbildungsschritt bieten vor allem die Ausbildungsteile *Balintgruppen*, *Selbsterfahrung* und psychologische *Supervision*, in welchen die teilnehmenden Ärztinnen* in der Beziehung zu ihren Patientinnen* erleben können, dass sie selbst das wichtigste diagnostische und therapeutische Instrument darstellen (Hasiba et al. 1997). Den Teilnehmern* des Curriculums *Psychosomatische Medizin* werden in den theoretischen Lehrveranstaltungen auch die inhaltlichen Überschneidungen mit den Fachgebieten *Psychiatrie* und *Psychotherapie* aufgezeigt und die sinnvollen bzw. notwendigen Kooperationsmöglichkeiten mit den dort etablierten Ärztinnen* und weiteren Gesundheitsberufen erörtert (Egger et al. 2005).

Durch (a) die Vertiefung des wissenschaftstheoretischen Hintergrundes „psychosomatischen" Handelns (basierend auf dem bio-psycho-sozialen Modell), (b) durch erweiterte Kenntnisse des Zusammenspiels psychosozialer und biologischer Faktoren, (c) durch theoretische Kenntnisse und praktische Nutzung basaler psychologischer Interventionen sowie (d) durch das Erlernen einer psychologischen Entspannungsmethode als psycho-physiologisches Regulationsverfahren wird der Arzt* in die Lage versetzt, eine „psycho-somatische Gesamtdiagnose" und einen dementsprechenden multimodalen Behandlungsplan zu erstellen. Lernziel dieses Curriculums ist somit die „psychosomatische Grundversorgung": Der Arzt* soll aufgrund seiner Anamnesetechnik in der Lage sein, die verschiedenen Ebenen (die biologische, psychologische und sozio-kulturelle Dimension) des Patienten* in einem Arbeitsgang zu erfassen (in Form einer „Simultandiagnostik" als parallel organisierte Diagnostik), mittels seiner theoretischen Kenntnisse zu gewichten, ihre Zusammenhänge zu erarbeiten und diese Diagnostik auch in einer umfassenden Therapie (in Form einer „Simultantherapie" als parallel organisierte Therapie) zu nützen. Ein weiterer Schwerpunkt liegt auch im Aufzeigen der Grenzen dieser psychosomatischen Grundversorgung und deren Überschneidungen mit den Arbeitsbereichen der Psychiatrie und Psychotherapie. Letzteres erscheint auch deswegen sinnvoll, um die Befähigung zur Zusammenarbeit mit diesen Disziplinen zu fördern.

Zusammenfassend haben die beiden Curricula PSY1 und PSY2 sowohl ein kognitives Lernziel in der Vermittlung von theoretischen Grundlagen, als auch ein pragmatisches Lernziel, welches die praktische Einübung in die professionelle ärztliche Gesprächstechnik, zumindest den Erwerb einer psychologischen Entspannungstherapie, die Erstellung einer bio-psycho-sozialen („ganzheitlichen") Diagnose und des darauf gründenden multimodalen Therapieplans umfasst. Letztendlich gibt es auch ein emotionales Lernziel, welches über die Selbsterfahrung und begleitende Supervision dem Arzt* erleben lässt, dass er selbst das wichtigste diagnostische und therapeutische Instrument in der Patienten*versorgung ist.

Das Curriculum „Psychotherapeutische Medizin"

Lehrgang und Ziele: Aufbauend auf die ÖÄK-Diplome „Psychosoziale Medizin" (PSY1) und „Psychosomatische Medizin" (PSY2) liegt das Ziel des Diploms „Psychotherapeutische Medizin" (PSY3) im Erwerb der psychotherapeutischen Kompetenz. Als spezifische ärztliche Weiterbildung verwirklicht dieses Diplom die Integration der wesentlichen psychotherapeutischen Theorien, Grundhaltungen und Verfahren in die Theorie und Praxis der Humanmedizin. Das mindestens sechs Semester dauernde PSY3-Curriculum befähigt den Arzt*, mit den Patienten* (einerlei, ob die Erkrankung als vorwiegend psychisch oder somatisch imponiert) eine psychotherapeutische Beziehung zu entwickeln und gezielt mit psychologischen Mitteln zur Krankheitsbewältigung beizutragen. Für die Aufnahme in diesen Lehrgang ist ein Aufnahmeverfahren vorgesehen. Die vorgeschriebenen Fortbildungsschritte werden fortlaufend evaluiert (begleitende Gruppen- und Einzel-Supervision) und die Befähigung zur eigenständigen Arbeit ist in einem Abschlussverfahren, das einen umfassenden Fallbericht sowie ein abschließendes Kolloquium vorsieht, nachzuweisen.

Merkmale der Psychotherapeutischen Medizin

Psychotherapeutische Medizin gründet in der ärztlichen Berufsidentität: Sie begreift sich nicht losgelöst von der konventionellen ärztlichen Tätigkeit, sondern vermittelt dem Arzt* psychotherapeutische Kompetenz in seiner Tätigkeit als Allgemeinmediziner* oder Facharzt*. Das Diplom „Psychotherapeutische Medizin“ (PSY3) berücksichtigt in seinem Curriculum die persönlichen Neigungen des Arztes*, in dem für die psychotherapeutische Hauptfach-Ausbildung eine Wahlmöglichkeit besteht, zu der aber gleichzeitig eine komplementäre Ausbildung in den anderen (nicht zum Hauptfach gewählten) psychotherapeutischen Traditionen verpflichtend angeboten werden.

Konkret soll das Curriculum zur Erlangung des Diploms *Psychotherapeutische Medizin* mit seiner mindestens dreijährigen Ausbildung und aufbauend auf PSY2 den teilnehmenden Ärztinnen* die Möglichkeit eröffnen, eine der angebotenen 4 grundlegenden Psychotherapietradition (tiefenpsychologisch-psychodynamische, kognitiv-verhaltenstherapeutische, systemische und humanistische Tradition) als persönlichen Schwerpunkt („Hauptfach“) zu wählen. In diesem Hauptfach erfolgt die Schwerpunktausbildung Von den drei übrigen Traditionen wird eine weitere Tradition als „Ergänzungsfach“ gewählt und die verbleibenden basalen Traditionen sind als „Nebenfächer“ verpflichtend. In diesen drei – nicht als Hauptfach gewählten – Psychotherapie-Orientierungen erhalten die Teilnehmer* in Theorie und Praxis eine Grundausbildung. Die Vermeidung einer zu einseitigen Therapieausbildung nach dem Prinzip der Psychotherapieschulen – wie dies in der staatlichen Ausbildungsregelung zur Psychotherapeutin* vorgegeben ist – war von allem Anfang an ein zentrales Anliegen. Die Zielsetzung einer psychotherapeutischen Medizin liegt ja darin, dass Ärztinnen* in ihrem Fachbereich auch über möglichst verschiedene psychotherapeutische Fertigkeiten verfügen, um diese in ihrer täglichen Arbeit bei den unterschiedlichsten Patienten*anliegen passgerecht anwenden zu können und so die Behandlungs-Effizienz zu erhöhen.

Das Konzept der Psychotherapeutischen Medizin soll natürlich den jeweils aktuellen Stand der psychotherapeutischen Wissenschaft ausweisen und verfolgt im Sinne des bio-psycho-sozialen Modells die jeweils bestmögliche Integration biologischer und psychologischer Perspektiven für die Patienten*betreuung. Die theoretischen Grundlagen der Psychotherapeutischen Medizin sollen zudem umfassend und integrativ sein. D.h. sie verzichten auf keine wesentlichen Erkenntnisse, gleichgültig aus welcher „Schule" der Psychotherapie sie kommen, sofern sie wissenschaftlich gesichert sind. Nur so ist es möglich, dem Menschen in seiner bio-psycho-sozial gedachten Ganzheit gerecht zu werden bzw. ihn auf dem Stand der Wissenschaft adäquat zu behandeln. Es ist daher unumgänglich, die vier grundlegenden psychotherapeutischen Orientierungen (verhaltenstheoretische, psychodynamische, humanistische und systemische Tradition) in der Ausbildung zu berücksichtigen.

Die große Palette an somatoformen Störungen, depressiven Erkrankungen, Angst- und Zwangsstörungen, Essstörungen, Erschöpfungszuständen („*burn out*"-Syndrom) oder z.B. Abhängigkeiten substanzgebundener Art (Alkohol, Medikamenten und in Einzelfällen auch „harten" Drogen) sind häufige Erkrankungen unserer Zeit, die auch ein lebensbedrohliches Ausmaß erreichen können. Das Erkennen derartiger Krankheitsbilder ist daher für jeden praktizierenden Arzt* von Bedeutung. Fachlich richtige und gezielt eingesetzte (ambulante) Therapien können diesen Patienten* in vielen Fällen in einem relativ frühen Stadium und gewissermaßen an der Front helfen und eine fatale Krankheitsentwicklung verhindern.

Ein weiterer Aspekt des PSY3-Lehrgangs kann unter dem Motto „Hilfe für die Helfer" subsummiert werden: Es geht darum, den Ärzten* für ihre Tätigkeit nicht nur fachliche Kompetenz zu vermitteln, sondern auch ihre Motivation für die tägliche Arbeit zu fördern und damit einen Beitrag zur Hebung der persönlichen Lebenszufriedenheit zu leisten – auch dies hat unmittelbare positive Wirkungen auf den Umgang mit Patienten*. So ist im Lehrplan neben dem Erwerb von Fachwissen und psychotherapeutischer Praxis auch ausreichend Zeit für Supervision und Reflexion der eigenen ärztlichen Arbeit sowie für eine professionell geleitete Selbsterfahrung, welche verpflichtend vorgesehen ist. Der Lehrgang bietet darüber hinaus eine Plattform, wo Begegnung, Austausch und Vernetzung mit Kolleginnen und Kollegen stattfinden. Neben der Erweiterung der Behandlungskompetenz sind daher auch die Dialogfähigkeit gegenüber anderen helfenden Berufen und der Zugewinn an persönlicher Freude an der eigenen Arbeit ein Ausbildungsziel (vgl. Egger et al. 2000, Egger & Moser 2002, Egger & Singer 2007).

Eine Neuerung betrifft die Sonderstellung von Ausbildungskandidatinnen* zum „Facharzt* für Psychiatrie und Psychotherapeutische Medizin“ ab 2011. Alle Inhalte, die Bestandteil von PSY1 und PSY2 sind, können von den psychiatrischen Einrichtungen selbständig organisiert und gelehrt werden („Basis-Curriculum“ zum Diplom für Psychotherapeutische Medizin). Für den darauf aufbauenden PSY3-Ausbildungsteil werden bevorzugt die jeweils approbierten PSY3-Curricula der bei der Österreichischen Ärztekammer akkreditierten Veranstalter genutzt.

Aus heutiger Sicht kann das Modell *Psychotherapeutische Medizin* auch als „Experimentalschule“ für eine zukünftig integrierte Psychotherapie gesehen werden. Es ist wohl das erste Mal in der österreichischen Psychotherapiegeschichte, dass eine Gruppe von Fachleuten mit psychotherapeutischer Kompetenz bereits in ihrer Basisausbildung Wissen und Fertigkeiten von unterschiedlichen Theoriekonzepten erfährt und praktisch zu nutzen lernt. Die Befürchtung, dass sich eine theoretische Konfusion und ein unreflektierter eklektischer Pragmatismus einstellen könnte, hat sich nicht bestätigt. Klar war, dass sowohl Theorie und Praxis unterschiedlicher Traditionen vermittelt werden müssen, und dass der therapeutische Lernprozess nicht einen linearen Zuwachs von Wissen darstellt. Er bringt auch eine emotionale Labilisierung, Auseinandersetzung und Umstrukturierung von gewohnten Mustern im Denken und Urteilen sowie im Handeln und Bewältigen mit sich, ein Prozess, der allerdings von den Lehrtherapeutinnen* behutsam zu begleiten ist. Aus dieser Perspektive ist das „Experiment“ mit einem Schulen übergreifenden Ausbildungskonzept zur „psychotherapeutischen Medizin“ als gelungen anzusehen.

Resümee

Eine Theorie – und mag sie wissenschaftlich noch so potent sein – braucht für ihre Nutzung konkrete Umsetzungsmöglichkeiten. Die Praxis ist die Bewährungsprobe für den theoretischen Ansatz. Dies gilt auch für das bio-psycho-soziale Modell von Krankheit bzw. Gesundheit. Nach unserer Einschätzung stellen die Lehrgänge der ÖÄK-PSY-Diplome eine bisher konkurrenzlose Operationalisierungsmöglichkeit für eine bio-psycho-soziale Praxis dar. Ohne dieses Anwendungsfeld würde das theoretische Konzept einer ganzheitlich orientierten wissenschaftlichen Medizin einen schweren Stand gegenüber der naturwissenschaftlich-bio-medizinisch ausgerichteten Medizin (mit ihrem Motto „der Mensch als komplexe Maschine“) und erst recht gegen die Heilsversprechen der Esoterik haben.

Die bisherige begleitende Forschung zu den PSY-Diplom-Curricula bestätigt die Bedeutung dieser Lehrpläne für eine effiziente Arzt*-Patient*-Beziehung, für den Therapieerfolg und die Patienten*zufriedenheit (Egger 2007). Sie bestätigt auch den Wert, den die teilnehmenden Ärzte* für ihre berufliche Arbeit und ihr privates Leben persönlich erfahren. Dieselbe Forschung zeigt aber auch auf, wie langsam die Perspektivenerweiterung von einer einseitig bio-medizinischen Denkweise („Reparaturmedizin“) zu einer bio-psycho-sozialen und damit wissenschaftlich begründeten ganzheitlichen Medizin in unserem Gesundheitswesen vonstatten geht. Dabei geht es keineswegs um ein entweder Für oder Gegen eine Psychologisierung der Medizin, sondern um die sinnvolle Integration und Nutzung dieser Erkenntnisse im Rahmen einer übergeordneten Konzeption von wissenschaftlicher Medizin.

Wie sich in den letzten hundert Jahren herausgestellt hat, sind für eine breitenwirksame Nutzung psychologischer und öko-sozialer Erkenntnisse neben den Konzepten der kurativ arbeitenden Psychotherapie und Klinischen Psychologie in Zukunft auch die präventiv ausgerichteten Konzepte der Gesundheitswissenschaften von größter

Bedeutung. Dies schon deswegen, weil die primär individuell arbeitende Psychotherapie auf Bevölkerungsebene an ihre Grenzen stößt. Präventive gesundheitspsychologische und öko-soziale Strategien, die sich bspw. auf krankheitsrelevante Einstellungs- und Verhaltensänderungen in Familie, Schule, Verkehr oder Arbeitsplatz beziehen, sind für den angestrebten günstigen physischen und psychischen Gesundheitszustand der Bevölkerung unentbehrlich. So wichtig und notwendig die Integration einer individuumsorientierten psychologischen Heilkunde in die Medizin ist, wird sie doch für die weitere Entwicklung der Gesundheitspolitik zu wenig effizient sein, wenn sie nicht um die notwendigen, präventiv wirkenden Gesundheit generierenden Hilfen für die Bevölkerung erweitert wird.

D

PSYCHOSOZIALE MEDIZIN

Psychosoziale Medizin als *Sprechende Medizin*

Sprechende Medizin wird hier als Sammelbegriff für alle ärztlichen Interventionen verwendet, die die *Kommunikation* zwischen Arzt* und Patient* als Wirkfaktor nutzen. Damit wird eine Vielzahl von unterschiedlichen und zum Teil sich stark überschneidenden Themen zu umfassen versucht, wie z.B. Arzt*-Patient*-Beziehung, Arzt*-Patient*-Kommunikation, Ärztliches Gespräch, Psychoedukation, Angehörigen-Information, Patienten*-Aufklärung (Erarbeiten adäquater Vorstellungen zu den beklagten Beschwerden bzw. gesundheitlichen Störungen, *breaking bad news*, Erwartungen zur Behandlung und Prognose), Erteilen von medizinischen Ratschlägen oder auch Fragen der Therapietreue (Einwilligung und Befolgung von diagnostischen und therapeutischen Prozeduren; Stichwort *compliance*, *adherence*) sowie *Balint-Gruppen-Arbeit* (inkl. interaktionsbezogene Fallarbeit, Stichwort „Beziehungsmedizin"). Im Rahmen der medizinischen Ausbildung und der Patienten*versorgung ergeben sich inhaltlich und thematisch daher enge Überschneidungen der *sprechenden Medizin* zu den Begriffen *psychosoziale Medizin*, *psychosomatische Medizin* sowie *psychotherapeutische Medizin* und *Psychotherapie.*

Aus dem Blickwinkel der psychosozialen Medizin erscheint der kranke Mensch nicht nur als Objekt, sondern zugleich auch als Subjekt in der Medizin. Ein Kernelement dieser Perspektive liegt im zwischenmenschlichen Umgang mit dem Patienten*. Dem sprachlichen Austausch zwischen Arzt* und Hilfesuchendem* kommt eine besondere Bedeutung zu. In ihrer Gesamtheit versteht sich die sprechende Medizin als Gegenpol und zugleich Erweiterung der „Apparatemedizin" oder „Ingenieursmedizin", welche auf dem strikt naturwissenschaftlich orientierten bio-medizinischen Modell der Humanmedizin fußt. In dieser bis heute dominierenden Medizintheorie erscheint der Mensch nicht primär als (denkendes, fühlendes und gestaltendes) Subjekt, sondern als Objekt: Der menschliche Organismus wird hier primär als komplexe Maschine verstanden, die im Schadensfall pharmakologisch oder chirurgisch-technisch zu reparieren ist.

Das *Wort* als Wirkfaktor

Die Wirkelemente der *sprechenden Medizin* werden oft vereinfacht mit dem Symbol „Wort“ (als Summe aller kommunikativen Wirkfaktoren) gekennzeichnet. „Heilende Worte“ bilden neben den zwei Säulen „Arznei“ (Summe aller medikamentösen Wirkfaktoren) und „Messer“ (Summe aller technisch/chirurgischen Interventionen) das dritte Fundament der wissenschaftlichen Medizin. Die Vernetzung dieser 3 Wirkbereiche wird über das sogenannte *bio-psycho-soziale Modell* von Krankheit bzw. Gesundheit erklärt (s. dazu ausführlicher Egger 2017). Die wissenschaftlichen Belege für diese wissenschaftlich begründete „Ganzheitlichkeit“ kommen aus vielen interdisziplinären medizinischen Forschungsbereichen, überwiegend aus der Neurobiologie, Psychoimmunologie, Psychoneuroendokrinologie und Neuropsychologie. Hier wird deutlich, dass alles Leben auf Kommunikation (Austausch und Vernetzung) basiert. Auch im menschlichen Organismus gibt es einen ständigen Informationsaustausch z.B. zwischen den Steuerungssystemen „Zentralnervensystem“, „vegetatives Nervensystem“, „Hormonsystem“ und „Immunsystem“.

Um die Vielschichtigkeit der Arzt*-Patient*-Beziehung sichtbar zu machen, sollen im Folgenden einige grundlegende Aspekte der zwischenmenschlichen Kommunikation skizziert werden. So wird im weithin bekannten kommunikationstheoretischen Modell von Schulz von Thun (1991, 1999, 2006) deutlich, dass in der Kommunikation zwischen Menschen jede Nachricht aus 4 Dimensionen besteht. Dies soll im sog. Sender-Empfänger-Modell am Beispiel einer Arzt*-Patient*-Interaktion dargestellt werden:

1. Sachaspekt

Hier ist der *Sachinhalt* der Nachricht gemeint.
Für den Arzt* (Sender) heißt dies: *Wie kann ich einen Sachverhalt klar und verständlich mitteilen?* (einfach, strukturiert, kurz, prägnant und stimulierend).
Für den Patienten* (Empfänger) bedeutet es: *Worum geht es sachlich?*

2. Beziehungsaspekt

Arzt* (Sender): *Wie behandle ich meine Mitmenschen durch die Art meiner Kommunikation?* (Je nachdem, wie ich jemanden anspreche, bringe ich zum Ausdruck, was ich von meinem Gegenüber halte; entsprechend fühlt sich dieser* entweder akzeptiert und vollwertig behandelt, oder aber herabgesetzt, bevormundet und nicht ernst genommen. Was sage ich also über die *Beziehung* zwischen mir und dem Patienten* aus?)
Patient* (Empfänger): *Wie geht der Arzt* mit mir um?*

3. Selbstoffenbarung

Arzt* (Sender): *Wenn ich etwas von mir gebe, gebe ich auch etwas von meiner Persönlichkeit preis.* (Dieser Umstand macht jede Nachricht zu einer kleinen Kostprobe meiner Persönlichkeit; Fassaden- versus authentische Kommunikation). Mit meiner Nachricht gebe ich unweigerlich auch eine *Selbstdarstellung.*)
Patient* (Empfänger): *Was ist mit dem Arzt* los?*

4. Appellaspekt

Arzt* (Sender): *Wenn ich etwas sage (kommuniziere), will ich in der Regel auch etwas bewirken.* (Die Probleme Einfluss und Macht, Werbung und Propaganda, Überzeugen und Manipulieren sind hier beinhaltet. Ich *appelliere* meine Erwartungen an den Patienten*.)
Patient* (Empfänger): *Was will der Arzt* von mir, dass ich tue, denke, empfinde?*

Betrachten wir nun das Quadrat aus der Sicht des Patienten* (Empfängers). Je nachdem, auf welchem „Ohr" er oder sie besonders hört, ist seine Empfangstätigkeit eine andere: Den Sachinhalt versucht er* zu verstehen *(Welche sachliche Botschaft wird mir vermittelt?)*, durch die Beziehungsseite ist er* besonders persönlich betroffen *(Wie steht der Arzt* zu mir, was hält er* von mir, wen glaubt er* vor sich zu haben?)*, auf der Selbstoffenbarungsseite ist der Patient* personaldiagnostisch tätig *(Was ist das für eine/r, was ist mir ihm/ihr los?)*, die Appellseite schließlich fokussiert auf die Frage „*Wo will er/sie mich hinhaben?*" – Es liegt auf der Hand, dass Gespräche anders verlaufen, wenn andere Schwerpunkte im Hören, respektive im Aufnehmen der Nachricht gesetzt werden. Oft ist dem Patienten* gar nicht bewusst, dass er* einige seiner „4 Ohren" abgeschaltet hat und dadurch Missverständnisse im zwischenmenschlichen Geschehen vorprogrammiert sind.

Beispiel 1: Arzt* zum Patienten*: *Ihr Blutdruck ist immer noch zu hoch.*

Sachinhalt: Der Blutdruck ist zu hoch.
Beziehung: Du hast dich nicht an meine Anweisungen gehalten.
Selbstoffenbarung: Ich bin ratlos/ enttäuscht / sauer.
Appell: Tu auch selbst etwas!

Beispiel 2: Patient* zum Arzt*: *Es soll doch da ein neues Medikament geben.*

Sachinhalt: Es gibt ein neues Medikament.
Beziehung: Ich weiß nicht, ob du kompetent bist.
Selbstoffenbarung: Ich bin unzufrieden!
Appell: Informiere mich!

Beispiel 3: Arzt* zum Patienten*:
Auch mit dieser Krankheit können Sie noch ein paar schöne Jahre haben.

Sachinhalt: Sie können auch mit dieser Krankheit noch gut leben.
Beziehung: Ich weiß es besser als du.
Selbstoffenbarung: Ich will mich damit nicht belasten.
Appell: Reiß dich doch zusammen! Werde aktiv!

Neurobiologisch und neuropsychologisch ist inzwischen gut belegt, dass auch Worte, sobald die Schallwellen (samt der szenischen Einbettung) im Innenohr in physiko-chemische Signale umgewandelt und des Weiteren im Gehirn mit spezifischer Bedeutung versehen werden, eine physiologische Wirkung zu erzeugen imstande sind. Worte, die im Patienten* eine positive Aktivierung hervorrufen (im Wesentlichen also positive Emotionen, die wiederum zur Erhöhung der Selbstwirksamkeit, Ressourcenaktivierung oder Beruhigung beitragen), können solcherart prinzipiell als heilwirksam bezeichnet werden. Allerdings: Wie man mit Worten „heilen" kann, lässt sich mit ihnen auch „verletzen". – Auf der Grundlage dieser Erkenntnisse wird eine bio-psycho-soziale Ganzheitlichkeit für das medizinische Vorgehen begründet, welche die immerwährende Verschränkung von körperlichen, seelischen und ökosozialen Vorgängen innerhalb eines Prozesses betont.

Schon in der griechischen Antike war die sprachliche Kommunikation als Heilfaktor bekannt. Asklepios (lateinisch *Aesculapius*; deutsch *Äskulap*, englisch *Asclepius* – in der griechischen Mythologie der Gott der Heilkunst) wird folgendes Motto für ärztliches Handeln zugeschrieben: „Zuerst heile mit dem *Wort*, dann mit der *Arznei* und zum Schluss mit dem *Messer!*" (sinngemäße Übertragung aus dem Altgriechischen).

Auch von Sokrates ist überliefert, dass er aufgrund einer besonderen Gesprächsführung wirkmächtig in Problemlösungen eingegriffen hat (bekannt als „sokratischer Dialog").

Der Begriff der *sprechenden Medizin* wird von einigen Autoren auch mit dem dialogischen Denken in der humanistischen Medizin in Verbindung gebracht (V. v. Weizsäcker). Im englischen Sprachraum findet sich zudem der Terminus *narrative based medicine*, wo es um eine Auseinandersetzung mit der evidenzbasierten Medizin (*evidence based medicine*, also Beweis gestützte Medizin) geht. Da inzwischen ausreichende wissenschaftliche Belege für Art und Ausmaß jener Faktoren vorliegen, die in unterschiedlichen Aspekten der sprechenden Medizin wirksam sind, erscheint eine Abgrenzung zwischen evidenzbasierter und narrativer Medizin immer weniger sinnvoll. Der Psychoanalytiker Michael Balint vertrat die Überzeugung, das wichtigste Heilmittel sei der Arzt* selbst. Nicht das Präparat sei ausschlaggebend, sondern die Art und Weise, wie der Arzt* es verschreibe, die Atmosphäre, in der die Medizin verabreicht werde. Damit nimmt er übrigens Bezug auf Sokrates (überliefert durch Platon), als er Carbides mitteilte, das erbetene Heilmittel wirke nur dann, wenn es mit den richtigen Worten glaubhaft verabreicht werde (H.G Petzold, in Egger 2017).

Das Ärztliche Gespräch als Grundlage für Diagnostik und Therapie

Nach G. Speierer (MedUni Regensburg) lassen sich grob 4 Dimensionen bzw. 4 Funktionen des ärztlichen Gesprächs unterscheiden. Diese vier Dimensionen können weder scharf voneinander getrennt werden, noch dienen einzelne Gesprächstechniken einzelnen Funktionen des ärztlichen Gesprächs.

1. Die kommunikative Funktion

Die kommunikative Funktion des ärztlichen Gesprächs dient der Gestaltung der *Beziehung* und berücksichtigt die psychosoziale Situation des Patienten*. Das Gelingen dieser Dimension ist Voraussetzung für das Gelingen aller anderen drei Funktionen. Sie verfolgt folgende Ziele:

– Herstellung eines partnerschaftlichen Arbeitsbündnisses,

- Herstellung eines Klimas, das es dem Patienten* erlaubt, sich mit seinem Kranksein auseinanderzusetzen,
- Herstellen einer Atmosphäre, die der Verständigung und der Erzielung eines Einverständnisses zwischen Arzt* und Patient* dient.

2. Die diagnostische Funktion

Die diagnostische Funktion des ärztlichen Gesprächs dient primär der Information des Arztes* über die Person und das Beziehungsangebot des Patienten*, die Krankheit (objektive Aspekte des Geschehens), das Kranksein (subjektive Aspekte) und das relevante soziale Umfeld. Sie besteht in der *Sammlung und Dokumentation von Daten*. Eine gelungene Beziehung ist der beste Garant, dass die erhobenen Befunde möglichst frei sind von Vorurteilen und Gefälligkeitsaussagen der Patienten* und frei von anderen Verzerrungen (bias) wie Halo-, Simulations- und Dissimulationseffekten. Der Patient* soll das Gefühl bekommen – wenngleich auch in begrenzter Zeit – im Prinzip alles sagen zu können. Diese Funktion verfolgt folgende Ziele:
- Gewinnung von authentischen Daten über die Person: vor allem durch Zuhören sowie durch Beobachtung der Selbstdarstellung des Patienten*.
- Gewinnung von Daten über das Beziehungsangebot: dieses wird aus allen Mitteilungen des Patienten* – meist auf indirekte Weise – erschlossen.

3. Die informative Funktion

Die informative Funktion des ärztlichen Gesprächs hat im Zentrum die *Aufklärung* über Ursache, Befund, Diagnose, weitere diagnostische Schritte, Prognose, therapeutische Alternativen, Risiken und Wirkungsweisen des medizinischen Vorgehens. Sie dient der Informationsübermittlung vom Arzt* zum Patienten*.

4. Die beratende und (psycho-)therapeutische Funktion

Sie erfüllt im Wesentlichen zwei Aufgaben:
- die Beteiligung des Patienten* an diagnostischen und therapeutischen Entscheidungen

- die Beteiligung des Patienten* am Behandlungsplan und an der Behandlungsdurchführung.

Das sine qua non der therapeutischen Funktion ist die gelungene emotionale Beziehung, was oft unreflektiert als Placebo-Effekt bezeichnet wurde. Tatsächlich handelt es sich dabei um benennbare psychologische Wirkmechanismen, welche v.a. über kognitiv-emotionale Prozesse wie z.B. Erwartungshaltungen wirksam werden und auch auf neurophysiologischer Ebene nachweisbar sind.

Pacing und Leading – verbale und nonverbale Aspekte der Kommunikation

Es gilt auch noch zwei Gestaltungsmerkmale zu beachten, die für einen gelungenen zwischenmenschlichen Austausch verantwortlich sind: Sowohl auf der nonverbalen als auch auf der verbalen Ebene sollte auf einen Gleichklang der Signale geachtet werden. Im sog. *Pacing* nimmt der Therapeut* die Körperhaltung des Patienten* auf, d.h. er versucht in ungekünstelter Form eine ähnliche Körperhaltung einzunehmen wie der Patient* (nonverbales Pacing). Ein kognitives Pacing wäre im übertragenen Sinn die Berücksichtigung des jeweiligen Gedankenmodells eines Patienten* z.B. in Bezug auf eine Krankheitserklärung, nach dem Motto „den Patienten* dort abholen, wo er* steht".

Im sog. Leading wird im Sinne einer Modellpräsentation des Verhaltens die erwünschte Richtung für eine Patienten*verhaltensänderung angedeutet und nonverbal vorgelebt (z.B. das zusammengekauerte Sitzen eines depressiven Patienten* wird zuerst vom Arzt* in einer moderaten (angedeuteten) Spiegelung der Körperhaltung aufgenommen und danach allmählich durch eine aufrechtere Körperhaltung des Arztes* auf den Patienten „übertragen" – ein Vorgang, der auf einer nichtbewussten Nachahmung auf Seiten des Patienten*vor sich geht. Therapeuten*, die dies das erste Mal realisieren, sind immer wieder überrascht, wie gut diese Steuerung des nonverbalen Verhaltens funktioniert und wie viel leichter dann auch die sprachliche Kommunikation mit dem Patienten* vonstattengeht.

Wenn solche kommunikativen Fertigkeiten gut beherrscht werden, kann die therapeutische Beeinflussung auf eine sehr schonende, ja vielleicht sogar charmante Weise erfolgen und hinterlässt bei Patient* und Arzt* den Eindruck eines „stimmigen", erfolgreichen, therapeutischen Geschehens. Da dieser Prozess im Wesentlichen unbewusst abläuft, kann der Patient* nicht mit Bestimmtheit sagen, was eigentlich in der therapeutischen Sitzung tatsächlich so hilfreich war bzw. warum er sich darin wohlgefühlt hat. – Solche Fertigkeiten lassen sich übrigens durch sog. Video-Feedback-Training gut erlernen.

Selektive Wahrnehmung und Repräsentationssystem

Was wir von der „Welt" in Erfahrung bringen können, geschieht primär über unseren Wahrnehmungsapparat also durch all unsere Sinne. Obwohl dieser Wahrnehmungsapparat (bzw. der genetische Bauplan dazu) prinzipiell bei allen Menschen vergleichbar ist, bietet er genügend Spielraum für individuelle Ausgestaltungen. Jeder von uns schafft sich also ein Abbild von der Welt, in dem er aus der praktisch unendlichen Fülle von äußeren Informationen mit seinem inneren Wahrnehmungsapparat eine Auswahl vornimmt. Diese private Datenselektion fügt jeder Mensch zu mehr oder weniger bedeutungsvollen Einheiten zusammen, ergänzt bzw. modifiziert diese aus dem eigenen Erlebnisfundus und schafft sich so einen „persönlichen Eindruck". Das Wahrnehmen ist daher ein höchst komplexer Prozess und eher mit einer künstlerischen Schöpfung vergleichbar als mit einem maschinellen Vorgang. Diese Privatheit der Wahrnehmung muss sich allerdings in der sozialen und physischen Welt auch als verträglich und effektiv erweisen: Erst durch immerwährende soziale Vergleichsprozesse und Erprobungen an der Außenwelt schaffen wir uns eine gemeinsame, nämlich „konventionelle Wirklichkeit".

Was den Wahrnehmungsapparat anlangt, sind also unsere Selektions- und Verarbeitungsprozesse durchaus spezifisch und individuell voreingestellt (d.h. sie weisen einen persönlichen *bias* auf). Vereinfacht ausgedrückt bilden wir unsere gemeinsame physiko-chemische Umwelt auch nach jeweils privaten Richtlinien – also qualitativen wie quantitativen Bevorzugungen oder Unterdrückungen – ab: Wir entwerfen „Bilder", indem wir z.B. das *visuelle* System bevorzugt verwenden. In diesem Fall ist unsere Weltinterpretation von optischen, augenscheinlichen Informationen geprägt (Anschauungen). Wir können aber auch das *kinästhetische* System als das primäre Repräsentationssystem (sensu Berne) voreingestellt haben, dann würden wir in unserer (verbalen) Datenverarbeitung primär das Spüren und Fühlen bevorzugen (Begreifen, Begriff). Oder aber wir orientieren uns bei der Informationsauswahl vorwiegend nach *auditiven* Signalen, dann ordnen wir unsere Welt primär in Tönen (Geräusche, Anhörung). Das *olfaktorische* und *gustatorische* Repräsentationssystem sind vergleichsweise von geringerer Bedeutung. Obwohl es sich im Normalfall immer um Mischformen dieser erwähnten bevorzugten Abbildungssysteme handelt, zeigen viele Menschen doch persönliche Besonderheiten in der Encodierung von Sinnesinformationen, wie oben erwähnt.

Als vereinfachter Selbsttest mag gelten, wie ich mir einen Wissensstoff bevorzugt aneigne: Ich könnte einen Lernstoff vorzugsweise entweder (a) auditiv, über lautes Lesen, (b) kinästhetisch, über zusätzliche muskuläre Aktivität wie z.B. durch Auf- und Abgehen während des Lesens oder durch grafisches Nachzeichnen und Abschreiben oder aber (c) über optische Veranschaulichung und bildhaftes Einprägen des Inhaltes ... zu verinnerlichen trachten.

Ist der Arzt* nun in der Lage, das bevorzugte Repräsentationssystem des Patienten* schnell zu erfassen, kann er dieses Wissen auch sofort im therapeutischen Prozess nutzen und im gleichen System kommunizieren, indem er in der Formulierung seiner verbalen Reaktionen jeweils jene Worte bevorzugt verwendet, die dem Repräsentationssystem des Patienten* am besten entsprechen. Das vermittelt auf Seiten des Patienten* den unwillkürlichen Eindruck des Verstandenwerdens und der zwischenmenschlichen Nähe. Würden die Repräsentationssysteme zwischen Patient* und Therapeut* krass verschieden sein und keine Annäherung möglich werden, dann entstehen Eindrücke wie *missverstanden werden, Distanz, nicht auf der gleichen Wellenlänge sein, auf keinen grünen Zweig kommen können* usw.

Über reine Effektivitätsmessungen und ohne Kenntnis dieser Grundlagen hat sich z.B. in der Vortragstechnik die Mischung von unterschiedlichen didaktischen Präsentationsformen als optimal herausgestellt: Auch hier wird die Lautmalerei des Vortragenden unterstützt durch optische Hilfen wie Tafel, Overhead, Video oder Handouts, durch günstige Platzierung von genügend Pausen mit Bewegungsmöglichkeit oder das zur Verfügungstellen von physischen Produkten, die tatsächlich auch angegriffen werden können.

Zusammenfassend lassen sich die psychologischen Aspekte der Wahrnehmung wie folgt skizzieren:

Unsere Wahrnehmung funktioniert nicht wie ein Fotoapparat, sondern steht im Dienste unserer (primären, sekundären und tertiären) Bedürfnisse (s. dazu Maslow). Dies ist selbstverständlich auch für das Erleben der Arzt*-Patient*-Beziehung von maßgeblicher Bedeutung. Als wichtigste Erkenntnis betreffend des Phänomens Wahrnehmung gilt, dass der *Prozess der Wahrnehmung* keine 1:1 Abbildung einer äußeren gegebenen Wirklichkeit ist, sondern durch folgende Aspekte charakterisiert ist (Egger 2017):

+ Unsere *Wahrnehmung* erfolgt zwar über die angeborenen *Sinne* (und ist damit genetisch determiniert und prinzipiell begrenzt, d.h. unsere Sinnesorgane nehmen nur einen Teil der objektiv vorhandenen „Wirklichkeit" wahr).
+ Sie ist aber zusätzlich *gestaltbildend* (es werden Ganzheiten, „Figürlichkeiten", „Sinn" erzeugt), d.h. Wahrnehmung ist ergänzend, fehlende Teile werden „automatisch" ergänzt (das hilft dabei, aus einem wahrgenommenen Teil auf das vermeintlich Ganze zu schließen); Wahrnehmung ist musterhaft, schablonenhaft, Stereotypien bildend.
+ Wahrnehmen ist auch ein *individueller*, kreativer Akt oder eine beschränkte eigenständige „Schöpfung" der Person; die Varianz der Wahrnehmungs-Ergebnisse wird allerdings durch soziale Abschleif- bzw. Anpassungsprozesse in Grenzen gehalten; das entscheidende Kriterium für die Bewährung besteht in der Effizienz bei der konkreten Bewältigung von Problemen bzw. gelingenden Verständigung mit anderen Individuen.
+ Unsere Wahrnehmung unterliegt zusätzlich einer individuellen *Selektion* bzw. einer Bevorzugung in der Auswahl der vorhandenen Informationen (s. z.B. „Repräsentationssysteme", NLP), d.h. Wahrnehmung ist auch persönlichkeitsabhängig; individuelle Vorein-

stellungen, Vorurteile bzw. Werthaltungen werden verdeckt (implizit) mit eingearbeitet.

+ Unsere Wahrnehmung ist abhängig von *Erfahrungen*; Vorerfahrungen bzw. persönliche Lerngeschichte und Sozialisation prägen das Wahrnehmungs-Ergebnis (ein Allergologe* sieht bzw. vermutet viel häufiger allergische Symptome als einer, der sich nicht mit Allergien beschäftigt), d.h. Wahrnehmung ist zudem abhängig von der individuellen Beobachtungsfähigkeit und -fertigkeit; diese ist allerdings trainierbar.
+ Unsere Wahrnehmung ist abhängig von *situativen* (z.B. Gruppendruck) und *psycho-physiologischen* Bedingungen (z.B. Trieb- bzw. Bedürfnisspannung) und deren individueller Interpretation, d.h. sie ist intentional (die Wahrnehmung eines Hungernden unterscheidet sich fundamental von der eines Gesättigten), die Aufmerksamkeitslenkung bzw. Informationsselektion steht primär im Dienste der Bedürfnisbefriedigung.

Die Arzt*-Patient*-Kommunikation als zentrale Säule jeder medizinischen Intervention

Gesellschaftliche Veränderungen in Richtung eines verstärkten Bedürfnisses nach ausreichender Information zu Diagnose, Therapie und Prognose belegen, dass immer größere Teile der Bevölkerung aktiv in ihren Behandlungsprozess miteinbezogen werden wollen. Dies hat bereits bisher zu weitreichenden Modifikationen der *ärztlichen Aus- und Fortbildung* beigetragen und tut es weiterhin. Im gesamten deutschen Sprachraum (und in den meisten Ländern mit westlich orientierter wissenschaftlicher Medizin) gibt es mehr oder minder elaborierte Fort- und Weiterbildungsprogramme, die die Professionalisierung der Arzt*-Patient*-Kommunikation bzw. des ärztlichen Gesprächs zum Ziel haben. An der Grazer Medizinischen Universität wurde 2011 erstmals im deutschen Sprachraum eine eigene Professur dazu eingerichtet (Egger 2012, 2015). Professionelle Arzt*-Patienten*-Kontakte werden zunehmend mehr als eigenständige ärztliche Aufgabe und als relevante medizinische Intervention gesehen. Dennoch ist die sprechende Medizin im Vergleich zum Mainstream der westlichen Medizin (Schlagwort

„Reparaturmedizin", „Apparatemedizin", „Ingenieursmedizin") mit ihrem Fokus auf pharmazeutische und technisch-chirurgische Interventionen weiterhin unterbewertet. Es ist der Gesundheitspolitik bisher nicht ausreichend gelungen, bessere Rahmenbedingungen für die sprechende Medizin herzustellen. Die empirische Forschung zeigt jedoch, dass eine patientengerechte Information und ausreichende Motivierung des Patienten* zur aktiven Mitarbeit an der Verbesserung seiner Gesundheitsparameter sowie bei der Krankheitsbewältigung für den erwünschten Behandlungserfolg unabdingbar sind. Ziel der sprechenden Medizin ist folgerichtig der informierte (aufgeklärte) Patient*, der über seine Krankheit Bescheid weiß, ausreichend motiviert und auch in die Lage versetzt wird, beim jeweiligen Behandlungsprozess mitzuwirken.

Das noch bis in die Gegenwart hineinreichende paternalistische Arztbild (siehe z.B. Dorfmüller, 2001), welches die Patientinnen* weitgehend entmündigt und der Denkweise huldigt: „Wer heilt, hat Recht", hat zwischenzeitlich – sich den gesellschaftlichen Veränderungen anpassend – zunehmend einer kundenorientierten (und wohl auch mehr partnerschaftlichen) Beziehung angenähert. Diese zeitgenössische Form der Arzt*-Patient*-Beziehung verlangt von beiden Seiten ein Mindestmaß an Offenheit, Vertrauen, Anerkennung, fachliche, sozial-kommunikative und emotionale Kompetenzen (vgl. Egger et al. 2007). Die durch den Arzt* geförderte Autonomie aufseiten seiner Patienten* hilft, das natürliche Ungleichgewicht zwischen Heiler* und Leidenden zu begrenzen und bietet so auch eine Hilfestellung, die Machtposition – die vermeintlich einige Vorzüge, tatsächlich aber mehr Nachteile in sich birgt – zu vermeiden.

Neben diesen demokratiepolitisch erwünschten Aspekten in der Veränderung der Beziehung zwischen Arzt* und Patient* geht es aber auch um die Optimierung der Effizienz therapeutischen Wirkens: Eine gute Arzt*-Patient*-Beziehung beschleunigt nachweislich die Genesung des Patienten* (s.a. Dorfmüller, 2001). Erstaunlicherweise haben diese Erkenntnisse lange Zeit keinen bedeutsamen Eingang in das bio-medizinische Krankheitsmodell – dem bis heute dominierenden Wirkmodell der naturwissenschaftlichen Medizin – gefunden. Erst mit der Propagierung eines systemtheoretisch erweiterten Modells seit Mitte der

70er-Jahre des 20. Jahrhunderts – dem sog. bio-psycho-sozialen Krankheitsmodell – vollzieht sich ein langsamer Paradigmenwechsel, der auch psycho-sozialen Wirkgrößen in der Medizin anerkennt und nutzt (vgl. Egger 1992, 2005, 2017). In den meisten Fällen ist allerdings der Begriff *Paradigmenwechsel* überzogen, handelt es sich doch eher um eine Erweiterung des klassischen bio-medizinischen Modells um relevante psycho-soziale Einflussfaktoren. Wenn der Mensch hier als „systemische Ganzheit" betrachtet wird, so ist gemeint, dass bei der ärztlichen In-Blicknahme und Intervention – im Sinne einer parallelen, multidimensionalen Betrachtungsweise – nicht nur biologische, sondern auch öko-soziale und psychologische Faktoren in ihrem immanenten parallel ablaufenden prozesshaften Geschehen ausreichend Berücksichtigung finden sollen.

Diese Aufmerksamkeitsverschiebung in der 2. Hälfte des 20. Jahrhunderts (Schlagwort „von der Pathogenese zur Salutogenese" oder „von der seelenlosen Apparatemedizin zur Ganzheitlichen Medizin") hatte durchaus Auswirkungen auf die akademischen Ausbildungscurricula und ärztliche Fortbildung. In der Diagnostik ist zwischenzeitlich das „ärztliche Gespräch" als professionelles Instrument zur Datengewinnung rehabilitiert und wird auch für die therapeutische Betreuung von Patientinnen* honoriert (Egger 2007, Saafan & Egger 1998).

Dies soll auch der latenten Verführung zur Abwanderung der Ärzteschaft in die Paramedizin und Esoterik entgegenwirken. Volkswirtschaftlich betrachtet werden von Patienten* große Geldmengen ausgegeben für sog. komplementär-alternativmedizinische bzw. esoterische Beratungen und „Behandlungen". Bei diesen Beratern (z.T. auch „Gurus") fühlen sich die Hilfe suchenden Patienten* oftmals besser angenommen und verstanden, da diese „Heiler" in der Regel mehr Zeit aufwenden und Interventionen setzen, von deren Wirksamkeit sie ihre Klienten eindringlich überzeugen und so über den Aufbau einer vertrauensvollen Beziehung Effekte generieren, die als *self fulfilling prophecy* bzw. als Placebo-Effekte bekannt sind. Gesundheitspsychologisch handelt es sich dabei in erster Linie um positive *Erwartungseffekte* bzw. *therapeutische Illusionen*. Die wissenschaftliche Medizin kann diese Paramedizin nur eingrenzen, wenn sie selbst das Thema

Arzt-Patient*-Kommunikation* ernst nimmt und mehr Zeit in die Pflege der Arzt*-Patient*-Beziehung investiert. In den meisten europäischen Ländern bieten inzwischen die aktuellen Studienordnungen der Humanmedizin hier deutlich bessere Bedingungen in der Ausbildung von zukünftigen Ärztinnen*, als dies bis vor wenigen Jahrzehnten noch der Fall war.

Fakten zur Bedeutung der Arzt*-Patient*-Kommunikation

In einer Reihe von Überblicksarbeiten (z.B. Faller und Lang 2002/2006/2010) wurden die bisherigen Forschungsergebnisse zur Wirkung der ärztlichen Kommunikation zusammengetragen. Einige der Hauptaussagen lassen sich wie folgt formulieren:

Informationsbedürfnis:

Gesichert ist, dass Patienten* unserer Tage und in unserem Kulturkreis generell ein *stark ausgeprägtes Informationsbedürfnis* besitzen. Eine große Zahl von Untersuchungen mit Krebskranken hat beispielsweise gezeigt, dass zwischen 80% bis 95% der Patienten* über ihre Erkrankung, deren Behandlung und Prognose möglichst vollständig informiert werden wollen. Das ergibt eine dramatische Änderung in Richtung Aufklärungsdruck im Vergleich zu den Daten vor der Jahrtausendwende.

Funktionen der Kommunikation:

Die *Kommunikation* mit dem Patienten* ist das *wichtigste Handwerkszeug* des Arztes*. Überprüfungen ergeben, dass etwa 50% aller Diagnosen allein auf Grund derjenigen Information gestellt werden können, die der Arzt* bei einer sorgfältigen Erhebung der Anamnese gewinnt. Ca. 80% der Diagnosen stehen schließlich nach umfassender Anamneseerhebung plus körperlicher Untersuchung fest. Nur für den Rest von ca. 20% braucht es weiter reichende (oftmals aufwändigere) Untersuchungen.

Erkennen von Patienten-Anliegen und Mitwirkung bei Entscheidungen:*

Patienten* können laut empirischen Studien im ärztlichen Gespräch eher selten ihr Anliegen vorbringen: Etwa 50% der Patienten*probleme werden entweder nicht geäußert oder vom Arzt* nicht aufgegriffen. Vielen Ärzten* scheint es schwer zu fallen einzuschätzen, wie stark Patienten* bei medizinischen Entscheidungen mitwirken wollen. Manche Kranke werden deshalb stärker, andere hingegen weniger stark in den Entscheidungsprozess einbezogen, als sie es selbst wollen. Es ist daher wichtig, den Patienten* zuerst danach zu fragen, wie sehr er an derartigen Entscheidungen beteiligt werden will.

*Patienten*erwartungen und positive Allgemeinwirkungen durch professionelles Gesprächsverhalten:*

Unerfüllte Erwartungen betreffen am häufigsten *diagnostische* und *prognostische Informationen*. Wenn Patienten* hingegen diese Information erhalten, reagieren sie überwiegend mit Symptomabschwächung und verbessertem Funktionszustand. Generell gilt, dass Patienten*, deren Erwartungen erfüllt werden, weniger Sorgen und größere Zufriedenheit zum Ausdruck bringen. Ein *Gesprächsverhalten*, das es dem Patienten* erleichtert, seine Fragen, Erwartungen und Befürchtungen zu äußern und sowohl die gewünschte Information als auch eine emotionale Unterstützung zu erhalten, hat nachweislich günstige Auswirkungen in vielen Bereichen: Es führt zur Verbesserung des Gesundheitszustandes, zur Symptomverminderung, zur verbesserten Schmerzkontrolle, zu besserem Funktionszustand und besseren physiologischen Ergebnissen z.B. bei der Blutdruck- oder Blutzuckereinstellung.

Problem Compliance:

Die Compliance beträgt im Durchschnitt 50%, d.h., nur die Hälfte der Patienten* nimmt ihre Medikamente wie vom Arzt* verordnet ein oder folgt den Empfehlungen zur Änderung von Verhaltensrisikofaktoren bzw. von Lebensstilaspekten.

Recht des Patienten auf Information, Vertrauen und Non-Compliance:*

Inzwischen gilt es in den meisten Ländern der westlichen Welt als Recht des Patienten*, über seine Krankheit informiert zu werden. Diese Veränderung der Rechtsnorm ist auch psychologisch begründbar: Nur wenn der Patient* möglichst vollständig Bescheid weiß, kann er sich mit den

Konsequenzen seiner Erkrankung auseinandersetzen, an relevanten Entscheidungen teilhaben und eine angemessene Mitarbeit an seiner Behandlung erbringen. Mangelnde Offenheit hingegen unterminiert das Vertrauen in die Arzt*-Patient*-Beziehung, verhindert die Beteiligung des Patienten* an Therapieentscheidungen und erhöht die Gefahr von Non-Compliance. Deshalb gilt es inzwischen als neuer Standard, Patienten* soweit wie möglich über ihre Krankheit zu informieren.

Bringing bad news:

Das wichtigste Prinzip des *Aufklärungsgesprächs* ist es, nicht „mit der Tür ins Haus zu fallen". Die Informationsvermittlung sollte vielmehr schrittweise und im Dialog erfolgen. Man orientiert sich dabei an der Aufnahmebereitschaft des Patienten*, und zwar sowohl in intellektueller Hinsicht: „Hat er* die mitgeteilte Information überhaupt verstanden?" als auch in emotionaler Hinsicht: „Hat er* die Tragweite der Information gefühlsmäßig an sich herankommen lassen?" Aufklärung wird nicht als ein einmaliger Vorgang, sondern als ein Prozess betrachtet, der auch die vielen Abwehr- und Bewältigungsformen der Patienten* berücksichtigt.

Rechtliche Folgen unzureichender Aufklärung:

Wie die Auswertungen der Ombuds-Einrichtungen zeigen, ist eine unzureichende Aufklärung über die Risiken (z.B. einer Operation) häufiger Anlass für einen Kunstfehlerprozess. Juristisch gesehen stellt eine Behandlungsmaßnahme, in die der Patient* aufgrund unzureichender Information nicht rechtsgültig einwilligte, eine Körperverletzung dar.

Krankheitsverständnis und somatoforme Störungen:

Besonders schädlich sind übermäßige Verordnungen bei Patienten* mit *körperlichen Beschwerden ohne ausreichend erklärbare organische Ursache* („Somatisierung"). Führt der Arzt* bei diesen Patienten* auch nach ausreichender Abklärung immer wieder diagnostische Abklärungsschritte durch, so vermittelt er damit ungewollt dem Patienten* den Eindruck, dass er sich seiner Sache nicht sicher ist und vielleicht doch eine organische Krankheit hinter den Beschwerden steckt. Hier ist eine Auseinandersetzung mit dem Krankheitsverständnis erforderlich, dass es sich um Störungen auf der funktionellen Ebene handelt, deren Begründung auch in einem Wechselspiel zwischen körperlichen, psychischen oder öko-sozialen Wirkfaktoren liegen können.

Nach einer umfassenden empirischen Studie in den USA und Canada (JAMA 2007) korrelieren die Noten in den Ausbildungseinheiten „ärztliche Kommunikation" während des Medizinstudiums hochsignifikant mit der Anzahl von Klagen, die von Patienten* gegen die Ärzte* in ihrem späteren Berufsleben angestrengt werden.

Fazit: Die Bedeutung medizinpsychologischer Lehrveranstaltungen in den aktuellen Studienordnungen der Humanmedizin ist kaum zu überschätzen. Es bedarf allerdings anhaltender Bemühungen der Lehrenden, den Studierenden die Veränderung von einer bisher dominierenden bio-medizinischen zu einer zukünftig bio-psycho-sozialen Medizin nahe zu bringen und aufseiten der Lernenden konkrete Verbesserungen der „soft skills" zu erreichen, wie diese im Arzt*-Patienten*-Kontakt und insbesondere in der professionellen ärztlichen Gesprächsführung gebraucht werden.

Erörterung der Ergebnisse zur Bedeutung der Arzt-Patient*-Kommunikation*

Eine nähere Betrachtung des empirischen Wissenstandes zur *sprechenden Medizin* ergibt eine Reihe nützlicher Erkenntnisse für die ärztliche Praxis:

Im Behandlungsverlauf beeinflusst die Kommunikation ganz wesentlich die Compliance und den Therapieerfolg. Gelingt es, ein Vertrauensverhältnis – und ein gemeinsames Verständnis dessen, was die Krankheit ausmacht – aufzubauen, wird der Patient* umsetzen, was der Arzt* empfiehlt. Weiters hat ein professionelles Gesprächsverhalten des Arztes* nachweislich positive Auswirkungen auf den Behandlungserfolg, indem es zu einer Symptomverminderung, einer verbesserten Schmerzkontrolle und einem besseren Funktionszustand führt. Dies reicht bis hin zu besseren Ergebnissen etwa bei der Einstellung von Blutdruck und Blutzucker.

Sogar die Wirksamkeit von Medikamenten ist mit davon abhängig, auf welche Art die Kommunikation bei der Verschreibung erfolgt ist: Wird die Verschreibung positiv kommentiert, so erlebt der Patient* in der Folge eher eine Bestätigung für die Verbesserung durch das Medikament (selektive Wahrnehmungs- bzw. Interpretationseffekte, *self fulfilling prophecies*); äußert sich der Arzt* hingegen unsicher zum zu erwartenden Nutzen, kann keine günstige Erwartung entstehen, welche die Körperwahrnehmung positiv beeinflusst (negative Attributionsprozesse, *self distroying prophecies*).

Günstig ist ein Gesprächsverhalten, das es dem Patienten* erleichtert, seine Fragen, Erwartungen und Befürchtungen zu äußern. Außerdem sollte der Patient* sowohl die von ihm gewünschte Information als auch emotionale Unterstützung bekommen. Werden diese Erwartungen des Patienten* an das Gespräch mit dem Arzt* zufriedenstellend erfüllt, lassen sich die vorher beschriebenen positiven Effekte signifikant öfter bzw. stärker beobachten.

Patienten* erwarten vom Arzt* vor allem, diagnostische und prognostische Informationen zu bekommen. Dies ist umso bedeutsamer, je schwerwiegender die Erkrankung ist, mit denen der Patient* konfrontiert ist. Allerdings werden diese Erwartungen häufig nicht erfüllt. Die Gründe dafür sind vielfältig und liegen sowohl auf Seiten des Arztes* als auch beim Patienten* selbst. So haben z.B. die Patienten* nicht gelernt, was und wie sie mit dem Arzt* kommunizieren sollen und sprechen von sich aus wichtige Themen nicht an, teilweise auch in der Hoffnung, dass der Arzt* schon selbst nachfragen wird. Der Arzt* nimmt seinerseits an, dass der Patient* keine Fragen hat, weil er keine stellt – ein Missverständnis auf beiden Seiten. Hier braucht es eine beiderseitige Verbesserung der kommunikativen Kompetenz – etwa einerseits im Sinne einer Aufklärung und Ermunterung der Patienten*, besser vorbereitet in das Gespräch mit dem Arzt* zu gehen und z.B. eine Stichwort-Liste zu den wichtigsten Fragen mitzubringen. Und Ärzte* sollten darin trainiert werden, Inhalte und Anliegen zu erfragen, wenn diese nicht vom Patienten* selbst angesprochen werden.

Für das Gelingen einer professionellen Kommunikation ist entscheidend, die Patienten* im Gespräch „dort abzuholen, wo sie stehen".

Patienten* weisen eine große Streuung auf, was das Ausmaß und die Güte der Vor-Informiertheit über ihre jeweilige Erkrankung anlangt. Dies wird heute insbesondere durch das *internet* mitverursacht, wo zwar eine Unmenge an Informationen abrufbar ist, aber der Patient* häufig überfordert ist, die dargebotenen Inhalte auch zu verstehen und richtig zu bewerten.

Es macht Sinn, den aktuellen Informationsstand des Patienten* jeweils kurz zu eruieren mit Fragen wie „Womit könnte Ihre Erkrankung Ihrer Meinung nach zu tun haben?“ (ätiopathogenetische Aspekte), oder „Was könnte Ihnen sonst noch helfen, mit Ihrer Erkrankung gut über die Runden zu kommen?“ (therapeutische Aspekte) oder „Was geht Ihnen gerade durch den Kopf?“ (wenn der Patient* zwar nichts sagt, aber eine nonverbale Ablehnung zu einem diagnostisch-therapeutischen Vorschlag zeigt). – Die Formulierungen und auch das Tempo der Informationsübermittlung sollten so weit wie möglich an die kognitiven und emotionalen Eigenheiten des Patienten* angepasst sein.

Noch vor wenigen Jahrzehnten galt es nahezu als Lehrbuchwissen, dass den Patienten* die vollständige Information nicht zuzumuten ist und dies auch nicht erwünscht sei. Mittlerweile unterstützt die Forschung eine genau gegenteilige Ansicht. Wie erwähnt hat eine große Zahl von Untersuchungen mit Krebskranken gezeigt, dass sich der Aufklärungsbedarf in den letzten Jahrzehnten dramatisch verändert hat. Heute wollen 80–95% der Patienten* über ihre Erkrankung, deren Behandlung und Prognose vollständig informiert werden. Außerdem hat der Patient* inzwischen einen gesetzlichen und moralischen Anspruch auf Information. Hinsichtlich der Güte dieser Information kommt es auf eine patientengerechte Informationsübermittlung an.

Für das Übermitteln einer schwerwiegenden Nachricht gilt als wichtigstes Prinzip – wie übrigens für jedes diagnostische Informationsgespräch, das auch oft als „Aufklärungsgespräch“ bezeichnet wird –, dass der Arzt*, nicht „mit der Tür ins Haus fällt“. Das bedeutet, dass zunächst einige äußere Bedingungen zu beachten bzw. nach Möglichkeit zu schaffen sind: Das Überbringen einer schlechten Nachricht sollte in einer möglichst stressarmen und ruhigen Atmosphäre erfolgen und möglichst nur eine verantwortliche Fachkraft dafür zuständig sein. Sind

Arzt* und Patient* einander vorher nicht bekannt, sollte nach Möglichkeit vorher ein persönliches Kennenlernen stattfinden und der Patient* auf die Möglichkeit, eine schlechte Nachricht zu erhalten, vorbereitet werden. – Hier hat der Hausarzt* im Allgemeinen eine sehr günstige Position, weil er den Patienten* schon kennt und meist ein Vertrauensverhältnis aufgebaut werden konnte.

Die Diagnose sollte erst dann mitgeteilt werden, wenn diese sicher feststeht; das Mitteilen einzelner Untersuchungsergebnisse in Form einer „Salamitechnik" sollte vermieden werden. Im Aufklärungsgespräch soll zunächst – wie vorher dargelegt – der Informationsstand des Patienten* erfragt und die weitere Information an diesem Punkt ansetzen.

Bei schweren bzw. lebensbedrohenden Krankheiten kann es besser sein, nicht die gesamte Information als Einmalbotschaft zu vermitteln. Es kommt vor, dass ein Patient* wiederholte Zugänge braucht, um die Tragweite der Diagnose zu erfassen. Wichtig ist, dass der Patient* mit seinem laienhaften Verständnis folgen kann, weil sonst keine sinnvolle Mitentscheidung möglich ist. Mangelnde Offenheit des Arztes* unterminiert das Vertrauen in die Arzt*-Patient*-Beziehung, verhindert die Beteiligung des Patienten* an Therapieentscheidungen und erhöht die Gefahr von Non-Compliance und beschädigt das Arbeitsbündnis zwischen Ärztin* und Patientin* (Stichwort: unzureichende *adherence*).

Auch bei sehr ernsten Diagnosen gilt das Prinzip der Hoffnung, die man dem Patienten* – auch in ausweglosen Situationen – immer lassen sollte. Bei Fragen nach der Prognose und der verbleibenden Lebenszeit sollte man sich womöglich nicht auf Zahlenwerte festlegen, besser wären i.a. Formulierungen wie „Ich verstehe Ihre Frage, sie lässt sich aber nicht genau beantworten. Es ist tatsächlich eine ernsthafte Erkrankung, die lebensbedrohlich sein kann, aber der genaue Verlauf hängt von vielen unterschiedlichen Faktoren ab – wie Ihr Immunsystem reagiert, wie die Therapien ansprechen, wie Sie selbst mit Ihrer Situation zurechtkommen und vielleicht auch, wie viel Glück wir haben ..." Wenn der Patient* auf einen Zeitraum beharrt: „Nimmt man alle Personen in Ihrem Krankheitsstadium zusammen, errechnet sich ein Mittelwert von x Jahren (Monaten), allerdings gibt es Menschen, die auch früher daran sterben und solche, die weit länger als es der Durchschnitt sagt, leben. Dies hängt eben mit den vielen einwirkenden Faktoren zusammen, von denen ich früher gesprochen habe."

Obwohl der Arzt* üblicherweise sein Hauptaugenmerk auf die Therapie der Erkrankung richtet, sollte er sich klar machen, dass in diesen Fällen auch seine Rolle als Begleiter des schwer kranken Menschen gefragt ist, wo es nicht nur um die konkreten Behandlungsthemen, sondern auch um verbleibende Lebensinhalte gehen mag. Hier sind Aussprachen, wie sie z.B. die Balintgruppen ermöglichen, sehr hilfreich, um mit den eigenen Gefühlen der Hilf- und Hoffnungslosigkeit nicht alleingelassen zu sein.

Ein spezieller Aspekt der Ausbildung in bio-psycho-sozialer Medizin liegt im Gewinn für die eigene Lebenspraxis der solchermaßen trainierten Ärztinnen*. Bereits vor Inkrafttreten der aktuellen Studienordnung für Humanmedizin (2002) haben wir an der Medizinischen Universität Graz (Egger 2007) die klinische Erfahrung gemacht, dass jene Ärztinnen*, die sich über die damals fakultativen Angebote „Balintgruppe", „psychologische Entspannungsverfahren", „Coaching" und „Supervision" entsprechendes Wissen und auch Fertigkeiten für die Bewältigung von psychosozialen Problemstellungen erworben haben, nicht nur für ihren beruflichen Alltag, sondern darüber hinaus auch für ihre eigene Lebensführung profitierten. Der gesundheitspsychologische Aspekt dieser Ausbildung ist bis heute relativ wenig untersucht, wenngleich er von enormer Bedeutung für alle helfenden Berufe mit ihren spezifischen Belastungen ist.

Psychosoziale Medizin als Fortbildungslehrgang

Die PSY-Diplom-Lehrgänge verfolgen einen integrativen Ansatz der Humanmedizin. Sie basieren auf einem bio-psycho-sozialen Krankheitsverständnis, bei welchem biologische, psychologische und sozioökologische Einflussgrößen in einem immerwährenden und komplexen Zusammenspiel stehen. Jedes Krankheitsphänomen ist daher immer mit seinen entsprechenden (biochemischen, psychosozialen und öko-kulturellen) Umgebungsbedingungen zu sehen. Die PSY-Diplom-Curricula bestehen aus drei aufeinander aufbauenden

Lehrgängen, in denen Ärztinnen* psychosoziale (PSY1), psychosomatische (PSY2) und psychotherapeutische Kompetenzen (PSY3) vermittelt bekommen.

Das erste und damit grundlegende Curriculum innerhalb der PSY-Diplom-Fortbildung hat die *psychosoziale Medizin* zum Inhalt. Die Ausbildungsdauer ist normativ mit 1 Semester im Programm. Der inhaltliche Schwerpunkt liegt in einer umfassenden Einführung in die Theorie und Praxis des professionell geführten ärztlichen Gesprächs, welches routinemäßig Eingang in die Arzt*-Patientinnen*-Beziehung finden soll. So werden z.B. in Kleingruppen inhaltlich relevante Arzt*-Patientinnen*-Begegnungen trainiert, zum Teil über Video aufgenommen und mit erläuterndem Feedback der Ausbildner* Verbesserungsvorschläge zur verbalen und nonverbalen Kommunikation erarbeitet. Dabei gilt es aufseiten des Arztes* parallel zur Erfassung der somatischen Befundlage auch die individuelle Erlebniswelt (insbesondere das Krankheitsverständnis und Gesundheitsverhalten) sowie das öko-soziale Umfeld der Patientinnen* zu erfassen. Dies soll es ihm* ermöglichen, eine umfassendere (multidimensionale) Zugehensweise für Diagnostik und Therapie zu bekommen. Für das Verständnis der Wechselwirkungen von beklagtem Leid und relevanten inneren wie äußeren Lebensbedingungen der Patientinnen* ist hier die kommunikative Kompetenz des Arztes* das wichtigste Werkzeug.

Das ärztliche Gespräch steht im Zentrum der sog. Arzt*-Patient*-Beziehung. Für die verbale Begegnung zwischen dem Arzt* und seinem Patienten* gibt es inzwischen eine Fülle von kommunikationstheoretischen Erkenntnissen, welche dem Arzt* zur optimalen Nutzung der persönlichen Fähigkeiten und zum Erwerb neuer Fertigkeiten in der Gesprächsführung verhelfen. Er schafft sich damit effizientere psychologische Mittel zur Gestaltung der Arzt*-Patient*-Begegnung und therapeutischen Einflussnahme. In der Patienten*führung können z.B. mit diesen Fertigkeiten eine Reihe von Compliance-Problemen angegangen werden. Gleichzeitig ist dieser Kompetenzzuwachs auf Seiten des Arztes* eine gute Chance, auch eigene blinde Flecken und graue Bereiche der Kommunikationsgestaltung dem Bewusstsein ein Stück näher zu bringen und zu korrigieren – ganz nach dem Motto: Es ist schön, einem anderen zu helfen, es mag aber noch schöner sein, wenn dieses Tun zugleich auch mir selber zur Hilfe wird.

Video-Feedback-Training zur professionellen ärztlichen Gesprächsführung

Eine Besonderheit im Grazer Ausbildungsmodul *psychosoziale Medizin* stellt das Skills-Training zur Vertiefung des professionell geführten ärztlichen Gesprächs mittels Video-Feedback dar. Aufbauend auf einer einführenden Veranstaltung zu den Grundlagen der Arzt*-Patient*-Kommunikation und ärztlichen Gesprächsführung haben die Teilnehmerinnen* in einem weiteren Seminar die Möglichkeit, typische und insbesondere auch „schwierige" (bzw. individuell belastende) Gesprächssituationen aus ihrem jeweiligen Arbeitsfeld in einer Simulation nachzustellen. Dabei übernimmt der berichtende Arzt* die Rolle seines „schwierigen" Patienten* und wählt einen anderen Gruppenteilnehmer für die Rolle des Arztes*. Das Gespräch wird dabei auf Video aufgezeichnet und unmittelbar danach in der Gruppe vorgestellt und gemeinsam reflektiert. Hier werden die bisher gelernten Grundlagen und die bereits erworbenen Fertigkeiten zur Führung eines professionellen ärztlichen Gesprächs miteinbezogen und Möglichkeiten zu deren Nutzung bzw. Optimierung in der konkreten Arzt*-Patient*-Situation überlegt. Mit den neuen Erfahrungen kann das Arzt*-Patient*-Gespräch wiederholt werden, um den Lerneffekt erlebbar zu machen. Auf diese Weise werden nach und nach bedeutsame Arzt*-Patient*-Problemstellungen bzw. einige typische konflikthafte Begegnungen unter Nutzung des Videofeedback-Trainings eingeübt. Für diesen Ausbildungsteil liegen Skripts z.B. zu folgenden Themen vor:

+ *Mangelnde Therapietreue* des Patienten* (compliance-Probleme, insuffiziente Mit- und Eigenverantwortung des Patienten* für seine Gesundheitsprobleme) sowie Schwierigkeiten im Umgang mit einer chronischen Erkrankung;
+ Probleme mit dem *Krankheitsverständnis* bzw. mangelnde Krankheitseinsicht (v.a. bei Patienten* mit somatoformen Störungen);
+ *Bagatellisierung* von Krankheitsaspekten oder aber ängstlich-hypochondrische Einstellungen (übertriebene Krankheitsängste)

+ *aggressiv-fordernde Haltungen* aufseiten des Patienten*;
+ *Aufklärung* in diagnostisch komplexen oder schwerwiegenden Fällen, Übermitteln einer Krebsdiagnose;
+ Umgang mit chronifiziertem Leiden, Begleitung Schwerkranker, Betreuung Angehöriger etc.

Begegnungen aus diesen Themenbereichen werden wiederholt per Video aufgezeichnet und unmittelbar danach gemeinsam besprochen und zu optimieren versucht, um so eine vertiefte (und weniger flüchtige) Auseinandersetzung mit der eigenen Gesprächsführung bzw. Arzt*-Patient*-Beziehung zu ermöglichen. – Aus den Rückmeldungen der Teilnehmerinnen* lässt sich feststellen, dass dieser Ausbildungsteil zu den bestbewerteten Seminaren zählt und mit großem persönlichen Nutzen für die eigene Praxis beurteilt wird.

Live Supervision – eine innovative Lehreinheit zur ärztlichen Gesprächsführung

Als Abschluss des Curriculums *Psychosoziale Medizin* wurde (in Anlehnung an ein verwandtes Konzept des Universitätsklinikums Aachen; E. Petzold et al.) eine mehrteilige Gruppenlehrveranstaltung entworfen (Egger & Stix 2000, s.a. Egger 2017), die das bisher Gelernte in einer echten Patienten*-Begegnung anschaulich machen soll. Dieses Lehrkonzept wird als „Live Supervision" bezeichnet, weil es mit realen Patienten arbeitet.

Beschreibung der Lehreinheit „Live Supervision"

Pro Halbtag bringt einer der Teilnehmerinnen* einen realen (männlichen oder weiblichen) Patienten* zur Live-Supervisions-Veranstaltung mit. Die Auswahl an (auch schwerwiegenden) Krankheitsgeschichten ist prinzipiell uneingeschränkt, nur psychiatrische Krankheitsbilder sind für dieses Seminar nicht erwünscht. Die Lerneinheit hat folgenden Ablauf:

(1) Der bringende (behandelnde) Arzt* stellt seinen Patienten* (ohne dessen Anwesenheit im Raum) der gesamten Gruppe mit der erkennbaren medizinisch/ärztlichen Problemstellung kurz vor, schildert seine

bisherigen Erfahrungen im Umgang mit dem Patienten* und macht Angaben zu den ihm bekannten medizinischen und (relevanten) psychosozialen Hintergrundinformationen (Dauer: ca. 10–15 min). Danach hat die anwesende Gruppe kurz Zeit, Fragen an den bringenden Arzt* zu stellen, wobei diese Fragen nur Fakten zu den geschilderten Patienten-Informationen betreffen sollen.

(2) Alle teilnehmenden Ärzte* reflektieren anschließend die geschilderte gesundheitliche Thematik des Patienten* und bilden Fragen bzw. Hypothesen zum Verständnis der sichtbar werdenden Probleme (didaktisches Modell: *reflecting team*); die Gruppe wirft zu klärende Fragen auf, die in einem nachfolgenden explorativen Gespräch mit dem Patienten* bearbeitet werden sollen (Dauer: ca. 15 min). Der bringende Arzt bleibt in dieser Phase passiv, hört sich aber die in der Gruppe gemachten Überlegungen an.

(3) Ein Arzt/eine Ärztin* aus der Runde (nicht der behandelnde bzw. bringende Arzt*) übernimmt im Folgenden die Gesprächsführung mit dem Patienten* (für die jeweils zu klärenden Fragen bzw. Hypothesen, s.o.) in einem Nebenraum, in welchem außer dem Interviewer* noch der Patient* und zu dessen (psychischen) Stütze auch der behandelnde (bringende) Arzt* anwesend sind; letzterer ist jedoch nicht Interviewer, sondern nur passiv anwesend (Dauer: ca. 45 min). Die Einleitung zu diesem Arzt*-Patient*-Gespräch erfolgt vorzugsweise mit folgenden Worten:

> *„Guten Tag, mein Name ist Dr.X, ich bin Arzt* und danke Ihnen im Namen unserer Gruppe für Ihre Bereitschaft, mit uns ein Gespräch zu führen. Herr/Frau Dr. Y, den/die Sie ja schon kennen, wird bei unserem Gespräch dabei sein, aber das Gespräch selbst führen wir beide. Im Nebenraum werden einige* Ärzte* *und Ärztinnen* unser Gespräch per Video mitverfolgen, aber sich nicht einmischen. – Wir sind hier eine kleine Gruppe von Ärzten und Ärztinnen*, die eine Diplomausbildung in „ganzheitlicher" Medizin machen. Dafür ist das ärztliche Gespräch besonders wichtig. Wir nennen diesen Teil „sprechende Medizin". Wir möchten Sie nun gerne einladen, uns Ihre Erfahrungen mit Ihrer Erkrankung zu schildern und uns von*

Ihren diagnostischen und therapeutischen Erlebnissen zu erzählen. Wie sind Sie mit den Ärzten bzw. Ihrer ärztlichen Betreuung bisher zurechtgekommen? Und sind vielleicht Fragen offengeblieben? Wir würden Sie auch gerne dazu befragen, wie Sie mit Ihrer Erkrankung versuchen, fertig zu werden, bzw. wie Sie im Alltag damit umgehen. Jede ernsthafte Krankheit hat ja Auswirkungen auf das Zusammenleben mit dem Partner und den sonstigen Verwandten oder nahestehenden Menschen, aber auch auf die Arbeit und den Lebensstil an sich. – Sie würden uns helfen, wenn Sie uns ca. eine Stunde für ein Gespräch zur Verfügung stehen. Selbstverständlich bleiben alle Daten vertraulich; wir unterliegen ja alle – wie Sie wissen werden – der ärztlichen Schweigepflicht.“*

(4) Das nun folgende Gespräch mit dem Patienten* wird *online* über Video in einen anderen Raum übertragen, in welchem alle übrigen Teilnehmer sitzen und das Geschehen sehend und hörend mitverfolgen.

(5) Nach einer kurzen Pause folgt eine Nachbesprechung des Arzt*-Patient*-Gesprächs in der Gesamtrunde (ca. 15 min). Der Patient* verbleibt in dieser Phase dort, wo das Gespräch stattgefunden hat, ist also in dieser Sequenz nicht aktiv, erholt sich bei einem Erfrischungsgetränk und wird von einer Assistentin* betreut. Der bringende/behandelnde Arzt* nimmt passiv am Gruppengespräch teil. Die im vorangegangenen Patienten*-Gespräch gewonnenen Informationen und Erkenntnisse werden jetzt in der Gruppe zusammengetragen und bewertet. Als Ergebnis werden von der Gruppe konkrete Empfehlungen für den nachfolgenden, zweiten Kontakt mit dem Patienten* formuliert und stichwortartig schriftlich fixiert. Diese Punkte skizzieren konkrete Vorgaben für den Interviewer* (also jenem Arzt*, der das Patienten-Gespräch zuvor geführt hat). Diese umfassen meist offen gebliebene Fragen an den Patienten*, hilfreiche Empfehlungen für weitere Schritte bezüglich Diagnostik und Therapie, empathische Rückmeldungen zum Krankheitsverhalten und den persönlichen Bemühungen bei der Wiedererlangung von Gesundheit, aber auch taktvolle Anmerkungen zu den Konfliktbereichen des Patienten*.

(6) Daraufhin trifft der interviewende Arzt* den Patienten* ein zweites Mal – wieder im Beisein des bringenden/behandelnden Arztes* – und teilt dem Patienten* mit, was die Gesamtgruppe der Ärzte* (an positiven aber auch kritischen Aspekten des Patienten*-Verhaltens) erkannt hat und welche Empfehlungen für den Patienten* erarbeitet wurden. Auch diese Begegnung wird für die Gruppe simultan in einen Nebenraum übertragen. In diesem abschließenden Gespräch wird Wert darauf gelegt, dass die Beziehung zwischen bringendem/behandelndem Arzt* und seinem Patienten* gefördert, die weitere Patienten*führung gestärkt und neue Möglichkeiten im Umgang mit der jeweiligen Problematik ausgelotet werden (Dauer: ca. 10–15 min). Der Patient* wird danach verabschiedet.

(7) Es folgt eine abschließende Reflexion in der Gesamtgruppe: Wie erscheint der Patient* nun im Lichte des heutigen Arzt*-Patient*-Gesprächs? Welche Erkenntnisse lassen sich wie für die weitere Betreuung des Patienten* nutzen? Welchen Wert hat eine derartige Gesprächsführung im Vergleich zu einem konventionellen Arzt*-Patient*-Kontakt? Welche Möglichkeiten aber auch Grenzen einer bio-psycho-sozial orientierten Medizin sind erkennbar? Was kann der behandelnde Arzt für den weiteren Umgang mit diesem Patienten mitnehmen? Gibt es Überlegungen zur Kosten-Nutzen-Rechnung usw.

Interessant ist, dass sämtliche Patienten*, die bisher an diesen Veranstaltungen jeweils auf freiwilliger Basis teilgenommen haben, äußerst positive Rückmeldungen zu ihren Erfahrungen im Gesprächsseminar gegeben haben. Sie zeigten sich durchwegs erstaunt und begeistert, dass sie so ausführlich wie noch nie bei einem Arzt-Kontakt die Möglichkeit hatten, über ihren Krankheitsverlauf, den zum Teil belastenden Erlebnissen mit den medizinischen Einrichtungen bzw. diagnostischen und therapeutischen Prozeduren sowie über ihre offenen Fragen, Ängste und Hoffnungen bei der Bewältigung ihrer Leiden reden konnten. Sie bezeichneten dies als unerwartetes Geschenk, so viel Aufmerksamkeit von so vielen Ärzten (in den Gruppen waren meist 15 bis 20 Ärzte aktiv beteiligt) zu erhalten.

Für die ärztliche Praxis haben sich aus diesem Seminar immer wieder wertvolle Erkenntnisse für die weitere Behandlung der beteiligten Patienten* ergeben. Bisher übersehene diagnostische oder therapeutische Aspekte oder nicht erfasste Risikofaktoren sowie relevante Eigenheiten der Persönlichkeit im Umgang mit der Erkrankung, aber auch bedeutende Lebensumstände bzw. soziale Einflüsse wurden thematisiert und standen nun als wertvolle Informationen für die weitere Behandlung zu Verfügung. Gelegentliche Missverständnisse zwischen Arzt* und Patient* konnten geklärt werden und führten in der Folge zu einer besseren Therapietreue. So gut wie alle bringenden Ärzte* bestätigten, dass sie wertvolle Ideen für die Optimierung der Patientenbetreuung gewonnen hätten. Manche von ihnen berichteten später von einem „Turbo-Effekt" im weiteren Verlauf der Behandlung.

Als Diskussionsunterlage für den potenziellen Mehrwert einer bio-psycho-sozialen Arbeitsweise wird im Anschluss an das oben geschilderte Seminar zur ärztlichen Gesprächsführung eine Gegenüberstellung der Charakteristika „konventionelle Herangehensweise" versus „ganzheitlich orientierte ärztliche Arbeitsweise" gegeben (s. untenstehende Tabelle).

Tabelle: Wie unterscheiden sich zwei Ärzte*, die einerseits nach dem herkömmlichen bio-medizinischen Modell und andererseits nach dem bio-psycho-sozialen Krankheitsverständnisarbeiten (vgl. Adler 2009, mod. Egger 2017, 2020)?

Arzt als bio-medizinisch geschulter Experte*	*Arzt* als bio-psycho-sozial orientierter Experte*
Ich untersuche den Körper des Patienten* genau, dann entscheide ich nach wissenschaftlichen Kriterien, welche Diagnose und Therapie er bekommt.	Das mache ich auch. Mich interessieren zusätzlich seine krankheitsrelevanten Kognitionen, Empfindungen, Verhaltensweisen und Lebensumwelten. Diese Infos könnten zu einer effizienteren Strategie für die Behandlung beitragen, insbesondere bei komplexen Störungen und chronischen Verläufen.
Ich versuche, die krankhafte Störung soweit wie möglich zu reparieren.	Das mache ich auch. Ich versuche weitere relevante Einflussmöglichkeiten zu nutzen: Was kann/muss der Patient* in Eigenverantwortung beitragen, was seine soziale Umwelt.
Ich trachte, das erkenn- und messbare Risikoprofil mit medizinischen Hilfen zu minimieren.	Das mache ich auch. Das Risikoprofil sehe ich nicht nur auf körperlicher Ebene, sondern auch auf psychologischer und öko-sozialer Ebene. Auch das Erfassen und Fördern des persönlichen Schutzfaktorenprofils erweitert meine Einflussnahmen auf den Krankheitsprozess

Bei der Diagnose und Prognose verlasse ich mich auf den Kenntnisstand der *hardcore medicine.*	Das ist auch für mich wichtig, wenngleich diese medizinischen Parameter eine nicht notwendige Einschränkung bedeuten. Für die therapeutische Führung und die Prognose-Einschätzung berücksichtige ich auch die persönlichkeitsabhängigen Faktoren und jene seiner individuellen Lebenswelt.
Die Therapie ist eine Angelegenheit des medizinischen Teams, das erfordert Profis, die wissen, was zu tun ist.	Das stimmt. Allerdings ist die Mitarbeit des Patienten und seiner relevanten Lebensumgebung oft entscheidend für den Erfolg einer Behandlung. Dies ist erreichbar durch angepasste Psychoedukation und eine tragfähige Arzt*-Patient*-Beziehung.
Krankheit bedeutet für mich Defekt und die Reparatur braucht entsprechend kompetente Experten, die wissen, wie der Defekt behoben werden kann.	Krankheit bedeutet für mich den teilweisen Zusammenbruch der Fähigkeit eines Organismus, mit einer auftretenden Störung (pathogenen Keimen, Noxen oder Stressoren) fertig zu werden. Hier braucht es Hilfe – diese kommt idealerweise von außen wie von innen.
Gesund ist für mich ein Mensch, dessen Organismus keinen Defekt aufweist. Gesundheit ist kein Arbeitsfeld der Medizin.	Gesundheit ist für mich die ausreichende Kompetenz eines Menschen, mit seinen inneren und äußeren Belastungen zurechtzukommen. Daher muss jeder Organismus seine Gesundheit ständig aufs Neue herstellen. Dabei kann ich ihm im Bedarfsfall behilflich sein.

Die Arztrolle in Zeiten der Informationstechnologien – Orientierungshelfer im Krankheitsfall

In einer Zeit der Totalinformation, in welcher den Menschen über das *World Wide Web* jede nur denkbare Information zur Verfügung steht, stellt sich die aufklärerische Frage „Was ist wahr und was ist falsch" auf eine sehr aktuelle Art. *Glauben* und *Wissen* sind die beiden Polaritäten, die sich über die Jahrtausende der Menschheitsgeschichte nachzeichnen lassen und sie sind heute genauso relevant wie in Zeiten vor der abendländischen Aufklärung. Obwohl diese Aufklärung als die kulturgeschichtlich wahrscheinlich imposanteste Errungenschaft für die Menschheit zu begreifen ist – und bekannterweise zur Trennung von Staat und Kirche geführt hat und damit die Vorherrschaft der Religionen gegenüber der Wissenschaft beendet – ist das Anliegen der Aufklärung genau genommen nie zu Ende. Zu komplex ist die Welt, zu unübersichtlich die Faktenlage, zu groß die Wissensgebiete, als dass ein Einzelner dies auch nur annähernd überschauen könnte. Dieses Dilemma nutzen die gefährlich verführerischen Vereinfacher, die Wunderheiler oder Geistheiler in allen Bereichen unseres Lebens. Was ist wirklich? Was ist wahr? Was ist Aberglaube? Was ist faktisch falsch? sind Fragen, die nicht nur im politischen Kontext von *fake news*, sondern auch in der Medizin bedeutsam sind.

Wissenschaft baut auf interindividuelle Methoden der Erkenntnisgewinnung, sie schafft also Wissen in Form von Beschreibungen und überprüfbaren Erklärungen (sie formuliert belastbare Hypothesen; im wissenschaftstheoretischen Sinn kann es keine immerwährenden „Wahrheiten" geben). Diese Tatsachen sprechen leider nicht schon als solche für sich, sondern sie müssen erst interpretiert („bewertet") werden, d.h. sie werden in einen definierten Kontext gestellt und haben jeweils einen begrenzten Geltungsbereich, auf dessen Hintergrund natürlich auch Werte zu diskutieren sind (was an diesen Tatsachen ist gut bzw. schlecht, was ist erwünscht, was nicht, etc.). Was sein soll, lässt sich nämlich nicht aus den Tatsachen ableiten. Erkenntnistheoretisch gilt es das Axiom zu berücksichtigen, dass wir aus den Aussagesätzen über die Welt (also den Beschreibungen von Sachverhalten) keine Soll-Sätze ableiten können (also wie die Welt sein soll). Das geht nur über den dialogischen Prozess der „Auseinandersetzung", d.h. der kritischen Reflexion, was wir für wünschenswert halten. Und dies ist bekanntlich nicht nur zeitgeistig, sondern fordert einen immerwährenden Prozess der Auseinandersetzung mit den verschiedenen Werthaltungen, Glaubenssätzen, Ideologien und Gruppeninteressen ...

Nun hat der gut ausgebildete Arzt* in seinem fachlichen Wirkungsbereich einen informativen Vorsprung gegenüber dem medizinischen Laien. Der Arzt* ist generell gesehen mit einem besseren „Wirklichkeitssinn" für krankhafte Phänomene ausgestattet, er kann mit dem Patienten* auf Grundlage seines Wissens prinzipiell adäquatere „Wirklichkeitsentwürfe" über die jeweiligen Gegebenheiten zeichnen. Dem (internet-versierten) Patienten* geht es aber meist um die „Möglichkeitsentwürfe" (er baut mehr auf den „Möglichkeitssinn"), d.h. welche Alternativen in- und außerhalb der medizinischen Erklärungen und Interventionen sind denkbar bzw. nutzbar. Hier braucht der Arzt* der

Zukunft deutlich mehr kommunikative Kompetenz als bisher. Ohne dialogische Kompetenz wird er diese Auseinandersetzung mit dem Patienten* nicht professionell führen können, selbst wenn er die beste naturwissenschaftliche Kompetenz für eine gegebene Problemlage hätte.

Auch wenn dies vielen Ausbildnern* in den universitären Curricula zur Humanmedizin noch nicht ausreichend bewusst ist: Der am Patienten* arbeitende Arzt* der Zukunft wird im Patienten*kontakt in erster Linie *Wissens-* und *Informationsnavigator* sein. Es wird von ihm eine Orientierungsleistung gefordert. Dass er dann auch die passenden Interventionen setzen kann, wird mehr oder minder als Selbstverständlichkeit angesehen. Es braucht also beides: Gute medizinische Fachkenntnisse auf der Höhe der wissenschaftlichen Medizin und ausreichend gute kommunikative Kompetenz im Arzt*-Patient*-Kontakt.

ARBEITSBLÄTTER zur psychosozialen Medizin

Merkmale einer professionellen ärztlichen Gesprächsführung

Kennzeichen eines patientenorientierten Gesprächs

Salutogenetische Exploration und Disputation

Information, Aufklärung und das Übermitteln schwerwiegender Diagnosen

Regeln für das Mitteilen von bedrohlichen diagnostischen Nachrichten

Beispiele für Standardsituationen im ärztlichen Gespräch

Häufige Fehler in der ärztlichen Gesprächsführung

Muster für eine bio-psycho-soziale Anamnese

Dokumentationsunterlage „Praxis der psychosomatischen Medizin“

Leitfaden für das bio-psycho-soziale Arzt*-Patient*-Gespräch im Konsiliar-Liaisondienst

Beurteilungsbogen für die ärztliche Gesprächsführung

Checkliste zum ärztlichen Kommunikationsverhalten

Fragebogen zur Erhebung der Arzt*-Patient*-Beziehung aus Sicht des Patienten*

Organisation von *sprechender Medizin* in der eigenen ärztlichen Praxis

Kriterien für die Führung eines guten ärztlichen Gesprächs

Als prinzipielle Orientierung gilt, dass alle Elemente der Gesprächsführung, welche die Kommunikation fördern anstatt zu behindern, als günstig anzusehen sind. Die Ziele des therapeutischen Gesprächs liegen

(a) im Aufbau einer guten, d.h. emotional tragfähigen Beziehung zum Patienten* (als prinzipielle Orientierung gilt dabei *Höflichkeit*),
(b) in der Informationsgewinnung zur Therapieplanung und
(c) in der Förderung der Problemeinsicht des Patienten*.

Die elementaren Merkmale der Gesprächsführung bzw. für die Gesprächssituation lassen sich in verbale, nonverbale und situative Aspekte gliedern.

(1) Verbale Merkmale

- Einführung in die Gesprächssituation und patientenzentrierter Gesprächsbeginn mit Überweisungsgeschichte oder Eröffnungsfrage (z.B. „Was führt Sie zu mir?", „Was ist Ihr Anliegen?").
- Wertschätzung durch Vermeidung von abwertenden Äußerungen (z.B. negativ: „Sie Dummkopf, was ist Ihnen da eingefallen?!", „Das ist wieder typisch für Sie!").
- Verständnis und Einfühlung bekunden (Empathie, z.B. „Ich kann das verstehen, aber ...", „Ich kann nachfühlen, dass Ihnen das Angst macht.").
- Aufgreifen von Erwartungen, Gefühlen und Bedürfnissen (z.B. „Ist es so, dass ...?", „Ich habe den Eindruck, dass Sie ... möchten, stimmt das?").
- Zuhören und Schweigen (verbessert die Beobachtung der nichtsprachlichen Informationen).
- Aktives Zuhören (Wiederholen der letzten Satzteile, z.B. „Mhm, ja, ... seit gestern auch das rechte Bein?") und ermutigende Signale geben (z.B.„Erzählen Sie mir einmal ...").
- Verbales (und nonverbales) *Pacing* und *Leading* (am Anfang ähnliche sprachliche und körperliche Haltung einnehmen, später in erwünschte Richtung verändern).
- Äußerungen des Patienten* mit eigenen Worten wiederholen (zur Verstärkung und weiteren Abklärung von relevanten Inhalten) und Rückmeldung über das Gesagte geben (dialogische Auseinandersetzung mit Inhalten).
- Eigene Gefühle, Meinungen und Vermutungen verbalisieren (z.B. „Ich habe den Eindruck, dass Sie ... Kann das sein?").
- Beim Gesprächsthema bleiben bzw. bei Abschweifungen den Patienten* auf das Thema zurückführen.
- Zusammenfassungen geben (z.B. „Lassen Sie mich zusammenfassen: ...", „Also, im Moment sieht es so aus ...").
- Offene Fragen stellen (z.B. „Was beunruhigt Sie?", „Was meinen Sie mit dieser Frage?"), geschlossene Fragen (diese erzwingen „Ja"- oder „Nein"-Antworten) nur gezielt einsetzen (z.B. „Sind die Schmerzen links oder rechts?"). Nicht mehr als eine Frage auf einmal stellen.
- Suggestivfragen und Alternativfragen (Oder-Fragen) womöglich vermeiden (diese verzerren die Information oder schränkt sie ein).
- „Warum-Fragen" eher vermeiden (diese verleiten den Patienten* oft zur unnötigen Hypothesenbildung) und besser „Was-, Wie-, Wann-Fragen" stellen.
- Konfrontation nicht verletzend vornehmen (z.B. „Es ist Ihnen schwergefallen, die Medikamente zu nehmen?").
- Patientenzentrierter Gesprächsabschluss (z.B. „Haben wir alles Wichtige für heute besprochen?").

(2) Nonverbale Merkmale

- Zuhören und beobachten: äußere Erscheinung, Körperhaltung, Mimik, Gestik, Stimme … sie geben Auskunft über Stimmung und Persönlichkeit des Patienten*. Achten auf szenische Information (wie spielt sich die Kommunikation ab, wie stellt sich der Patient* dar, wie äußert er seine Beschwerden …);
- Blickkontakt und körperliche Zuwendung;
- Gestik (unterstützend auch „mit den Händen sprechen"), Kopfnicken (und sprachliche Äußerungen wie „ja", „mhm" usw.) an passender Stelle;
- Laut, klar, verständlich und nicht zu schnell sprechen;
- Gesprächspausen ertragen und den Patienten* ausreden lassen.

(3) Situative Merkmale

- Möglichkeit zur ungestörten Kommunikation schaffen, womöglich gemütliche Atmosphäre schaffen (ruhiger Raum, bequeme Stühle, helles Licht); Unterlagen und sonstige Utensilien vorher zurechtlegen;
- Sitzposition Therapeut*-Patient*: im rechten Winkel günstiger als direkt gegenüber (ermöglicht Blickkontakt, erzwingt ihn aber nicht und gibt dem Arzt* zusätzlich die Möglichkeit, falls notwendig, einen PC zu bedienen und trotzdem den Blickkontakt zum Patienten* bewusst zu steuern);
- Festgelegte Zeit mit pünktlichem Beginn und pünktlichem Ende.

Für die gesamte Gesprächssituation gilt es zudem, zwei Kernfragen zu klären:

(1) Wie sieht das *subjektive Krankheitsmodell* aus? (z.B. *Woher, glauben Sie, kommen Ihre Beschwerden? Woran denken Sie? – Sie werden sich sicher schon Gedanken gemacht haben, woher das kommt. Was meinen Sie, ist der Grund dafür? Womit könnte es zu tun haben?*)

(2) Welche *Vorstellung(en) zur Therapie* hat der Patient*? (z.B. *Was, glauben Sie, würde Ihnen jetzt am besten helfen? Welche Vorstellungen zur Behandlung haben Sie selbst?*)

Auch Killerphrasen, Ratschläge und Suggestionen benötigen Aufmerksamkeit.

(a) *Killerphrasen* sollten unbedingt vermieden werden (z.B. *Mit so einer Lappalie brauchen Sie mir nicht zu kommen! – Das ist ganz einfach, das kann sogar ein geistig Behinderter! – Wer hat Ihnen denn diesen Schwachsinn erzählt! – … Das sagen alle Dicken! – Ich kenne keinen Alkoholiker, der die Wahrheit sagt!*).

(b) *Ratschläge* sollte man sparsam und nur gezielt einsetzen (wenig günstig wäre z.B. *Machen Sie das einfach so! Denken Sie einfach nicht daran …; Sie brauchen nur jeden Tag zu joggen …; Am besten Sie lassen einfach die Nachspeisen weg …*). Ratschläge sind keineswegs verhaltenssteuernd, sondern greifen nur dort, wo der Patient* ohnehin schon bewusst oder tendenziell zu Änderungen seines Verhaltens motiviert ist. In diesen Fällen wirken sie tatsächlich verstärkend.

(c) Massive *Suggestionen* sollten besser vermieden werden. Die allgemeine Regel dazu lautet: Beim Erstgespräch so weit wie möglich *nicht-direktiv* vorgehen und keine vorschnellen Lösungen und Ratschläge geben, bei späteren Gesprächen *direktiver* und *strukturierter* werden.

Kennzeichen eines patientenorientierten Gesprächs

Das übergeordnete Ziel des patientenorientierten Gesprächs ist es, Patienten*initiativen zu erleichtern. Dies kann erreicht werden durch:

- *den Patienten* als „Experten“ in eigener Sache anerkennen;*
- *Respekt und Interesse für Patienten*äußerungen zeigen;*
- *Dialog statt Befragung:* Die *Selbstöffnung* und *Initiative* der Patienten* lässt sich durch bestimmte Elemente der Gesprächsgestaltung erleichtern, insbesondere durch:
- *Wertschätzung zeigen:* keine abwertenden Äußerungen, also nicht: „Sie Dummkopf, was fällt Ihnen ein! War das wirklich notwendig?!“ Besser: „Erzählen Sie mir einmal, wie ...“;
- *Zuhören und Schweigen:* Problemdarstellung des Patienten* aushalten können;
- *Ermutigende Signale, Verstärkung, Rückmeldung geben:* z.B. „Mhm, ja, sehr schön, das ist Ihnen schon recht gut gelungen; ich sehe, Sie bemühen sich“, dabei auf averbale Kommunikation (Pacing, Leading, Sitz- und Körperhaltung, Mimik/Gestik) achten;
- *Aktives Zuhören:* Wiederholen der letzten Satzteile, z.B. „... seit gestern also auch das rechte Bein? ... sogar stärker?“;
- *Offene Fragen und Bitten bevorzugen:* vermindert die Gefahr von Suggestionen und Einseitigkeiten, („Erzählen Sie mir bitte genau, was Sie verspüren!“, „Was meinen Sie mit dieser Frage?“, „Was beunruhigt Sie?“);
- *Geschlossene Fragen sparsam und gezielt einsetzen,* nur zur präzisen Informationsgewinnung, z.B. „Sind die Beschwerden in der Früh stärker als am Abend?“;
- *Aufgreifen von Erwartungen, Gefühlen, Bedürfnissen:* z.B. „Sie meinen, ich könnte Ihnen besser helfen als der Dr.Oberfuchs?“, „Ist es so, dass bei Ihnen ...?“, „Ich habe den Eindruck, dass Sie ...“;
- *Empathie,* also emotionales Verständnis und Einfühlung *zeigen:* z.B. „Ich verstehe ...“, „Das hat Ihnen Angst gemacht. – Ich kann das verstehen ...“);
- *Konfrontation nicht verletzend vornehmen:* z.B. „Es ist Ihnen schwergefallen, die Medikamente zu nehmen? Ich könnte mir schon vorstellen, dass dies auch mit Ihrer ... zu tun hat. „Oder z.B. „Vielen Menschen fällt es schwer, ehrlich über ihren Alkoholkonsum zu reden ... ich sehe, Ihnen geht es auch so – wir sollten aber auf alle Fälle bei der Wahrheit bleiben, alles andere hilft uns nicht weiter ...“);
- *Suggestion vermeiden* (sie erbringen wenig oder verzerrte Informationen); *Interpretationen* (Deutungen) nur sparsam einsetzen! (ungünstig z.B.: „Und da haben Sie sicher auch Beschwerden?“ ... „Heute geht es Ihnen sicher schon viel besser, stimmt's?“ „Das ist wohl als Widerstand zu verstehen ...“ „Da ist wohl wieder Ihre Bequemlichkeit im Spiel ...“).

Salutogenetische Exploration und Disputation

Das Auf und Ab im Alltagsleben tolerieren

+ Wann haben Sie sich das letzte Mal richtig wohl gefühlt? (Ereignis)
+ Wann gibt es Zeiten, in denen Sie sich wohl fühlen? (wiederkehrende Situationen)
+ Wie ist das mit Zeiten, in denen es Ihnen schlecht geht? (Ereignisse)
+ Wie stellen Sie sich darauf ein? Wie gehen Sie damit um? (Bewältigungsansätze)

Eigene Ressourcen erkennen:

+ Was können Sie gut?
+ Was bewundern Freunde oder Ihr Partner / Ihre Partnerin an Ihnen?
+ Gab es einmal eine Situation, in der Sie so richtig stolz auf sich waren?
+ Wie würde Sie jemand beschreiben, der Sie mag? Was könnte er Gutes über Sie sagen?

Informationsgespräch, Aufklärung und das Übermitteln schwerwiegender Diagnosen

Richtlinien für das Mitteilen bedrohlicher diagnostischer Nachrichten

Für das das *Informations-* bzw. *Aufklärungsgespräch* mit schwer Kranken – oder kurz: für das Überbringen von *bad news* – lassen sich einige allgemeine Regeln formulieren. Sie stellen eine Zusammenfassung der in der relevanten Literatur als wesentlich erkannten Aspekte im Umgang des Arztes* mit schwierigen Aufklärungssituationen dar. Im Einzelfall kann oder muss von der einen oder anderen Regel auch abgewichen werden.

Der Patient* hat einen gesetzlichen und moralischen *Anspruch* auf Information (s. Patienten*rechte).

Es sollte möglichst nur *eine* (verantwortliche) *Fachkraft* dafür *zuständig* sein, dem Patienten* die schlechte Nachricht mitzuteilen. (Die Anwesenheit eines *zweiten Gesundheitsexperten* in der Aufklärungssituation ist dennoch oft hilfreich.)

Der Patient* sollte womöglich nicht anlässlich des allerersten Gesprächs über die fatale Situation informiert werden. Günstiger ist es, zuvor ein persönliches *Vertrauensverhältnis* zu schaffen und ihn gegebenenfalls frühzeitig auf die Möglichkeit vorzubereiten, eine schlechte Nachricht zu erhalten.

Neben der Schaffung von Vertraulichkeit hilft im Gespräch auch eine *stressarme Atmosphäre.* Falls möglich oder erwünscht (dies muss vorab geklärt werden) können auch einzelne engste *Familienangehörige* oder andere wichtige Bezugspersonen des Patienten* miteinbezogen werden. Adressat ist jedenfalls der betroffene Patient* selbst.

Die *Mitteilung* der Diagnose an den Patienten* sollte erfolgen, sobald diese sicher *feststeht.* D.h. dass Untersuchungsergebnisse sollten womöglich nicht einzeln und in Tranchen („Salamitechnik") übermittelt werden.

Im Informations- bzw. Aufklärungsgespräch gilt es zunächst, den *subjektiven Informationsstand* des Patienten* zu *ergründen*, um ihn (gedanklich und gefühlsmäßig) „dort abzuholen, wo er im Moment steht". Durch gezielte Fragen lässt sich herausfinden, wie viel der Patient* wissen möchte. Der Patient* sollte also selbst bestimmen können, wie viel Information er im Moment bekommen möchte, ohne Zweifel daran zu lassen, dass später noch weitere wichtige Informationen (v.a. zum diagnostischen und therapeutischen Procedere) zu besprechen sein werden. Die Informationen sollten möglichst genau, zuverlässig und dem *Verständnis* des Patienten*angepasst* sein.

Auch über Augenkontakt und Körpersprache soll dem Patienten* *Verständnis* für seine Empfindungen oder Überlegungen vermittelt werden. Es hilft, *Ermutigung* für die nächsten Schritte bzw. Handlungsmöglichkeiten zu geben und prinzipiell *Zuversicht* zu unterstützen. Bei sprachlichen Problemen (z.B. Migrationshintergrund) kann es notwendig sein, einen entsprechenden Dolmetscher* beizuziehen. Kann der kulturelle, religiöse und soziale Hintergrund des Patienten* berücksichtigt werden, erleichtert dies die Kommunikation nachweislich.

Für das Informationsgespräch gilt es weiters, dem Patienten* *Hoffnung* zu lassen – auch in hoffnungslos erscheinenden Situationen. Es sollten allerdings keine neuen Illusionen geweckt werden. Es reicht, die bestehende Hoffnung des Patienten* so weit wie möglich bestehen zu lassen. (Schon jetzt könnte auch die Botschaft vermittelt werden, dass der Arzt* auch dann als helfender Begleiter seinen Beistand leisten wird, sollte der Patient im weiteren Krankheitsverlauf in eine psychische Krise geraten.)

Soweit es sinnvoll erscheint, kann die diagnostizierte Erkrankung mit anderen ernsthaften Erkrankungen *verglichen* werden, womit sich Plus-Minus-Überlegungen anstellen lassen.

Angehörige sollten nur *nach Absprache mit dem Patienten* informiert werden.*

Es gilt zu akzeptieren, wenn der Patient* das Wissen um seine Erkrankung phasenweise verleugnet, d.h. es wäre ungünstig, wenn der Arzt* schnell auf Konfrontation mit der Wahrheit insistiert und die (vor allem zu Beginn häufig zu beobachtenden) seelischen *Schutzmechanismen* des Patienten* nicht respektiert.

Es ist hilfreich, *Verständnis* aufzubringen, wenn der Patient* in seiner Verzweiflung auch gegen Ärzte* und andere Bezugspersonen *Aggressionen* entwickelt. Allerdings können diese im Gespräch auch thematisiert werden. Gegebenenfalls ist auch der Hausarzt* des Patienten*(evtl. auch der Lebenspartner) zu informieren, wie der Patient* die Diagnose aufgenommen hat und mit der belastenden Situation zurechtkommt, insbesondere wenn die subjektive Krankheitsverarbeitung einen bedrohlichen Eindruck hinterlässt.

Falls notwendig (und soweit überhaupt möglich) soll der Patienten* auch vor allzu hektischen Ratschlägen oder Bedrängtwerden vonseiten Angehöriger oder „Heiler" zu paramedizinischer Polypragmasie *geschützt* werden.

Auch als Überbringer schlechter Nachrichten sollte man sich der *eigenen* Grenzen und *emotionalen Betroffenheit* bewusst sein. Hier können vertrauliche Aussprachen, berufliche Intervisionen oder therapeutische Supervisionen sehr nützlich und entlastend sein.

Breaking bad news

Im Folgenden wird ein idealtypisches Beispiel für eine Sequenz gegeben, wie sie bei einem Informationsgespräch vorkommen kann, bei dem es um die Diagnoseübermittlung zu einer lebensbedrohlichen Erkrankung geht.

Patient*: „Wie lange Herr/Frau Doktor habe ich noch zu leben?"

Arzt*: „Das kann wohl niemand genau vorhersagen. Feststeht, dass es sich um eine ernsthafte Krankheit handelt, die lebensbedrohend ist. Was wir noch nicht wissen ist, welche Widerstandskraft Ihr Körper nun aufbieten kann. Wie lange Sie leben, hängt auch davon ab, wie gut die Therapie wirkt, und auch, wie gut Sie mit der Situation zurechtkommen. (Und auch etwas Glück schadet nicht.) Ich werde Sie jedenfalls bestmöglich unterstützen, Sie können auf mich zählen ..."

Patientenrechte

Rechte, die jeder Patient* geltend machen kann:

- Recht auf Schmerz-Behandlung
- Recht auf Datenschutz
- Recht auf Wahrung der Intimsphäre
- Recht auf Einsicht in Dokumentation
- Recht auf Anregung & Beschwerde
- Recht auf Diagnoseaufklärung
- Recht auf Besuch bzw. dessen Verweigerung
- Recht auf umfassende Aufklärung
- Recht auf Risikoaufklärung
- Recht auf würdevolles Sterben

Beispiele für Standardsituationen im ärztlichen Gespräch

Es folgen verschiedene Problemsituationen aus der ärztlichen Sprechstunde. Überlegen Sie zu jeder Patienten*äußerung (oder schreiben Sie diese *wörtlich* auf), was Sie als Arzt/Ärztin darauf antworten würden. Die hier gegebenen Arzt*-Antworten sind natürlich nicht zwingend, sondern als Vorschläge zu sehen, wie der weitere Arzt*-Patient*-Kontakt positiv gesteuert bzw. vertieft werden kann.

1. Patient*: *Können Sie mir nicht etwas anderes geben? Ich vertrage auf die Tabletten überhaupt kein Essen mehr.*

   Arzt*: Überhaupt kein Essen? – Das klingt nicht gut. Erzählen Sie einmal. ...

2. Der Patient* ist seit einem halben Jahr bei Ihnen mit *chronischen Kopfschmerzen* in Behandlung. Er wurde von Ihnen gründlich untersucht, und es liegt kein organischer Befund vor. Bisher haben Sie ihm Kopfschmerztabletten verordnet, die er nach Bedarf nehmen soll:

   Jetzt bin ich schon so lange bei Ihnen in Behandlung, und meine Kopfschmerzen gehen immer noch nicht weg!

   Arzt*: Sie sind ungehalten? Vielleicht war es ein Fehler von mir, Ihnen nicht klar genug gesagt zu haben, dass die chronischen Kopfschmerzen mit den verschriebenen Medikamenten nur vorübergehend und auch nur symptomatisch bekämpft werden können. Wenn Sie die Ursachen Ihrer Beschwerden anpacken wollen, dann müssten wir eine Reihe von Faktoren ernstlich in Erwägung ziehen: Wir müssten herausfinden, was die Auslöser Ihrer Schmerzen sind und Ihr diesbezügliches Risikoprofil untersuchen, Sie müssten wahrscheinlich eine Entspannungsmethode erlernen, vielleicht auch schwelende, seelisch belastende Konflikte lösen ... Medikamentös allein werden wir das nicht schaffen.

3. Patientin soll zur dringend notwendigen Behandlung und passgenauen Einstellung Ihrer Zuckerkrankheit für 1 Woche stationär aufgenommen werden:

   Ich kann jetzt wirklich auf keinen Fall in die Klinik! Wo soll ich denn mein kleines Kind in dieser Zeit lassen?

   Arzt*: Sie haben Sorgen, das Sie Ihr Kind nicht mitnehmen können? Überlegen Sie: Wie könnten Sie sich die notwendige stationäre Behandlung konkret organisieren? Wer könnte wie helfen?

4. Patientin ist 40 Jahre alt, sie muss für ihren Mann und ihre 4 Kinder regelmäßig kochen. Sie kennen sie seit ca. 10 Jahren und sie hat in den letzten Jahren ständig zugenommen. Inzwischen hat sie starkes Übergewicht und leidet seit 3 Jahren unter Bluthochdruck. Die Patientin wird gewogen und hat seit ihrem letzten Besuch vor 4 Wochen wieder 3 kg zugenommen:

   Ich habe mich so an die Diät gehalten, aber als Hausfrau muss ich doch von allem ein bisschen probieren.

   Arzt*: Auf welche Weise könnten Sie sich vorstellen, dass Sie in Zukunft wirklich abnehmen? Was, glauben Sie, müssten Sie konkret tun, um wirklich abzunehmen?

5. Patientin: *Ich war mit meinem Kreislauf schon bei so vielen Ärzten* und keiner konnte mir helfen. Jetzt komme ich zu Ihnen!*

   Arzt*: Warum gerade zu mir? – Warum denken Sie, dass gerade *ich* Ihnen helfen kann? Da haben Sie ja wahrscheinlich schon einiges an Erfahrung gesammelt: Was mag denn der Grund dafür sein, dass bisher nichts geholfen hat?

6. Patient*: *Im Gesundheitsmagazin* Praxis *wurde gestern berichtet, dass man von dem Medikament, das Sie mir verschrieben haben, gelähmt werden kann.* (Stellen Sie sich vor, dass Sie die Sendung nicht gesehen haben und von solchen Nebenwirkungen dieses Medikaments nichts vernommen und noch in keiner wissenschaftlichen Publikation gelesen haben.)

   Arzt*: Ich nehme an, dass Sie mir sagen wollen, dass Sie sich Sorgen machen, gelähmt zu werden. Was Sie gehört haben, ist mir neu. Eine solche Information hätte ich als Ärztin* jedenfalls erhalten. Ich werde aber der Sache nachgehen. (Prinzipiell ist es schon klar, dass jedes Medikament erwünschte und unerwünschte Wirkungen hat.)

7. Patient* kommt zum ersten Mal in Ihre Sprechstunde.

   Ich liege abends immer stundenlang im Bett, wälze mich hin und her und kann nicht einschlafen. Als ich das Medikament Dormicum *einnahm, konnte ich immer sofort einschlafen. Ich habe es immer von meinem früheren Hausarzt* bekommen.*

   Arzt*: Sie möchten, dass ich Ihnen das gleiche Medikament verschreibe? Haben Sie einmal daran gedacht, wie Sie Ihr Einschlafen auch ohne Medikament verbessern könnten?

8. Patient* wird zur Operation stationär aufgenommen. Während der OP-Vorbereitung zeigen sich Atmung und Blutdruck sowie weitere für die Narkose wichtige Werte durchwegs normal. Bei der Visite fragt er:

   Warum werden mir hier die Tabletten, die ich seit einem halben Jahr gegen zu hohen Blutdruck nehmen muss, nicht weitergegeben? Mein Hausarzt hat mir gesagt, dass ich die Tabletten regelmäßig nehmen muss.*

   Arzt*: Sie machen sich Sorgen, ob wir Sie richtig behandeln? Nun, Ihre Werte sind normal ... Sie sind vor einer Operation ... Seien Sie beruhigt, wir werden Ihren Hausarzt* davon benachrichtigen.

9. Mutter kommt mit ihrem Kleinkind zum Arzt*. Der Arzt* stellt Anzeichen einer Vitamin D-Überdosierung fest. Mutter:

   Barbara bekommt zu jeder Mahlzeit 1 Becher Lebertran. Sie mag das zwar nicht, abler ich sage ihr immer ‚Kind das ist gesund, davon wirst du groß und stark!' Ich möchte, dass meine Tochter gut ernährt wird und alles bekommt, was sie braucht.

   Arzt*: Ich finde es gut, dass Sie sich so um die Gesundheit Ihrer Tochter kümmern, aber hier haben Sie doch zu viel des Guten getan ... Ihre Tochter hat Vergiftungserscheinungen aufgrund einer Vitamin-D-Überdosierung. Ich würde Ihnen jetzt raten, dass Sie ...

10. Patient* ist schwer lungenkrank und soll für ein halbes Jahr zur stationären Heilbehandlung nach Bad Heilbrunn geschickt werden. Nach Ihrer Ansicht ist dieser Reha-Aufenthalt unbedingt notwendig, um den ernsten Zustand zu verbessern. Der Patient*:

    Ich möchte auf keinen Fall in eine Lungenheilstätte. Wenn ich die anderen da sehe, werde ich ja nur noch kränker. Da kriegen Sie mich nicht hin!

    Arzt*: Sie machen sich Sorgen, dass Ihnen der Aufenthalt dort nicht guttut? Sie kennen ja Ihren körperlichen Zustand: Wie stellen Sie sich die Therapie ohne stationäre Heilbehandlung vor? Was genau beunruhigt Sie so am Heilstättenaufenthalt?

Anmerkung: Solche und ähnliche Vorlagen stammen ursprünglich von G. Speierer, MedUni Regensburg, der derartige Unterlagen schon in den 90er-Jahren als Seminarbehelfe zur Arzt*-Patient*-Kommunikation entworfen und verwendet hat; erweitert und modifiziert vom Autor.

Ungenaue" Patienten*äußerungen, die durch Nachfragen präzisiert werden sollten

Achtung: Voraussetzung für diese Art der Gesprächsführung ist eine tragfähige therapeutische Beziehung.

Tilgung – es fehlen wesentliche Teile für das Verständnis des Satzes:
„Das verstehe ich nicht!" – Mögliche Nachfrage: „Was verstehen Sie nicht?"
„Ich begreife das nicht." – „Was genau begreifen Sie nicht?"

Fehlender Bezugsindex – Worauf bezieht sich das Gesagte, wer ist gemeint?
„Die Ärzte sind nicht offen für diese Idee." – „Welche Ärzte?"
„Die Medizin verschließt sich der Homöopathie." – „Wen genau meinen Sie mit „die Medizin"?

Uneindeutige Verwendung von Verben (ergibt unklaren Sachverhalt):
„Meine Therapeutin* hat mich gezwungen, das so zu machen." – „Wie genau hat sie Sie gezwungen?"
„Mein Mann hat mich zu dieser Operation gezwungen." – „Auf welche Weise hat er Sie dazu gezwungen?"

Nominalisierungen (führt zu undifferenzierten, pauschalierenden verallgemeinernden Feststellungen):
„Ich bekomme keinerlei Unterstützung." – „Wie würden Sie gerne unterstützt werden?"
„Man nimmt mich hier nicht ernst." – „In welcher Form würden Sie gerne von wem ernst genommen werden?"

Verallgemeinerung (Generalisierungen):
„Ich mache nie etwas richtig." – „Sie machen also absolut nie jemals etwas richtig?"
„Bei mir geht immer alles schief!" – „Wirklich alles, was Sie unternehmen, geht schlecht für Sie aus?"

Fehlende Wahlmöglichkeiten (Nichterkennen von alternativen Handlungsmöglichkeiten):
„Ich kann mit meiner Hausärztin* nicht offen darüber reden." – „Was hindert Sie daran? Was würde passieren, wenn Sie es täten?"
„Daran darf ich gar nicht denken!" – „Was würde geschehen, wenn Sie diesen Gedanken zuließen?"

Ursache-Wirkung-Annahmen (wer oder was ist Auslöser wovon?):
„Mein Kardiologe bringt mich zur Weißglut mit seinen Ideen." – „Was bewirken seine Ideen, dass Sie zur Weißglut gebracht werden?"
„Meine Ärztin* ärgert mich wahnsinnig mit diesen Vorschlägen!" – „Was lösen diese Vorschläge bei Ihnen aus? Wie schafft sie das, dass Sie sich dermaßen ärgern?"

Gedankenlesen (nicht geprüfte Annahmen):
„Ich weiß, Sie finden mein Problem trivial, aber ..." – „Sie meinen also, ich finde Ihr Problem trivial? Woher wissen Sie, dass ich Ihr Problem trivial finde?"
„Sie werden sicher dagegen sein, aber ..." – „Sie sind überzeugt, dass ich dagegen bin? Warum denken Sie, dass ich dagegen bin?"

Verlorene Zitatquelle (worauf bezieht sich die Aussage?):
„Das ist sicher der falsche Weg, etwas zu verbessern!" – „Es ist der falsche Weg von wem oder für wen, was zu verbessern?"

Häufige Fehler in der ärztlichen Gesprächsführung

Nach umfassenden empirischen Studien zur Arzt*-Patient*-Interaktion sind einige der häufigsten Fehler in der Gesprächsführung folgende (Nowak 2010):
- Ärztinnen* unterbrechen die anfängliche Problemschilderung der Patienten* im Durchschnitt innerhalb von 18 Sekunden.
- Nur 23% der Patienten* können ihre anfängliche Problemschilderung abschließen.
- Nur 1 Patient* unter 51 Patienten* konnte seine anfänglich unterbrochene Problemschilderung später vollenden.
- 94% aller Unterbrechungen endeten mit dem Rederecht auf ärztlicher Seite.
- Je länger Ärztinnen* mit der Unterbrechung der Patienten* zuwarteten, desto mehr Beschwerden kamen zur Sprache.
- Die Reihenfolge der Patienten*beschwerden entspricht nicht der klinischen Bedeutung.
- Wurde die anfängliche Beschwerdeschilderung nicht unterbrochen, war sie zumeist nicht länger als eine Minute und keine dauerte länger als 150 Sekunden.

Die empirischen Untersuchungsergebnisse zur Arzt*-Patient*-Kommunikation zeigen zudem die vorherrschenden Schwachstellen auf
- vorwiegender Gebrauch von geschlossenen Fragen und Suggestiv-Fragen
- oftmaliges Unterbrechen bzw. nicht aushalten Können von Pausen
- Nichtbeachtung nonverbaler (nichtsprachlicher und szenischer) Mitteilungen des Patienten*
- Verwirrung des Patienten* durch unverständliche Fachausdrücke
- zu lange Aussagen, zu lange Pausen oder abrupter Themenwechsel
- ungünstige Gestaltung der Gesprächssituation in räumlicher (z.B. Störungen durch andere), technischer (z.B. Lärm) oder nonverbaler Hinsicht (z.B. Missachtung der Prinzipien *pacing* und *leading*).

Killerphrasen im ärztlichen Gespräch

Sog. Killerphrasen beschädigen („killen") die Kommunikation, meist durch Vermittlung einer kognitiv-emotionalen „Ohrfeige" bzw. durch eine Selbstwert beeinträchtigende Äußerung des Arztes*. Einige Beispiele solcher Killerphrasen:

Dafür habe ich keine Zeit!
Wie kommen Sie denn auf so etwas? Wie kommen Sie denn darauf?
Darum geht es doch gar nicht!
Also, das kommt überhaupt nicht in Frage!
Darüber brauchen wir erst gar nicht zu reden!
Glauben Sie mir das ruhig!
Das sollten Sie doch wissen, wie lange sind Sie denn schon bei uns?
Wie kommen Sie auf diese stupide Idee?
Das gibt es wohl nirgends!
Das können Sie nicht beurteilen!
Was verstehen Sie denn schon davon!
Das kann doch nicht Ihr Ernst sein!
Was glauben Sie, wofür ich studiert habe?
Ich weiß, was es heißt ...!
Was ist Ihnen denn da eingefallen?
Darüber sind wir uns ja wohl einig, oder?!
Nein, auf gar keinen Fall!!

Protokoll für den betreuenden Arzt im Rahmen eines psycho-sozial orientierten therapeutischen Patientenkontakts

1. *Patienten*daten* (Name, Adresse/Erreichbarkeit, Geburtsdatum, Alter, Beruf, Familienstand etc.)
   In kurz gefasster Form sollen folgende Punkte schriftlich festgehalten werden:
2. *Anlass für den Kontakt bzw. Behandlungswunsch des Patienten**
3. *Psychosoziale Situation* (Beruf/Beschäftigung bzw. Schule/Studium, familiäres und soziales System)
4. Wie reagiert der Patient* auf seine *Beschwerden* bzw. *Krankheit?* Wie reagiert seine soziale Umwelt?
5. Treten *Angehörige* des Patienten* in Kontakt mit dem Arzt*? Wer und in welcher Weise und gibt es dabei Auffälligkeiten?
6. *Arzt*-Patient*-Beziehung:* Wie ergeht es dem Arzt* mit seinem Patienten*? Welche Gefühle, Gedanken und Handlungsimpulse löst der Patient* aus?
7. Welche *Erkenntnisse* und *Überlegungen* ergeben sich bei näherer Beschäftigung mit der Lebensgeschichte des Patienten*? (z.B. In welcher *Lebenssituation* sind die beklagten Beschwerden oder die Krankheit aufgetreten?)
8. Was war – post hoc betrachtet – das *Wesentliche* am Gespräch mit dem Patienten*?
9. Gibt es einen Beitrag aus der *Balintgruppe* oder einer *Fallpräsentation* (Fall-Supervision, *peer-group*-Gespräch, kollegiale Intervision, Teamgespräch)? Hat sich dadurch etwas für die zukünftige Gestaltung der Arzt*-Patient*-Beziehung verändert?

Protokollbogen "Critical Incident"

Arzt*-Patient*-Kommunikation / Praxis des professionellen ärztlichen Gesprächs
(Dokumentationsunterlage zur Praxis der psychosozialen Medizin)

Fallbearbeiter*/Therapeut*: .... Datum: .... Code: ....

Eingangs-Diagnosen: erste grobe Skizzierung (Benennung) des Patienten*-Leidens oder (gegebenenfalls) Zuweisungsdiagnose: ....

....

Alter: .... Geschlecht: .... Beruf: .... Fam.stand: .... Sonstg.: ....

Critical Incident Report

Aktueller Anlass für das Gespräch: ....

....

Wenn Sie in maximal zwei Sätzen beschreiben sollten, warum diese Begegnung mit dem Patienten oder der Patientin schwierig war, wie würden Sie folgende Sätze fortsetzen:

Die Kommunikation mit diesem Patienten ist für mich schwierig, weil er/sie* ....

....

Die Kommunikation mit diesem Patienten ist für mich schwierig, weil ich* ....

....

Könnten Sie jetzt versuchen, jene Phase im Gespräch so wortgetreu wie möglich wiederzugeben, in der die oben skizzierte Schwierigkeit besonders deutlich wurde?

1. Gesprächssequenz: Patient*: ....

....

Ihre Antwort: ....

....

2. Gesprächssequenz: Patient*: ....

....

Ihre Antwort: ....

....

3. Gesprächssequenz: Patient*: ....

....

Ihre Antwort: ....

....

Nachbearbeitung: Falls sich aus der Intervision/Supervision alternative Antwortmöglichkeiten ergeben, tragen Sie diese bitte nachstehend ein. Falls Sie die Chance hatten, diese alternativen Antworten z.B. im Rollenspiel zu erproben, protokollieren Sie bitte auch, wie sich das Gespräch weiterentwickelt hat.

Alternative Antworten: . ...

....

Welche Konsequenzen der alternativen Antworten sind zu erwarten, wurden im Rollenspiel erfahren oder real umgesetzt: ....

....

Leitfaden für das bio-psycho-sozial orientierte Patienten*-Gespräch im Konsiliar-Liaisondienst

HGSI[2]- Hornheide-Graz-Screening-Instrument für stationäre Patienten*: Ein Erhebungsbogen zur Erfassung von subjektiver Beeinträchtigung und psychosozialem Betreuungsbedarf bei stationären Patienten*(Einsatzbereich: Psychosozialer Konsiliar- und Liaisondienst KLD)

A. KLD-Leitfaden für ein bio-psycho-soziales ärztliches Gespräch – Teil 1

CODE: .... DATUM: .... INTERVIEWER*: ....

Befindlichkeit/Stimmungslage

Wie fühlten Sie sich körperlich in der letzten Woche?	eher gut (0) / eher mittel (1) / eher schlecht (**2**)
Wie fühlten Sie sich seelisch in der letzten Woche?	eher gut (0) / eher mittel (1) / eher schlecht (**2**)
Wie ist Ihre Stimmungslage in der letzten Zeit?	eher gleichbleibend (0) / eher wechselnd (1)
Gibt es etwas, was Sie unabhängig von der jetzigen Krankheit stark belastet?	ja (**2**) / Nein (0)

Krankheits- oder Krankenhaus bezogene Ängste und Sorgen

Jeder Mensch hat mehr oder weniger Angst vor den Dingen, die im Spital auf einen zukommen. Geht es Ihnen auch so?	ja (**2**) / nein (0)
Wenn ja, wie stark fühlen Sie sich dadurch belastet?	kaum (0) / mittel (1) / stark (2)

Psychosozialer Rückhalt / soziale Kontakte / Sorgen

Können Sie ausreichend Besuch bekommen?	ja (0) / nein (1)
Haben Sie jemanden mit dem Sie über Sorgen und Ängste sprechen können?	ja (0) / nein (1)
Gibt es etwas, das Sie unabhängig von der jetzigen Krankheit belastet? ja	(1) / nein (0)
Ist Ihre Familie durch Ihren Krankenhausaufenthalt besonders belastet? ja	(2) / nein (0)

Schlaf / Ruhe:

Haben Sie in der letzten Woche gut geschlafen?	ja (0) / nein (1)
Können Sie innerlich tagsüber zur Ruhe kommen?	ja (0) / nein (2)

Krankheitsbezogenes Informationsbedürfnis

Wie gut fühlen Sie sich über Ihre Krankheit und Behandlung informiert?	eher gut (0) / mittel (1) / eher schlecht (2)

Beziehung zu Behandlern

Kommen Sie mit den Ärzten* und dem Pflegepersonal klar?	ja (0) / nein (1)

Summe: .... (0–22)

2 In Anlehnung an das Hornheide-Screening von Dr. Gerhard Strittmatter, modifiziert und erweitert in Zusammenarbeit der Gemeinsamen Einrichtung für Klinische Psychosomatik (Univ.-Prof. Dr. P. Stix) und der Abteilung. für Verhaltensmedizin, Gesundheitspsychologie und Empirische Psychosomatik (Univ.-Prof. Dr. J.W. Egger) am Universitätsklinikum Graz, Universitätsklinik für Medizinische Psychologie und Psychotherapie Graz (Strittmatter, Egger & Stix 2002)

KLD - Teil 2 - Notizen zu narrativ erhobenen Informationen

Subjektive Krankheitstheorie – erfasst mittels offenen Gesprächs mit Pat.:

(a) Welche Vorstellung haben Sie über die Entstehung Ihrer Krankheit? Wie erklären Sie sich den Ausbruch Ihrer Krankheit? Wieweit hat das auch mit Ihren Lebensumständen zu tun? ....

....

(b) Sehen Sie eine Möglichkeit, den Krankheitsverlauf mitzubestimmen, zu kontrollieren oder positiv zu beeinflussen? Wenn ja, welche? ....

....

Beurteilung durch KLD:

Psychosozialer Betreuungsbedarf

Besteht (objektiver) psychosozialer Betreuungsbedarf? ja / nein

Schätzt sich der Patient / die Patientin selbst als psychosozial betreuungsbedürftig ein? ja / nein

Erfassung nonverbaler Mitteilungen

Zeigt der Patient / die Patientin relevante psychovegetative Symptome oder Verhaltensweisen? ja / nein
Wenn ja: Zittern, Nesteln, Schweißausbruch, Weinen, stoische Ruhe, Überaktivität, (Zutreffendes unterstreichen oder angeben) ....

Zeigt sich der Patient / die Patientin für eine psychologische Betreuung motiviert? ja / nein

Ist der Patient / die Patientin motiviert, aktiv zur Verbesserung des Gesundheitszustandes beizutragen? ja / nein

Lehnt der Patient / die Patientin jegliche Problematisierung ab? ja / nein

Besteht eine Diskrepanz zwischen verbalem und nonverbalem Eindruck? ja / nein

Besteht eine Diskrepanz zwischen Selbsteinschätzung des Patienten / der Patientin und der Fremdeinschätzung des Interviewers*? ja / nein

---

B: Medizinische Kriterien (vom zuständigen Arzt* auszufüllen):

1. Besteht zurzeit eine erhebliche funktionelle Einschränkung oder ist eine funktionelle Einschränkung (Sprechen, Schlucken, Gehen ...) nach der Behandlung oder Operation vorherzusehen? ja / nein
2. Nimmt der Patient* regelmäßig Psychopharmaka ein? ja / nein
3. Ist aus der Anamnese eine psychiatrische oder psychotherapeutische Behandlung bekannt? ja / nein

Anmerkung zur Auswertung:
Wird im Teil **A** ein *item,* dessen Antwortausprägung mit hervorgehobener „**2**" versehen ist oder ein Summenwert von größer/gleich 10 erreicht („Schwellenwert") und/oder ist ein *item* aus dem Teil **B** positiv, wird dies vom psychosozialen Konsiliar- und Liaisondienst als Anlass für eine Kontaktaufnahme mit dem betreffenden Patienten* interpretiert. Erst diese Begegnung entscheidet über eine eventuelle weiterreichende psychologische Hilfe.

Beurteilungsbogen für die *ärztliche Gesprächsführung*
(Seminar zur Arzt*-Patient*-Kommunikation: das *Ärztliche Gespräch*)[3]

Name:	Geschlecht	Datum:	BeurteilerIn:
....	w O m O div O	....	....

Codierung über Schulnotenskala: 1 = ja, sehr gut 2 = gut, angepasst 3 = befriedigend, teilweise
4 = wenig, unterdurchschnittlich 5 = nein, ungenügend

patientengerechte Sprache z.B. überzeugt sich davon, dass Pat. Inhalt versteht, passt Sprache dem Verständnis d.Pat* an	
verwendet *offene Fragen* lässt eigene Schilderung bzw. freie Antworten zu	
nimmt Bezug auf *verbale Äußerungen* des Patienten/der Patientin und schafft „roten Faden" im Gespräch	
geht auf *nonverbale Äußerungen* des Patienten/der Patientin ein z. B. Stirnrunzeln bei Unklarheiten	
Signalisiert, dass er/sie *Mitteilungen* des Patienten* *verstanden* hat gibt Rückmeldung über das, was Patient* berichtet	
fasst von Zeit zu Zeit das bisher Gesagte kurz *zusammen* bringt Struktur in das Gespräch	
signalisiert *Interesse, Zuwendung* verbales und nonverbales *pacing* und *leading*	
Ermutigt Patient*, seine Gefühle zum Ausdruck zu bringen erleichtert die Selbstdarstellung bzw. Öffnung des Patienten*	

PROBLEMKLÄRUNG/ANAMNESE:

1. Begrüßen und Vorstellen	
2. Schaffen einer günstigen Ausgangssituation für das Gespräch	
3. Erheben einer „Landkarte" der Beschwerden	
4. Exploration des aktuellen Leidens bzw. der Symptome	
5. Anamnese (Krankheit, berufliche, familiäre, psychische Situation)	
6. Erkunden von Fragen bzw. Plänen	

AUFKLÄRUNG/PROBLEMBEARBEITUNG:

1. Werden die wichtigsten Infos zusammengefasst übermittelt?	
2. Wird das Wissen d. Pat. zu seinem Zustand genutzt?	
3. Kommen die wichtigen Informationen zuerst?	
4. Wird d. Sichtweise bzw. Einstellung d. Pat. berücksichtigt?	
5. Wird der konkrete Umgang mit Problem besprochen?	
6. Wird das Verständnis der Infos überprüft?	

Anmerkungen zu beobachtbaren Defiziten in der kommunikativen Kompetenz auf ärztlicher Seite:

Arzt/Ärztin hält nicht ausreichend Blickkontakt	
verhält sich wenig respektvoll, ist eher unfreundlich	
nimmt subjektive Sichtweise des Patienten* nicht ausreichend ernst	
verhält sich nicht ausreichend partnerschaftlich, zeigt eher unkooperative Haltung	
setzt Körperkontakt nicht angemessen ein (Berührung, Nähe/Distanz)	
was vermittelt seine/ihre Körpersprache intuitiv?	

3 Ähnliche Arbeitsunterlagen zur Evaluierung der Gesprächsführung werden auch an der MedUniWien und MedUniInnsbruck verwendet.

Checkliste zum ärztlichen Kommunikationsverhalten

A. Gesprächsinhalt

n.a. = nicht anwendbar

trifft nicht zu (0) trifft völlig zu (3)

Die Ärztin/der Arzt grüßt und stellt sich vor (Name, Funktion ...)	0--------1--------2--------3	n.a.
klärt Identität des Patienten* (Name, Geb.-Datum...)	0--------1--------2--------3	n.a.
schafft günstigen Gesprächsrahmen	0--------1--------2--------3	n.a.
informiert über geplantes Vorgehen	0--------1--------2--------3	n.a.
informiert über den vorgesehenen zeitlichen Rahmen	0--------1--------2--------3	n.a.
ermöglicht dem Patienten*, sein aktuelles Problem und damit verbundene weitere Problembereiche darzustellen	0--------1--------2--------3	n.a.
stellt sicher, dass der Überblick vollständig ist	0--------1--------2--------3	n.a.
erkundet Beeinträchtigungen durch aktuelle Symptomatik (wann, wie, wie stark, wo, wohin ausstrahlend, intensivierende bzw. lindernde Faktoren, Umstände ...)	0--------1--------2--------3	n.a.
erkundet zeitliches Zusammentreffen der Symptome mit psychischen oder sozialen Faktoren (z.B. *stressfull life events*)	0--------1--------2--------3	n.a.
erkundet Gesundheitsverhalten (Rauchen, Alkohol, Bewegung, Ernährung, Schlaf, Erholung ...)	0--------1--------2--------3	n.a.
informiert sich über relevante Aspekte des Krankheitsverlaufs	0--------1--------2--------3	n.a.
informiert sich über bisher erfolgte Behandlungen	0--------1--------2--------3	n.a.
informiert sich über aktuelle Medikamenteneinnahmen	0--------1--------2--------3	n.a.
informiert sich über Medikamentenverträglichkeiten bzw. Allergien	0--------1--------2--------3	n.a.
klärt, wie Patient* seine Beeinträchtigungen bzw. Belastungen bewältigt	0--------1--------2--------3	n.a.
erkundet die familiäre Situation	0--------1--------2--------3	n.a.
erkundet Erkrankungen in der Familie	0--------1--------2--------3	n.a.
erkundet gegebenenfalls relevante Aspekte der psychischen Entwicklung	0--------1--------2--------3	n.a.
erkundet die Lebensqualität und Lebenszufriedenheit des Patienten*	0--------1--------2--------3	n.a.
erfasst soziale Situation (Beschäftigung/Beruf, Wohnsituation, Einkommenszufriedenheit)	0--------1--------2--------3	n.a.
erkundet die soziale Integration bzw. den sozialen Rückhalt des Patienten*	0--------1--------2--------3	n.a.
nimmt ggf. Bezug auf Migrations-Situation	0--------1--------2--------3	n.a.
fasst zum Abschluss die bisher gewonnenen Informationen zusammen	0--------1--------2--------3	n.a.
ergänzt ggf. die bio-psycho-soziale Anamnese	0--------1--------2--------3	n.a.
informiert über geplante weitere Schritte	0--------1--------2--------3	n.a.
überprüft, ob die Information zu den weiteren Schritten auch verstanden werden	0--------1--------2--------3	n.a.

B. Gesprächsstil

n.a. = nicht anwendbar

trifft nicht zu (0)   trifft völlig zu (3)

Die Ärztin/der Arzt fragt bzw. spricht so, dass es der Patient* versteht	0--------1--------2--------3	n.a.
überzeugt sich davon, dass der Patient*verstanden hat	0--------1--------2--------3	n.a.
passt ggf. die Sprache dem Verständnis des Patienten* an	0--------1--------2--------3.	n.a.
kommuniziert von Angesicht zu Angesicht (Blickkontakt)	0--------1--------2--------3	n.a.
verwendet offene Fragen (gibt dem Patienten* inhaltlich Freiraum)	0--------1--------2--------3	n.a.
verwendet auch geschlossene Fragen (mit Ja/Nein-Antworten) zur Überprüfung von Informationen	0--------1--------2--------3	n.a.
greift verbale Äußerungen des Patienten* auf	0--------1--------2--------3	n.a.
nimmt Bezug auf nonverbale Äußerungen des Patienten*	0--------1--------2--------3	n.a.
signalisiert, dass er/sie Mitteilungen des Patienten* verstanden hat (nonverbal oder durch evtl. Wiederholung mit eigenen Worten)	0--------1--------2--------3	n.a.
fasst von Zeit zu Zeit das bisher Gesagte kurz zusammen	0--------1--------2--------3	n.a.

C. Beziehung und Kontaktgestaltung

verhält sich respektvoll und freundlich	0--------1--------2--------3	n.a.
setzt Körperkontakt angemessen ein (Berührung, Nähe/Distanz)	0--------1--------2--------3	n.a.
sorgt für angepasst angenehme Atmosphäre	0--------1--------2--------3	n.a.
signalisiert Interesse, Zuwendung	0--------1--------2--------3	n.a.
hört zu	0--------1--------2--------3	n.a.
ermutigt Patient*, auch seine Gefühle zum Ausdruck zu bringen	0--------1--------2--------3	n.a.
kann sich in die Situation des Patienten* einfühlen	0--------1--------2--------3	n.a.
geht angemessen auf die subjektive Sichtweise des Patienten* ein	0--------1--------2--------3	n.a.
kann Momente des Schweigens zulassen	0--------1--------2--------3	n.a.
verhält sich prinzipiell partnerschaftlich (nicht „von oben herab")	0--------1--------2--------3	n.a.
verhält sich insgesamt wertschätzend	0--------1--------2--------3	n.a.
thematisiert Akzeptanz bzw. Kooperationsbereitschaft des Patienten*	0--------1--------2--------3	n.a.

Patienten-Fragebogen zur Erhebung der Arzt*-Patient*-Beziehung

Was ist Ihre Meinung zu Ihrem behandelnden Arzt?*

Name des Arztes* / Medizinische Fachrichtung: ....

Teil 1		sehr gut	gut	befriedigend	ungenügend	nicht von Bedeutung
1.	Wie sehr hat der Arzt Ihnen während des Besuchs das Gefühl vermittelt, dass er Zeit für Sie hat?	O	O	O	O	O
2.	Wie sehr hat er Interesse an Ihrem persönlichen Anliegen gezeigt?	O	O	O	O	O
3.	Wie leicht hat er es Ihnen gemacht, über Ihre Probleme zu sprechen?	O	O	O	O	O
4.	Wie weit hat er Sie in Entscheidungen über Ihre med. Behandlung einbezogen?	O	O	O	O	O
5.	Wie gut hat er Ihnen zugehört?	O	O	O	O	O
6.	Wie sehr wurde auf die vertrauliche Behandlung Ihrer Daten und Unterlagen geachtet?	O	O	O	O	O
Teil 2:						
7.	Wie gut hat er Ihnen den Zweck von Untersuchungen und Behandlung erklärt?	O	O	O	O	O
8.	Wie hat er Sie über das informiert, was Sie über ihre Beschwerden bzw. Erkrankung wissen sollten?	O	O	O	O	O
9.	Wie hat er Ihnen beim Umgang mit Ihren Gefühlen im Zusammenhang mit ihrem Gesundheitszustand geholfen?	O	O	O	O	O
10.	Wie hat er Ihnen erläutert, wie wichtig es ist, seine Ratschläge zu befolgen?	O	O	O	O	O
Teil 3:						
11.	Wie gut hat er sich erinnert, auf welche Weise er Sie bei früheren Besuchen behandelt und beraten hat?	O	O	O	O	O
12.	Wie gut hat er Sie darauf vorbereitet, was Sie im Krankenhaus erwartet?	O	O	O	O	O
Teil 4:						
13.	Ich kann meinen Freunden diesen Arzt* empfehlen.	O	O	O	O	O
14.	Ich bin mit diesem Arzt* zufrieden.	O	O	O	O	O

Organisation von *sprechender Medizin* in der eigenen ärztlichen Praxis

*Patienten*information (Muster für einen Aushang in der Ordination)*

Dr.med. X.Y.
Arzt/Ärztin für Allgemeinmedizin
Diplom für Psychosoziale Medizin (...)

Information zu den Sprechzeiten

Meine Praxis ist zu folgenden Zeiten geöffnet:

Montag, Dienstag und Donnerstag: XX.00 Uhr bis YY.00 Uhr Mittwoch und Freitag: XX.00 Uhr bis YY.00 Uhr

Sie haben die Möglichkeit, sich (a) für eine *kürzere* oder (b) für eine *längere* Sprechstunde anzumelden:

1) Wenn Sie glauben, dass Sie lediglich einen kurzen Kontakt mit mir als Arzt* nötig haben, dann wählen Sie die *Kurzzeit-Sprechstunde* (Dauer 5 – 10 Minuten). Diese Sprechstunde geht ohne Voranmeldung, die Patienten* kommen der Reihe nach dran, zu folgenden Zeiten:

Montag bis Freitag: 8.00 Uhr bis 9.30 Uhr
Montag, Dienstag und Donnerstag: 14.00 Uhr bis 16.00 Uhr

Bitte kommen Sie innerhalb der Sprechstundenzeit möglichst frühzeitig, damit wir Sie ohne Schwierigkeiten drannehmen können.

2) Wenn Sie einen längeren Kontakt mit mir als Arzt* wünschen, dann wählen Sie die *Langzeit-Sprechstunde* (20 – 30 Minuten pro Termin). Sie können sich hierfür einen Termin vorbestellen, der zwischen folgenden Zeiten liegt:

Montag bis Freitag: 10.20 Uhr bis 13.15 Uhr
Montag, Dienstag und Donnerstag zwischen 16.00 Uhr und 18.00 Uhr

Diese Termine vergeben wir in der Regel nur *am selben Tag ab 8.00 Uhr* früh, damit jeder Patient* die Möglichkeit hat, bei akuten Problemen am selben Tag noch länger behandelt zu werden. Von dieser Regel machen wir Ausnahmen. Bitte sprechen Sie gegebenenfalls mit meiner Sprechstundenhilfe.

Auch während der Langzeit-Sprechstunde können wir in der Regel Patienten* für kurze Termine einschieben, allerdings haben dann die Langzeittermin-Patienten* entsprechend ihrer reservierten Zeit Vorrang, und die eingeschobenen Patienten* müssen warten.

In einem Notfall werden Sie natürlich sofort behandelt. – Dieses System erfordert zwar ein wenig Aufmerksamkeit, gibt Ihnen aber als Patient* die Möglichkeit, Ihre Sprechstundendauer selbst zu wählen und verkürzt zugleich die Wartezeiten. Wenn Sie Fragen haben, welcher Weg für Sie der Beste ist, wenden Sie sich bitte an meine Arzthelferin bzw. Sprechstundenhilfe.

E

PSYCHOSOMATISCHE MEDIZIN

Das bipolare, dichotome Verständnis von Krankheit und Gesundheit in der traditionellen Psychosomatik

Bekannterweise ist auch die herkömmliche „Psychosomatik“ durch eine dichotome Betrachtungsweise von physischen und psychischen Erscheinungsformen gesundheitlicher Störungen gekennzeichnet. Sie unterscheidet sich diesbezüglich nicht von der bio-medizinisch orientierten Krankheitslehre. Dies steht allerdings nicht weiter in Übereinstimmung mit der aktuellen Auffassung einer non-dualistischen Theorie von Gesundheit und Krankheit, wie sie aus der Nutzung der Allgemeinen Systemtheorie für die Grundlagen der Humanmedizin abzuleiten ist. Der Stand der Wissenschaft lautet hier: Phänomene, die wir einerseits als seelisch und andererseits als körperlich bezeichnen, gehören nicht zwei unterschiedlichen Welten an – einer immateriellen geistigen und einer materiellen organischen – sondern gehören zur selben Wirklichkeit. Dies ist in der Theorie der Körper-Seele-Einheit (*body mind unity-theory*), die als erweitertes bio-psycho-soziales Modell zu verstehen ist, verankert.

Mit dem neuen Ansatz sollen allerdings die wertvollen historischen Arbeiten von Freud, Cannon, Selye, Alexander u.a. keineswegs herabgemindert werden. Diese haben zuvor den Boden aufbereitet für ein komplexeres Verständnis von Körper-Seele-Beziehungen und wesentliche Vorarbeiten für unseren heutigen Wissensstand von der Materie-Geist-Einheit geleistet. Von diesen Theorien zur Psychosomatik mit wissenschaftlichem Anspruch seien nur beispielshaft erwähnt: das *Konversionsmodell* (und das unentwickelt gebliebene Modell der *Aktualneurose*, vgl. Speidel 1993) von Sigmund Freud, das *Homöostase*-Modell von Cannon, das *psychophysiologische Stressmodell* von Selye, die *paläoanthropologischen Konzepte* von Balint oder Jonas, die *persönlichkeitspsychologischen Merkmalstheorien* oder das *psychovegetative Modell* von Alexander mit entsprechenden Weiterentwicklungen von v. Uexküll, v. Weizsäcker oder Wyss (s. z.B. Uexküll 2003).

Den bisher umfassendsten theoretischen Entwurf für eine neue Theorie der psychosomatischen Medizin verdanken wir George L. Engel (1976), der die systemtheoretischen Prinzipien für die Theoriebildung im Bereich der Leib-Seele-Diskussion propagierte. Mit seinem bio-psycho-sozialen Modell zum Verständnis von Krankheit war er – natürlich zusammen mit einer Reihe anderer prominenter Vertreter – der Wegbereiter für eine revolutionierende Perspektive zur Überwindung der leidigen und letztendlich wissenschaftlich unfruchtbaren Materie-Geist-Dichotomie. Von den vielen theoretischen Grundpositionen zur Erklärung der Beziehung zwischen Leib und Seele ist das bio-psycho-soziale Modell heute das mit Abstand häufigste zitierte Paradigma (Goodman (1991).

Das zurzeit interessanteste theoretische Konzept der psychosomatischen Medizin, welches – wie schon erwähnt – auf dem bio-psycho-sozialen Modell aufbaut und dieses an einem entscheidenden Punkt verbessert, soll hier noch etwas genauer eingegangen werden. Es handelt sich um eine Theorie, die inzwischen unter verschiedenen Bezeichnungen populär geworden ist: Theorie der Organischen Einheit, Theorie der Körper-Seele-Einheit, Theorie der Materie-Geist-Einheit (im Englischen auch als *organic unity-theory* oder *body mind unity-theory* bezeichnet).

Es ist hilfreich, zuvor ein paar Anmerkungen zu den *philosophischen* Grundlegungen von psychosomatischen Ansätzen zu machen. Unter historischer Perspektive sind es im Wesentlichen vier fundamentale Theorien, die dem Wettstreit um die Vorherrschaft zur Erklärung der Beziehung von Materie und Geist (bzw. von Leib und Seele) zugrunde liegen:

(1) *Leibnitz* war der Ansicht, dass Geist und Körper zwei ganz verschiedene Formen der Existenz darstellten und sich gleichsam in einer vorgegebenen Harmonie ohne Einfluss aufeinander verhielten. Dieser psychophysische Parallelismus konnte sich wegen der offensichtlichen gegenseitigen Beeinflussbarkeit von physischen und psychischen Ereignissen nicht halten.

(2) *Descartes* formulierte den psychophysischen Dualismus, der ebenfalls von zwei verschiedenen Formen der Existenz von Körper und

Seele ausgeht, welche sich seiner Ansicht nach allerdings interaktiv verhielten und sich gegenseitig beeinflussten.

(3) *Hobbes* vertrat die Theorie des Materialismus, wonach die Wirklichkeit immer eine physische Wirklichkeit sei und eine davon losgelöste, andere Realität wie die von mentalen Phänomenen nicht existiere. Diese materialistische philosophische Grundorientierung hat wiederum *drei* Subtheorien hervorgebracht:

(a) den *Reduktionismus*. wonach das Mentale auf das Physikalische reduziert werden könne und somit vollkommen durch die Analyse der zugrundeliegenden physischen Prozesse erklärbar sei;
(b) geistige Phänomene seien nur *Epiphänomene*, also sekundäre oder zufällige Effekte von physischen Prozessen und
(c) geistige Phänomene entstünden bzw. erwüchsen aus physischen Phänomenen – gleichsam als systemische Ganzheiten, hervorgebracht aus der Interaktion von physischen Prozessen; geistige Prozesse hätten danach systemische Eigenschaften, die nicht auf die Eigenschaften ihrer Konstituenten reduziert werden könnten – wie dies die *Allgemeine Systemtheorie* beschreibt.

(4) Neben dem psychophysischen *Parallelismus*, dem psychophysischen *Dualismus* und dem *Materialismus* gibt es noch eine vierte fundamentale Theorie zum Leib-Seele-Problem, nämlich die Leib-Seele-Identität von Spinoza. Er behauptet, dass Gehirnprozesse und Geisteszustand ein und dasselbe seien oder – anders formuliert – dass diese bloß verschiedene Arten des Verstehens des an sich gleichen Gegenstandes wären.

Wie noch ausgeführt werden wird, liegt der aktuelle Erkenntnisstand in einer Integration der Punkte 3c und 4 – zumindest findet dies den Zuspruch der meisten Wissenschafter.

Am Beginn ihrer Entwicklung verstand sich die psychosomatische Medizin vorwiegend als eine eigene Subdisziplin innerhalb der anderen medizinischen Disziplinen. Ihr Schwerpunkt lag im Bereich der ätiologischen Forschung. Während andere Mediziner in Bakterien oder Viren die spezifischen Ursachen der von ihnen erforschten Krankheiten fanden, suchten die Psychosomatiker bei einigen ausgewählten

Erkrankungen die Ursache in psycho-sozialen Konflikten oder behaupteten dies zumindest. Diese Erkrankungen wurden dann als *psychosomatische Krankheiten* benannt. Von einem derartigen reduktionistischem Ursache-Wirkungs-Modell hat sich der heutige Wissensstand schon seit längerem verabschiedet. Nach dem aktuellen Verständnis ist es obsolet geworden, von *psychosomatischen Erkrankungen* zu sprechen, da das sog. Psychogenese-Modell nicht weiter aufrecht zu halten ist. Die Idee, dass spezifische Konflikte oder spezifische Persönlichkeitszüge per se bestimmte Krankheiten hervorzurufen imstande sind, wurde von der empirischen Forschung als zu simpel und letztendlich als falsch entlarvt.

Bio-psycho-soziale Diagnostik und Therapie bei gesundheitlichen Störungen

Es wäre aktuell günstiger, den Begriff *Psychosomatik* wegen seiner traditionellen wissenschaftstheoretischen Beschränktheit zu verlassen und stattdessen von einer *psychosomatischen Medizin* zu sprechen. Diese begreift sich als eine umfassendere Betrachtungsweise, welche – unabhängig von der Art der Erkrankung – in jeder der klinisch-medizinischen Disziplinen zu berücksichtigen ist. So wird aus einer Subdisziplin ein Grundlagenfach für die gesamte Medizin. Hier gilt als Grundsatz, dass bei jeder Erkrankung neben biologischen Aspekten in der Ätiopathogenese (also den genetischen, bakteriellen, viralen, physikochemischen ... Faktoren) immer auch psycho-soziale (psychologische und öko-soziale) Faktoren beteiligt sein können, weil es – genau genommen – keinen Krankheitsprozess im „luftleeren" Lebensraum, d.h. ohne psycho-soziale bzw. öko-kulturelle Einbettung gibt. Der Krankheitsprozess ist daher in seine inneren und äußeren «Lebensbedingungen» eingebettet zu betrachten. Es ist ratsam, diese öko-psycho-sozialen Einflussgrößen als prinzipiell gleichgewichtet zu betrachten, da nur im Einzelfall (und weitgehend unabhängig von der Krankheit im somatischen Sinn) ein größerer oder kleinerer Beitrag dieser Faktoren am Krankheitsgeschehen nachweisbar ist.

In diesem Krankheitsmodell wird konsequent berücksichtigt, dass der Mensch nicht nur ein (biologischer) Körper ist, sondern auch einen

Körper hat, zu dem er erlebend, d.h. kognitiv, emotional und handelnd Stellung bezieht. Neben seiner biologischen hat der Mensch auch eine für die Entstehung, Ausbildung und Aufrechterhaltung von gesundheitlichen Störungen zu berücksichtigende psychosoziale und öko-kulturelle Natur. Das menschliche Individuum ist Subjekt, also erlebend, intendierend und auf die Welt handelnd ausgerichtet. Da diese Subjektivität natürlicherweise auch den eigenen Körper miteinschließt, ist das Verhalten in der Krankheit nicht nur durch biologische Veränderungen bedingt, sondern immer auch durch die Bedeutung bestimmt, die der Mensch durch seine Gedanken und Gefühle der Krankheit, der Behandlung, der Therapie oder dem Arztverhalten usw. entgegenbringt. Der (biologische) Befund erklärt daher nie zur Gänze das Befinden des Patienten*.

Dieses Subjekthafte des Menschen und die Wechselbeziehungen zwischen seiner biologischen, psychologischen und öko-sozialen Natur bilden den aktuellen Gegenstand „psychosomatischer" Diagnostik und Therapie. Im *bio-psycho-sozialen Krankheitsmodell* werden diese Wechselbeziehungen berücksichtigt, wobei psycho-soziale (und im Weiteren auch ökologische) Gesichtspunkte nicht bloß additiv dem Biologischen hinzugefügt, sondern in ein integriertes Wirksystem einbezogen werden. Dieses Modell kann auch als Übergang von einer krankheitszentrierten zu einer patientenzentrierten Medizin betrachtet werden. Für die Gültigkeit dieses bio-psycho-sozialen Krankheitsmodells, d.h. für die Bedeutung psychosozialer Faktoren in Ätiologie, Pathogenese, Verlauf und Therapie vermeintlicher „reiner organischer" Krankheiten, sind in den letzten Jahrzehnten von den verschiedensten Forschungsprojekten überzeugende wissenschaftliche Beweise erbracht worden (vgl. z.B. die Arbeiten von Herbert Weiner, der dazu eine große Zahl an empirischen Studien gesammelt hat). Die gegenwärtige Debatte dreht sich daher nicht mehr um die Validität des bio-psycho-sozialen Krankheitsmodells, sondern vielmehr um die Herausforderung, wie man diesem im ärztlichen Alltag organisatorisch gerecht werden kann.

Einen guten Einstieg in die Praxis des bio-psycho-sozialen Krankheitsverständnisses bietet die folgende Arbeitsvorlage (s. Tabelle unten). Sie geht vom aktuellen Krankheitszustand eines Patienten* aus und skizziert zugleich die wesentlichen Rahmenbedingungen:

Raster für die Dokumentation einer *Simultandiagnostik* und *Simultantherapie* im klinischen Alltag		
BEOBACHTUNGS-EBENE	**DIAGNOSTIK** bisherige diagnostische Erkenntnisse (Fakten von Interpretationen trennen!)	**THERAPIE** Konsequenzen für die weitere Behandlung (konkrete Schritte und Überlegungen)
biologisch *Organismus d. Pat.:* organmedizinische bzw. körperliche Aspekte, materielle Befunde	z. B. ätiologische und pathogenetische Aspekte, Risikofaktoren; weitere Abklärung? …………… …………… …………… ……………	physikalische, medikamentöse, chirurgische Interventionen …………… …………… …………… …………… ……………
psychologisch *Persönlichkeit d. Pat.:* Erlebens- und Verhaltenseigenheiten, individueller Lebensstil, Verhaltensrisikofaktoren, psychosoziale Schutzfaktoren	z. B. auslösende oder aufrechterhaltende Faktoren; Persönlichkeitsaspekte, Bewältigungsstil, subj. Krankheitstheorie …………… …………… …………… ……………	Ärztliches Gespräch, psycholog. Beratung, psychophysiolog. Regulationsverfahren; Überweisung zur Psychotherapie? …………… …………… …………… ……………
ökosozial *die Lebenswelt d. Pat.:* familiäre, beruflich-gesellschaftliche und andere umweltbezogene Lebensbedingungen	z. B. soziales Netzwerk/sozialer Rückhalt, akut oder chronisch belastende Stressoren in Beruf/Familie/Wohnbedingungen ... …………… …………… …………… ……………	informative Beratung, Vermittlung von helfenden Kontakten zu Familie, Arbeitsplatz, Behörden, psychosozialen Beratungsstellen oder Vereinen …………… …………… …………… ……………

Anmerkungen zum Verständnis des Zusammenhangs der einzelnen Beobachtungsebenen:

1. *Krankheitsverständnis* („Expertenmodell"): Wie könnte der Patient* mit seinen beobachtbaren Krankheitsphänomenen „verstanden" werden? (Wechselwirkungs- bzw. Korrelations-Hypothesen im Sinne des bio-psycho-sozialen Erklärungsmodells):

……………………………………………………………………………………

……………………………………………………………………………………

2. Welche prinzipiellen *Interventionsmöglichkeiten* ergeben sich (aus Punkt 1) auf jeder der drei Ebenen des bio-psycho-sozialen Modells (d.h. auf organischer, psychologischer und umweltbezogener Ebene)?

……………………………………………………………………………………

……………………………………………………………………………………

3. Wo soll der *Therapie-Fokus* gesetzt werden bzw. womit soll begonnen werden? (mit Begründung):

……………………………………………………………………………………

……………………………………………………………………………………

Wenn jedes Ereignis oder jeder Prozess, der an der Ätiologie, der Pathogenese, der symptomatischen Manifestation und der Behandlung von gesundheitlichen Störungen beteiligt ist, nicht nur als organisch-materielles Phänomen betrachtet wird, ergibt sich eine weitere Folgerung aus diesem Krankheitsmodell: Krankheitsereignisse sind dann nicht entweder biologisch oder psychologisch determiniert, sondern müssen als *sowohl* biologisch *als auch* psychologisch (bzw. im Weiteren als „Lebenswelt" bedingte) Ereignisse gesehen werden.

Bei diesem Krankheitsverständnis gab es ursprünglich allerdings ein wissenschaftstheoretisches Grundproblem: Wie kann ein in Raum und Zeit nicht verorteter „Geist" (bzw. „Seele") das Gehirn (als materielle Entität) beeinflussen, ohne dabei die fundamentalen physikalischen Grundgesetze von der Erhaltung der Masse und Energie außer Kraft zu setzen? Der Lösungsvorschlag für diese bis dahin ernsthafte Schwachstelle des originären bio-psycho-sozialen Modells kommt aus der bereits seit 300 Jahren bekannten (mental-physischen oder) *Leib-Seele-Identitätstheorie* von Spinoza. Mit ihr wird aus dem ursprünglichen bio-psycho-sozialen Modell ein sog. erweitertes bio-psycho-soziales Modell, das inzwischen als *Theorie der Organismischen Einheit* (im Englischen als *organic unity-theory* oder *body mind unity-theory)* oder auch als *Körper-Seele-Einheits-Theorie* bekannt geworden ist: Geistige (bzw. alle seelischen) Phänomene werden als *emergente* Phänomene des hochkomplexen Organismus verstanden; sie gehören demnach zur gleichen Wirklichkeit und benötigen keine (bis dato unaufgeklärte) Zwei-Welten-Theorie (s. z.B. Egger 2017, 2020).

Lange Zeit wurde der Begriff *Psychosomatik* fälschlicherweise so verwendet, als ob *Geist* und *Körper* separat existieren würden und durch irgendeine Art von Interaktion verbunden wären. Die Überwindung solcher sprachgebundenen Irrtümer kommt einem erstrangigen semiotischen Problem gleich, worauf auch v. Uexküll & Wesiack in ihrem Buch „Theorie der Humanmedizin" (1988, s.a. v. Uexküll & Wesiack 2003) eindringlich hinweisen: Die meisten Probleme in der Leib-Seele-Theorie-Diskussion kommen zustande, weil Begriffe vermischt werden, die aus ganz verschiedenen Systemen stammen und die mit ihrem logischen und kategorialen Typus aber nur jeweils in einem spezifischen System gelten. Dies ist in der Logik bekannt als *Kategorienfehler*. Fehler entstehen notwendigerweise immer dann, wenn man versucht, kausale Verbindungen zwischen Ereignissen herzustellen und dabei Begriffe verwendet, die aus ganz unterschiedlichen theoretischen Bezugsrahmen stammen und daher inkompatible logische wie kategoriale Strukturen besitzen. Da aber Begriffe die Werkzeuge unseres Denkens sind, wird nachvollziehbar, wie leicht solche Kategorienfehler zu falschen Ergebnissen bzw. irreführenden Vorstellungen führen (vgl. z.B. die „Symbolmedizin" der TCM).

Aus dem Modell folgt auch, dass die Gleichung von *genetisch = biologisch* und von *psychologisch = umweltbedingt*, gleichermaßen falsch ist wie die Dichotomisierung zwischen *biologisch* und *psychologisch*. Vererbt sind genetisch codierte Prädispositionen für die Entwicklung von Ereignissen oder Prozessmustern, die ihrerseits wieder verstanden werden können in sowohl biologischen als auch psychologischen Begriffen. Jedes Ereignis oder jeder Prozess, der an der Ätiologie, der Pathogenese, der symptomatischen Manifestation und der Behandlung von Störungen beteiligt ist, ist folgerichtig nicht entweder biologisch oder psychologisch, sondern sowohl biologisch als auch psychologisch. Damit ergibt sich die Möglichkeit, die vorgetäuschte Dichotomie zwischen biologischer (organischer) Wirklichkeit einerseits und psychologischer (funktioneller) Wirklichkeit auf der anderen Seite zu überwinden – eine Dichotomie, die (wie oben erwähnt) primär auf Kategorienfehler im linguistischen bzw. konzeptuellen Rahmen zurückzuführen ist.

Für die Psychotherapie folgt bspw. daraus, dass eine Störung wie etwa das *Herzangstsyndrom* nicht weniger biologisch ist als eine *koronare Herzkrankheit* und eine koronare Herzkrankheit nicht weniger psychologisch ist als ein Herzangstsyndrom. Wenn der Organismus und seine Subsysteme als sich selbst aufrechterhaltende (selbstorganisierende) Systeme aufgefasst werden, dann bedarf es für die diagnostische und auch therapeutische Arbeit einer speziellen Zugangsweise: Es müssen nicht nur die physiologischen (z.B. Hormon- oder Immunkomponenten) oder psychologischen (d.h. Erlebnis- und Verhaltenskomponenten), sondern natürlich auch alle relevanten hierarchisch über- und untergeordneten Systeme als funktionale Ganzheiten verstanden werden. Die häufig geübte Praxis, die einzelnen Systemkomponenten einfach nebeneinander zu stellen, reicht keinesfalls aus.

Für die praktische Zugehensweise hat sich hier das Modell der parallel laufenden diagnostischen und therapeutischen Arbeit bewährt. Die Informationen aus den unterschiedlichen Datenquellen werden mehr oder minder simultan verarbeitet (daher auch als „Simultandiagnostik" und „Simultantherapie" bezeichnet, n. P. Hahn/Heidelberg) und im Prinzip auch wieder parallel – und nicht seriell – therapeutisch genutzt.

Für das konventionelle medizinische Denken einigermaßen revolutionär – wenngleich bereits ausreichend empirisch gesichert – mutet folgende Erkenntnis an: Nach dem erweiterten bio-psycho-sozialen Modell (der „Körper-Seele-Einheits-Theorie") sind sowohl physiologische als auch psychologische Interventionen prinzipiell gleichermaßen in der Lage, Änderungen im Organismus zu erzeugen, die sowohl physischer wie psychischer Natur sind – d. h. die potentiell sowohl in der materiell-körperlichen wie auch in der psychologisch-mentalen Begrifflichkeit beschreibbar sind. Demgemäß wäre es nach aktuellem Wissensstand auch keine Kontradiktion, die psychologische Therapie als biologisch wirksame Intervention zu verstehen. Jede Behandlungsphilosophie, die die Bedeutung entweder der physischen oder der psychologischen Prozesse verleugnet, sollte mit größter Vorsicht gesehen werden. Grenzziehungen zwischen den unterschiedlichen Behandlungsdisziplinen sind im Übrigen weitgehend willkürlich, wenngleich nicht ohne Wert. Das erweiterte bio-psycho-soziale Modell impliziert größtmögliche Offenheit gegenüber unterschiedlichen Gebieten der Erfahrung, sowohl innerhalb eines einzelnen Experten, als auch maximale Offenheit gegenüber verschiedenen Untersuchungsgebieten.

Die Vertreter des aktuellen bio-psycho-sozialen Modells sind sich darin einig, dass sich auch für die klinische Praxis keine Notwendigkeit für eine Trennung zwischen physiologischer Behandlung einerseits und psychologischer Therapie andererseits ergibt. Denn selbst wenn der Patient* als eine „ganzheitliche organismische Einheit" verstanden wird, ist es nicht immer notwendig, Experte zu sein in Theorie und Praxis sowohl einer chirurgischen oder pharmakologischen Behandlung als auch einer psychologischen Therapie. Aber es wird notwendig sein, in beiden Sprachsystemen – nämlich der bio-medizinischen und der psychologischen Sprache – bewandert zu sein, um sowohl die objektive (materielle) wie die subjektive (psychologische) Datenebene bewerten zu können.

Stress- und belastungskorrelierte Krankheitsphänomene

„Stress" wird heute (wenn der Begriff wegen seiner begrifflichen Überdehnung überhaupt noch in der wissenschaftlichen Diskussion Verwendung findet) als prozesshaftes psycho-biologisches („systemisches") Phänomen konzipiert. Im Rahmen eines allgemeinen Anforderungs-Belastungs-Prozesses gibt es generelle und spezifisch-individuelle Auslösebindungen, welche biochemische und psychologische Verarbeitungsprozesse provozieren, die wiederum generelle und individuelle Reaktionsmuster zur Folge haben. In diesem prozesshaften Geschehen gibt es eine Reihe von Rückkoppelungsmöglichkeiten: So spielen z. B. auf psychologischer Ebene Bewertungsprozesse für die Form der Bewältigungsintention und Anpassungs-/Bewältigungsversuche eine herausragende Rolle. Es kann zu maladaptiven Phänomenen, Pseudoanpassungen bzw. Fehlanpassungen kommen, welche wiederum stark von Konditionierungsvorgängen („Lernprozessen") bestimmt werden.

Im Bereich psychosozialer Beanspruchungen bestimmen die individuellen Bewältigungsfähigkeiten und Bewältigungsfertigkeiten in Situationen mit latenten, immer wiederkehrenden oder extremen Anforderungen weitgehend das psychophysiologische Belastungsmuster. Wenngleich auch hier genetische und prädisponierende Faktoren nachweisbar sind, spielen doch Konditionierungsprozesse sowohl auf psychologischer als auch auf physiologischer Ebene – bis hin zur Konditionierbarkeit von biochemischen bzw. immunologischen Reaktionen – eine wichtige Rolle. (Klinische Befunde zur Beeinflussbarkeit von Immunprozessen durch psychologische Faktoren haben so über die Jahrzehnte ihre erklärende Bestätigung erfahren.)

In zeitlicher Perspektive eines solchen allgemeinen neuro-psycho-immunologischen Ansatzes kann es zur Ausbildung von Hypo-Reaktivität (also Formen des Totstellreflexes mit Phänomenen des depressiven Rückzugs oder Nicht-Reagierens), von Hyper-Reaktivität (Formen des

Kampfreaktionsmusters wie andauernde aggressive Anspannung bis zum Erschöpfungszusammenbruch) oder auch von eingeschliffenen Fluchtreaktionsmustern (wie den vielfältigen Formen von Vermeidungsverhalten mit erhöhten Angst- und Erregungszuständen) kommen. Die mit diesen psychologischen Reaktionsmustern verbundenen physiologischen Vorgänge sind parallel dazu beobachtbar (bzw. technisch erfassbar).

Auf der Basis dieser Erklärungsansätze bieten sich für die Therapie auf physiologischer Ebene beispielsweise die Verabreichung von Antihistaminika oder Immunglobulinen an, auf psychologischer Ebene muss die Kompetenz für die Kontrollierbarkeit gegenüber bisher überfordernden Situationen erhöht werden und zwar durch die Vermittlung von psychophysiologisch wirksamen Regulations- und Entspannungstechniken oder auch von Selbstbehauptungs- bzw. Durchsetzungsstrategien, welche als „Stressbewältigungsstrategien" weite Verbreitung gefunden haben.

Die folgende Skizze zeigt dazu das Schema der „Psycho-Neuro-Immunologie", in welchem die vielfältigen Wechselwirkungen zwischen den Tätigkeiten des Zentralen Nervensystems (ZNS), des Autonomen Nervensystems (ANS), des Endokrinen Systems (ES) und des Immunsystems (IS) angedeutet werden.

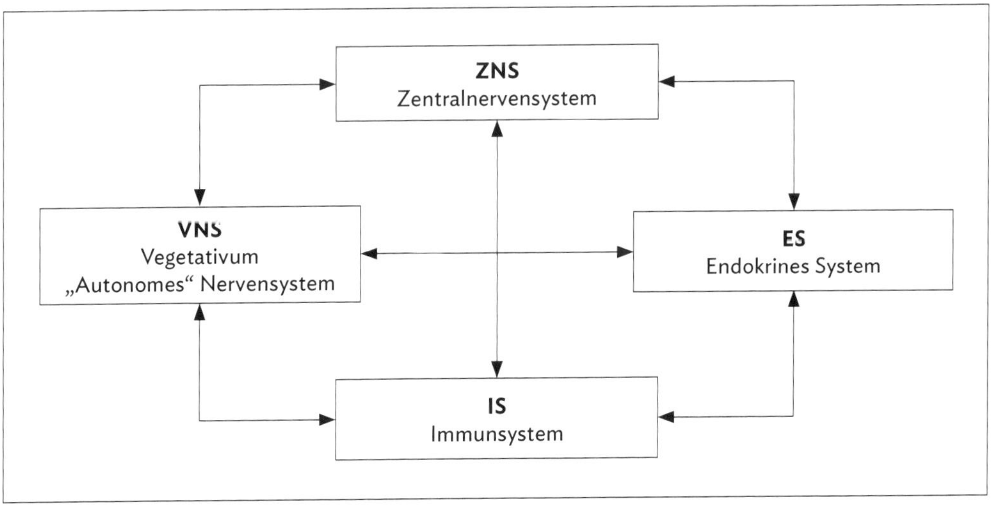

Abbildung: das Wirkungsschema der Psycho-Neuro-Immunologie bzw. Psycho-Neuro-Endokrinologie (vgl. Ferstl 1989, mod. Egger 1994, 2015)

Die interdisziplinären Arbeitsbereiche „Psycho-Neuro-Endokrinologie“ „und Psycho-Neuro-Immunologie“, die in enger Verzahnung mit der verhaltensmedizinischen Belastungsforschung aktiv geworden sind, haben eine weitverzweigte psycho-biologische Aktivierungs- und mehrdimensionale Belastungs-/ Bewältigungsforschung hervorgebracht. Themen wie „Krankheitsverarbeitung „und „Coping“ (Bewältigungsverhalten) haben sich recht bald als potente Wirkfaktoren in diesen prozesshaften Vorgängen herausgestellt.

Als Übersicht zu den Stressachsen ist vereinfachend anzumerken: Die *big player* sind einerseits die Glucocorticoide bzw. Corticosteroide (aus dem Nebennierenrindensystem), welche die eigentlichen Stresshormone darstellen (und auch den Totstellreflex bzw. die Schockstarre vermitteln). Sie haben eine weitgehend immunsuppressive Wirkung. Weiters sind hier die Katecholamine (aus dem Nebennierenmark) zu nennen (insbesondere Adrenalin für Flucht und Angst sowie Noradrenalin für Kampf und Aggression), welche bei noch bewältigbaren Belastungen aktiviert werden. Diese werden daher generell als Aktivierungshormone bezeichnet. Beide Hormongruppen (Corticosteroide und Katecholamine) arbeiten nicht unabhängig voneinander, sodass ihr Mischungsverhältnis mehr aussagt als ein absoluter Messwert eines einzelnen Transmitters (s. Kiess & Hall 1989).

Psychische Erlebnisse führen bei Mensch und Tier zu den gleichen aktivierenden Prozessen. Folgen wie Sterilität, abnorme Hormonreaktionen, Nierenversagen und Tod sind beim Menschen unter extremen oder lang anhaltenden Stressbedingungen nachgewiesen. Aber nicht nur solche übermäßigen Dauerbelastungen, sondern auch kürzere Belastungen sind schädigend, wenn sie häufig (oder immer wiederkehrend) auftreten, weil diese über primär zentralnervöse Verarbeitungsprozesse, wie Bewertungs- und Einschätzungsmechanismen zu – allerdings individuell unterschiedlichen – Belastungen führen und akkumulierende pathogene Potenz erhalten können.

Man kann daher im Gegensatz zum unspezifischen Erregungswert die schädigenden Faktoren einer bestimmten Situation für das Individuum nicht ohne weiteres voraussagen. So kann z.B. der Lärm einer Diskothek in einer bestimmten Intensität, die an und für sich

Abbildung: Die zwei Achsen der körperlichen Stressreaktion

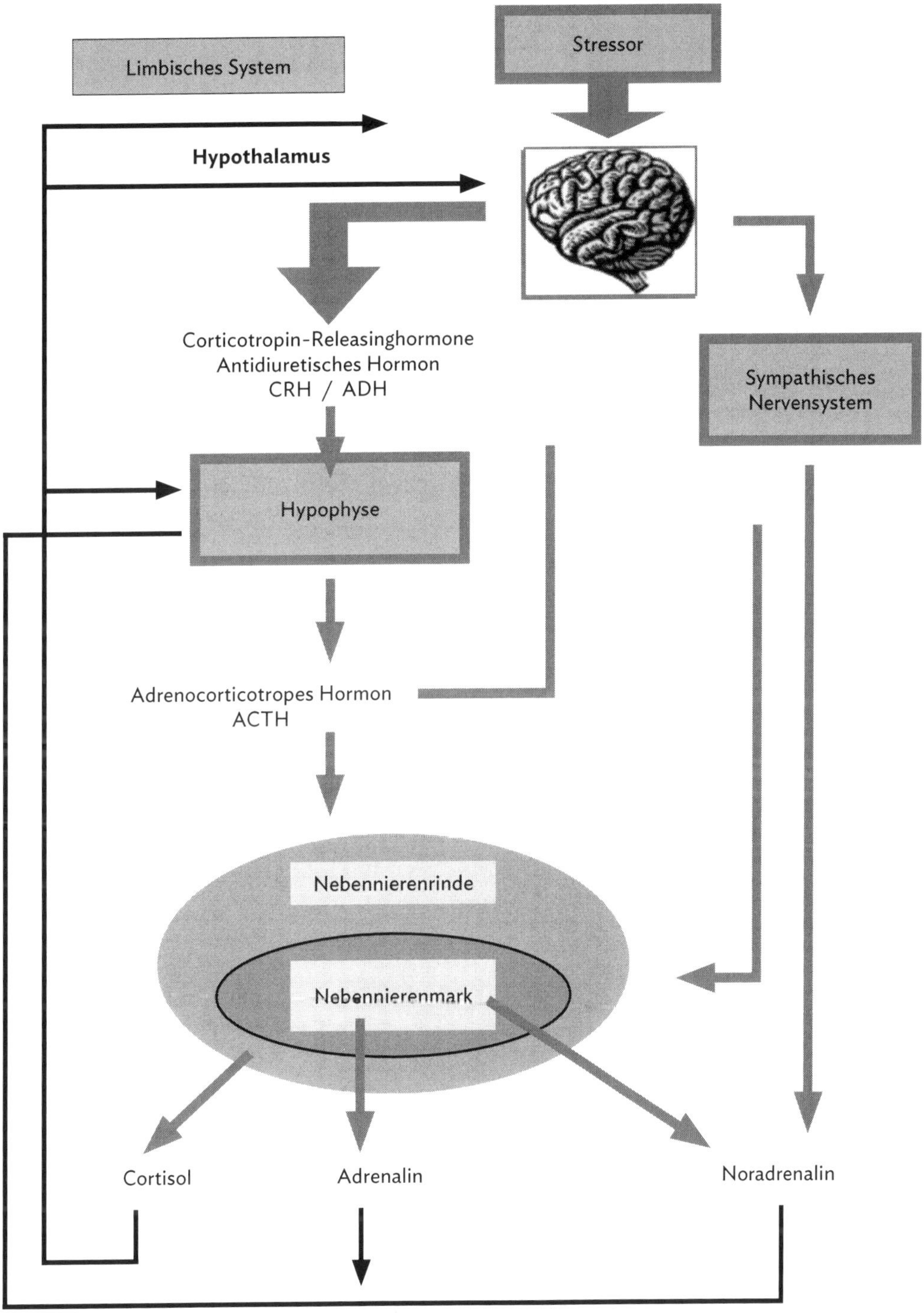

noch nicht physiologisch schädigend ist, von einer Person aversiv erlebt und durch diese subjektive Ablehnung zu einer untragbaren Belastung werden, während eine andere Person diesen Geräuschpegel nicht nur toleriert, sondern mit freudiger Erwartung aufsucht und genießt.

Zusammenfassend kann folgende Allgemeinaussage formuliert werden: In Selyes Stress-Konzept besteht die Alarmphase aus einem komplexen Zusammenspiel von corticalen, hypophysären und adrenalen Vorgängen. Das Stadium des Widerstands ist erreicht, wenn die neurohumorale Umstellung abgeschlossen ist. Hält die Stresseinwirkung über längere Zeit an (oder übersteigt sie eine tolerable Intensität) so nimmt die Widerstandskraft ab und mündet in eine Erschöpfungsphase. Hier sind also fehlerhafte oder erschöpfte Anpassungsreaktionen als pathogenetische Faktoren anzusehen und machen sich insbesondere an Nieren, Blutgefäßen, Schleimhäuten, lymphatischen Gewebe und Bindegewebe in Form von dauerhaften (krankhaften) Veränderungen bemerkbar. Allerdings reagieren Individuen nicht so einheitlich auf Stressoren, wie dies Selye und seine Anhänger angenommen haben. Eine Reihe von erworbenen bzw. konditionierten Reaktionsmustern, sowohl auf psychologischer wie auch auf physiologischer Ebene, ergeben zusammen mit vererbten Reaktionsbereitschaften – wie z. B. im Rahmen des sympathischen Nervensystems – unterschiedliche Bedingungen für die Stresstoleranz d. h. unterschiedliche physiologische Reaktionsabläufe bei gleichen Stressorbedingungen.

Trotzdem lassen sich einige klassische Stressoren nennen: Hitze, Kälte, Infektionen, Vergiftungen, Verletzungen, Schock- und Operationstraumata sind einige wesentliche davon, wobei im Organismus neben spezifischen Abwehrreaktionen wie Entzündungen, humorale und zelluläre Antikörperbildung auch eine unspezifische Abwehr im Sinne des Stressgeschehens festzustellen ist. Auslösereize für Stressreaktionen sind in unserer Umwelt jedoch umfassender vorhanden als die eben genannten klassischen. Insgesamt dürften nach Ansicht der psychophysiologischen Stressforschung psychosoziale Stimuli (bspw. Aufregungen durch Spannungen mit Vorgesetzten, Konkurrenten oder

Untergebenen, zu hohe oder zu niedrige Anforderungen in den Bereichen Beruf und Familie, gestörte nachbarschaftliche Beziehungen etc.) im Vordergrund stehen.

Ein weiterer wichtiger Befund aus der psychophysiologischen Belastungsforschung ist, zwischen *zwei Arten von Belastungen* zu unterscheiden: *Effort* (meint eine Anstrengungshaltung, vor allem in Form von körperlicher Belastung) und *Distress* (als eine mehr oder minder stark unangenehm erlebte oder angstprovozierende Belastungssituation). Daraus ergeben sich folgende Kombinationen:

1. Effort und Distress treten gemeinsam auf: Hier kommt es zu einer Erhöhung der Katecholamine (Aktivierungshormone) *und* der Cortisolausschüttung (Kortikoide sind, wie bereits erwähnt, die eigentlichen „Stresshormone"). Inhaltlich handelt es sich hauptsächlich um eine anstrengende Arbeit, die mit Unlust verrichtet wird.
2. Effort ohne Distress: Hier kommt es im Wesentlichen nur zu einer Katecholaminausschüttung, Cortisol wird unterdrückt. Beobachtet wird dieses Phänomen z. B. bei einer anstrengenden (körperlichen) Arbeit, die Freude macht.
3. Distress ohne Effort: Hier kommt es zu einer starken Cortisolausschüttung, die die Bedeutung der Katecholamine wesentlich übersteigt. Dies tritt z. B. in Situationen der Hoffnungslosigkeit auf, wenn die Möglichkeit von Kampf oder Flucht aufgegeben werden.

Der entscheidende Faktor besteht in der hohen und niedrigen Kontrolle über die Anforderungsbedingungen, sodass die subjektive Kontrollierbarkeit (bzw. individuelle Bewältigungskompetenz) einer gegebenen äußeren oder inneren Situation zur Drehscheibe der psychobiologischen Prozesse wird.

Die oftmals gestellte Frage, warum die Stresshormone (Corticosteroide) eine – prima vista schwer verständliche – deutliche immunsuppressive Wirkung haben, lässt sich am besten mit einem kybernetischen Modell beantworten: Würde der Abwehrkampf des Organismus keine negative Rückkoppelung eingebaut haben, würde sich der (anfänglich lebenserhaltende) Bewältigungsprozess bald in einen zerstörenden (weil ungebremsten und damit kontraproduktiven)

Prozess umkehren (wie wir das bei den Autoimmunerkrankungen beobachten können).

Ein anderer Aspekt der Belastungsforschung liegt in der *zeitlichen* Perspektive. Hier geht es um die Folgen der Akkumulation von Belastungsreaktionen. Wie wirken sich chronische Stresssituationen, z. B. jahrzehntelange Belastung durch Schichtarbeit, Dauerbeschallung usw. aus? Hier zeigt sich folgendes Bild:

In der sog. *Adaptationsphase* ergibt sich eine noch relativ geringe Korrelation zwischen den psychosozialen Faktoren bzw. Arbeitsbelastungsfaktoren einerseits und Gesundheitsfaktoren andererseits. Im weiteren Verlauf des Längsschnittes, z. B. nach 10 bis 20 Jahren, korrelieren psychosoziale Faktoren und Arbeitsbelastungsfaktoren bereits hoch mit Gesundheitsfaktoren. Man nennt dies die *Sensibilisierungsphase*. Im weiteren Verlauf dieses Längsschnitts dominieren nun bereits die klassischen *Risikofaktoren* wie z.B. eine pathologische Erhöhung des arteriellen Drucks, Fettstoffwechselstörungen, Diabetes mellitus oder Hyperuricämie. Diese pathologischen Regulationsstörungen stehen nun phänomenologisch im Vordergrund, wenngleich sie eine lange vorausgehende Akkumulationsphase in ihrer Genese aufweisen. Dieser Akkumulationsprozess ist ohnehin das ganze Leben lang von Relevanz, aber chronische Stressbedingungen können diesen erheblich verkürzen und das Auftreten von Krankheiten signifikant beschleunigen. Die *nachweisbare morphologische Veränderung* steht dann praktisch am Ende dieser Entwicklung.

Die Behandlung von Patienten* mit somatoformen Störungen

Die Verhaltensmedizin – anfänglich gelegentlich auch als „empirische Psychosomatik“ bezeichnet – stellt eine der neueren Entwicklungen in den sog. psychosomatischen Wissenschaften dar. Hier wird die Idee, dass es psychosomatische und folglich auch nicht-psychosomatische Krankheiten gäbe, endgültig zugunsten einer synergetischen Konzeption von Gesundheit bzw. Krankheit aufgegeben. Die Verhaltensmedizin versteht sich überwiegend als eine angewandte Systemwissenschaft und stellt sich zur Aufgabe, Krankheitsmechanismen im Rahmen eines stark erweiterten und systemtheoretisch formulierten bio-psycho-sozialen Krankheitsverständnisses zu erforschen.

Die Erkenntnisse aus dieser erfahrungswissenschaftlichen Forschung werden zur Entwicklung moderner pragmatischer Behandlungsmaßnahmen in allen Bereichen der Medizin – und damit bei allen Krankheiten – genützt. Dabei werden für unterschiedliche Störungen bzw. Krankheiten jeweils unterschiedliche (psychologische oder psychophysiologische) Interventionen maßgeschneidert. Ein besonders ergiebiges Arbeitsfeld stellen hier die sog. „somatoformen Störungen“ dar. Es handelt sich – vereinfacht formuliert – um krankheitswertige Gesundheitsstörungen, für die es keinen ausreichenden organischen Befund gibt, deren Symptome aber von den Patienten* ganz stark als „organisch“ erlebt werden.

Eine differenziertere Betrachtung der von den Patienten* beklagten Beschwerden ergibt folgende Kategorisierungsmöglichkeiten: Unter dem Begriff „somatoforme Störungen“ ist eine heterogene Gruppe von Erkrankungen zusammengefasst, deren gemeinsames Merkmal „körperliche Beschwerden ohne ausreichendes organisches Korrelat“ ist. Während jedoch bei der Somatisierungsstörung die Beschwerden per se im Vordergrund stehen, ist bei starken gesundheitsbezogenen Ängsten („Hypochondrie“) die Angst vor einer schweren Erkrankung der zentrale Punkt. Patienten* mit somatoformen Störungen zeigen auch typische Verhaltensweisen (*doctor shopping*, *checking behavior* etc.), welche die Störung aufrechterhalten. Eine spezielle Schulung betreffend (a) Diagnosestellung, (b) differentialdiagnostische Überlegungen, (c) prädisponierende, auslösende und aufrechterhaltende Faktoren und (d) therapeutische Interventionen kann den Umgang mit dieser Patienten*gruppe deutlich erleichtern und den Therapieerfolg optimieren helfen. Im Mittelpunkt der therapeutischen Interventionen stehen im Regelfall Verhaltensänderungen bei den Behandelten, Vereinbarungen, die mit Betroffenen geschlossenen werden können und die Erarbeitung eines alternativen Erklärungsmodells mit den Patienten*, unter besonderer Berücksichtigung subjektiver Krankheitsmodelle (s. Arbeitsblätter in diesem Kapitel).

Verhaltensmedizinische Therapiemaßnahmen haben neben der Einsichtsvermittlung in psycho-biologische Zusammenhänge auch konkrete Verhaltensinstruktionen und den Erwerb von gesundheitsrelevanten

Fertigkeiten zum Inhalt. In der Regel werden systematisch Fertigkeiten eingeübt, welche die Patienten* hinkünftig in die Lage versetzen sollen, selbst auf ihren Gesundheitszustand und ihr Wohlbefinden Einfluss zu nehmen. Wo immer dies möglich ist, werden die Fertigkeiten so vermittelt, dass sie (im Sinne von Selbstregulationskompetenzen) bei Bedarf eingesetzt werden können. Die Therapieeffekte verhaltensmedizinischer Interventionen werden kontrolliert und dienen der konkreten Behandlungsoptimierung. Die bis jetzt vorliegenden wissenschaftlich kontrollierten Behandlungsergebnisse weisen die Verhaltensmedizin als die mit Abstand effektivste psychologische Strategie in der Medizin aus (s.a. Egger, 2015).

Generell feststellbar ist, dass Menschen, die unter einer Somatisierungsstörung leiden, im Laufe ihres Lebens eine oder viele (sich abwechselnde) körperliche Beschwerden aufweisen, die eine deutliche Einschränkung der Lebensqualität nach sich ziehen. Häufig sind diese Menschen von mehreren Ärzten* wiederholt gründlich durchuntersucht worden (Stichwort: „*doctor shopping*"), ohne dass ein Befund das Ausmaß der Beschwerden erklären könnte. Sie fühlen sich daher oft nicht ernst genommen, haben weiterhin ihre Beschwerden und fühlen sich immer schlechter. Daher kommt es bei vielen Betroffenen im Laufe der Erkrankung auch zum Auftreten von depressiven Verstimmungen – diese können ihrerseits wiederum die körperlich erlebten Beschwerden verschlimmern. Aufgrund dieser Körpersymptome schonen sich die Betroffenen stark, wodurch die körperliche Fitness und damit die Belastbarkeit weiter abnehmen – es entsteht eine Art positiver Feedbackschleife, die zur Chronifizierung der Beschwerden beiträgt.

Es ist sinnvoll, beim Auftreten körperlicher Beschwerden zunächst eine sorgfältige medizinische Untersuchung vorzunehmen. Wenn nach ausführlicher Diagnostik eine körperliche Erkrankung aber ausgeschlossen werden kann, macht es wenig Sinn, immer wieder danach zu suchen, weil der oben beschriebene Teufelskreislauf somatoformer Störungen dadurch vielmehr gefördert als unterbrochen wird.

Manche Beschwerden verschwinden nach kurzer Zeit von selbst wieder, v.a. wenn der Patient* keine Gelegenheit hat, darüber nachzudenken. Entspannung (z. B. progressive Muskelentspannung), körperliche Aktivität (trotz möglicherweise kurzfristiger Verschlechterung der Symptome), das Nachgehen von interessanten Hobbies, kurz: *alles, was die Gedanken von den Beschwerden weglenkt,* z. B. auch die Planung eines Urlaubs, können zur Verbesserung beitragen. Der behandelnde Arzt* sollte zudem nicht mehr dann aufgesucht werden, wenn die Beschwerden besonders schlimm sind, sondern zu ausgemachten, fixen Terminen; so lässt sich eine Verstärkung der Symptome verhindern (s. Arbeitsblätter zu diesem Kapitel).

Verschwinden die Beschwerden auch nach Wochen und Monaten nicht, ist es sinnvoll, eine Behandlung durch einen Arzt* für Psychotherapeutische Medizin oder Psychotherapeuten* in Anspruch zu nehmen. Häufig wird dabei wegen der empirisch gesicherten guten Effektivität eine *Kognitive Verhaltenstherapie* eingesetzt, die eine aktive Suche nach neuen oder erweiternden Einflussmöglichkeiten auf die Beschwerden umfasst, einen systematischen Aufbau von Entspannung, Genuss und körperlichem Wohlbefinden anstrebt und parallel dazu auf einen Abbau von Schonverhalten und Krankheitsängsten hinarbeitet. Zudem werden individuell angepasste Stressbewältigungen trainiert.

Patienten* mit Somatisierungsstörungen weisen zudem überzufällig häufig auch Probleme in weiteren Bereichen auf, die einer speziellen Behandlung bedürfen, wenn der Therapieeffekt ein anhaltender bleiben soll (dies gilt im Besonderen für die Aspekte einer zwanghafte Persönlichkeitsstörung, s.z.B. Hand 1992):

hohe Verletzbarkeit und Kommunikationsstörungen in engen Zweierbeziehungen;

hohe Norm- und soziale Unsicherheit;

soziale Überanpassung;

Risikoangst (Streben nach kompletter Vorhersagbarkeit von Ereignissen) und Entscheidungsschwäche;

Existentielle Angst;

Angst vor sozialen Lebensanforderungen und Selbstverantwortung;

sexuelle Störungen, oft mit Angst vor der vermeintlichen eigenen Triebhaftigkeit;

ausgeprägte kognitive Überbeschäftigung (Hyperflexion) mit der eigenen Person und Krankheitssymptomatik;

Allgemeine therapeutische Ansatzpunkte

1. *Ansatz auf der Gedankenebene*: Es wird gemeinsam mit dem Patienten* ein alternatives Modell für Ursache und Aufrechterhaltung der körperlich erlebten Beschwerden erarbeitet. Aus diesem Verständnis leiten sich dann die entsprechenden konkreten Therapieschritte ab.
2. *Ansatz auf der Verhaltensebene*: Das Schonverhalten wird langsam verändert, z.B. durch Bewegung und leichte sportliche Betätigung. Soweit möglich, sollen körperliche Aktivitäten wieder aufgenommen werden.
3. *Problembewältigungs- und soziales Kompetenztraining*: Häufig haben die Betroffenen nur wenige und zudem inadäquate Problembewältigungsstrategien zur Hand. Es gilt nun, passende Bewältigungsschritte zu fördern, um zukünftig mit kritischen Situationen (z.B. auch in Partnerschaften oder Beruf) besser umgehen zu können. Wie die Untersuchungen dazu zeigen, lassen sich mit diesen Behandlungsansätzen im Vergleich zur rein medikamentösen Therapie wesentlich bessere Ergebnisse erzielen, sodass inzwischen in praktisch allen einschlägigen Rehabilitationseinrichtungen solche Behandlungsprogramme installiert wurden.

Zur psychischen Verarbeitung einer schweren bzw. chronischen Krankheit im zeitlichen Verlauf

Menschen unterscheiden sich in der Art und auch Geschwindigkeit, mit der sie ein gravierendes Lebensereignis verarbeiten. Im Kern solcher Ereignisse steht ein Verlust – einerlei ob er materieller oder ideeller Natur ist. Die leitende Emotion bei dieser seelischen Arbeit ist die *Trauer*. Sie hat die Aufgabe, den Verlust als Realität zu akzeptieren und sich an die veränderte Lebenswelt, in der das Verlorene fehlt, anzupassen.

Die *Trauerarbeit* lässt sich auch gut am Verlauf einer Krankheitsbewältigung darstellen (Lachauer, in Egger 2015, 2017). Dabei zeigt sich, dass nach einer schwerwiegenden Diagnose bzw. einer lebensbedrohlichen Erkrankung eine Reihe von typischen Reaktionen aufseiten des erkrankten Menschen beobachtbar sind. Die einzelnen Reaktionsmuster können hintereinander, nebeneinander, stark ausgeprägt oder gar nicht vorkommen. Der Endpunkt jeder gelungenen Trauerarbeit liegt jedoch in der Akzeptanz, dass das Leben nicht mehr so wird wie vor der Diagnose – was aber nicht notwendigerweise heißt, dass es in jedem Fall schlechter werden muss.

Zur psychischen Verarbeitung einer schweren oder chronischen Krankheit: Idealtypischer Verlauf

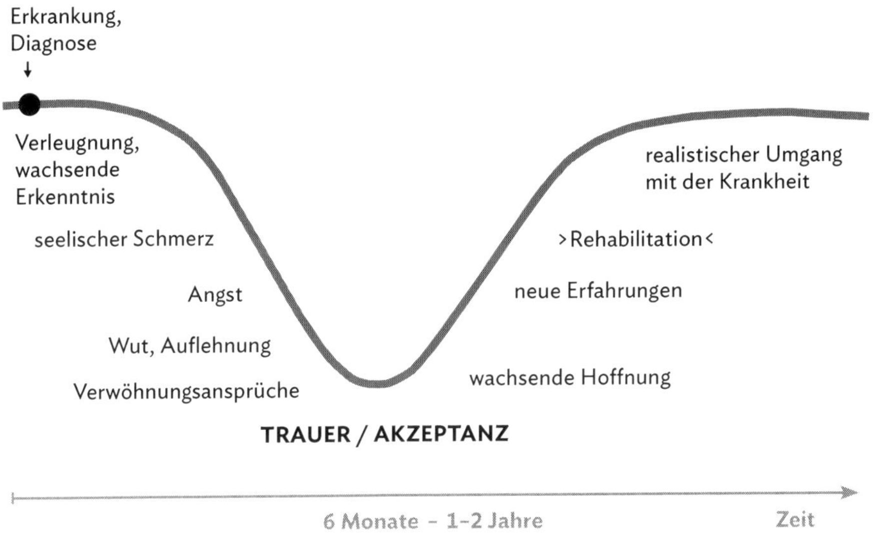

Das hier dargestellte, seit langem bekannte Modell von Lachauer (s. obige Abbildung) skizziert dabei den idealtypischen Verlauf eines Bewältigungsprozesses. Die Kurve gibt auch symbolisch wieder, dass die häufig zuerst auftretenden Bewältigungsreaktionen wie Angst, Wut, Auflehnung etc. mit der Zeit abnehmen und die Akzeptanz der Realität gleichzeitig zunimmt: Gelingt es dem leidenden Menschen, den Verlust (hier den Verlust an Gesundheit und Sicherheit) zu akzeptieren, erfährt er über die Zeit gesehen eine wachsende Zuversicht, mit der Situation zurechtzukommen. Er lernt mit der neuen Situation umzugehen und erfährt im Wortsinn eine „Rehabilitation". Zwar hat er seine Verletzlichkeit kennengelernt und weiß, dass es kein Leben wie vor der lebensbedrohlichen Diagnose gibt (der Traum der Unverletzlichkeit und des ewigen Lebens ist nicht aufrechtzuerhalten), aber kann sich dennoch wieder dem Alltagsgeschehen zuwenden, das Lachen wiederfinden und muss nicht in tiefer Depression verharren. Wie eine umfassende gesundheitspsychologische Forschung zur Salutogenese zeigt, verfügt ein Großteil der Menschen über eine beträchtliche Widerstandskraft. Diese bio-psycho-soziale Resilienz ermöglicht es ihnen, vielfältige Belastungen und Stressfaktoren weitgehend unbeschädigt auszuhalten bzw. zu meistern.

Diese Resilienz resultiert aus einer Wechselwirkung von ererbten und über das Leben erworbenen Bewältigungsressourcen. Die jeweils individuelle Kompetenz bestimmt, wie gut ein Mensch auch mit schwierigsten Lebensereignissen zurechtkommt. Dabei spielen protektive Faktoren wie Familie, Freunde, materielle Ressourcen (als Beispiele für externe Schutzfaktoren) und persönlichkeitsabhängige kognitiv-emotionale Kompetenzen wie z.B. eine robuste Emotionsregulation (als interne Schutzfaktoren) eine bedeutsame Rolle. Das soziale Umfeld des Trauernden, seine Familie und Freunde sind meist die wichtigsten Helfer in der Krise und auch bei der Überwindung von protrahierter Trauer. Trösten und Beruhigen sind darüber hinaus transkulturell vorzufindende und deshalb wohl genetisch disponierte Handlungsmuster für einen zugewandten, sorgenden Umgang von Helfern mit verletzten, traumatisierten und aufgewühlten Mitmenschen. Deren „Übererregung“ kann durch verschiedene Muster der Tröstung zu Trost werden, durch Beruhigung zu Ruhe führen und auch die Wiederherstellung der Fähigkeit zur Selbstberuhigung und Selbsttröstung fördern.

Zeigt der Copingprozess allerdings eine pathologische Entwicklung, braucht es meist auch einen massiveren therapeutischen Anstoß zur Überwindung von „seelischen Sackgassen“. Für das weitere Leben ungünstige Verläufe bei der seelischen Verarbeitung von traumatischen Erfahrungen lassen sich ebenfalls anhand der Symbolkurve von Lachauer darstellen (Abbildung rechts).

Das gravierendste Phänomen ist dabei eine dauerhafte bzw. langanhaltende Trauerstörung. Trauernde können im Schmerz „hängenbleiben“ und bilden in der Folge zusätzlich auch schwerwiegende bzw. behandlungsbedürftige Somatisierungsstörungen aus. Auch eine

Zur psychischen Verarbeitung einer schweren oder chronischen Krankheit

pathologische Verläufe

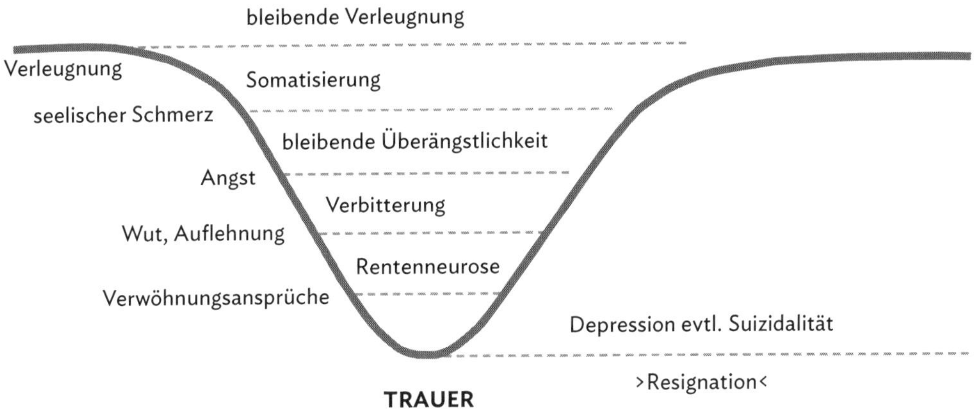

bleibende Überängstlichkeit führt zu einer massiven Verschlechterung der Lebensqualität und lässt den Menschen seine (verbliebenen) Lebensmöglichkeiten nicht erkennen. Er kann auch im Stadium der Wut hängen bleiben und eine „Verbitterungsstörung" ausbilden, bei welcher eine Versöhnung mit dem Geschehenen nicht erreicht werden kann. Bleibt er oder sie im anhaltenden Leiden stecken, führt die protrahierte Trauerreaktion zu Depressionen, schwerer Resignation und im schlimmsten Fall auch zum Suizid.

In all diesen Fällen ist professionelle therapeutische Hilfe angezeigt. Dabei ist anzumerken, dass mit *Trauerarbeit* nicht heftiges Klagen gemeint ist und auch nicht, die Schmerzen des Verlustes und die Faktizität des veränderten Lebens mit einer kathartischen Entlastung bewältigen zu können. Vielmehr baut Trauerarbeit auf die vorhandene bio-psycho-soziale Widerstandskraft (Resilienz) bzw. individuellen Bewältigungsressourcen (Coping-Kompetenz) der Betroffenen. Trauerarbeit meint eine umfassende Auseinandersetzung mit dem einschneidenden Lebensereignis und entspricht mehr einer aktiven (auch trostgestützten) Überwindungsarbeit und einem gesamtpersönlichen „Wiederaufbauprogramm". Professionelle Helfer können dabei eine wertvolle und auch notwendige Hilfe sein.

Psychosomatische Medizin als Fortbildungslehrgang

Die zweijährige postgraduelle Diplomfortbildung *Psychosomatische Medizin* (PSY2) setzt sich ein ehrgeiziges Ziel. Es folgt auf das zuvor verpflichtend zu absolvierende Curriculum zur psychosozialen Medizin und soll den Teilnehmerinnen* folgende Kompetenzen vermitteln:

(a) mit Hilfe einer entsprechenden Anamnesetechnik biologische, psychologische und öko-soziale Faktoren der Patienten* in einem Arbeitsgang zu erfassen und zu bündeln,

(b) auf der Grundlage der theoretischen („psychosomatischen“) Kenntnisse zu gewichten und eventuelle Wechselwirkungshypothesen (für eine Mehrebenen-Zusammenschau von Wirkfaktoren) zu erarbeiten (das entspricht dem Versuch einer „ganzheitlichen Diagnostik“) sowie

(c) diese multimodal erfassten und multidimensional angelegten diagnostischen Informationen in einer umfassenden („bio-psycho-sozialen“) Therapie umzusetzen.

Dies geschieht auf der Basis einer optimierten Arzt*-Patientinnen*-Beziehung („Arbeitsbündnis“), wobei die Wahrnehmung der eigenen Gefühls- und kognitiven Regungen aufseiten des Arztes* als wertvolle Zusatzinformation zum Verständnis des Patientinnen*-Leids genützt wird (Pesendorfer, Tatzer, Edlhaimb, Leitner & Franz, 1998). Hilfestellungen für diesen Ausbildungsschritt bieten zudem die Ausbildungsteile *Balintgruppen*, *Selbsterfahrung* und psychologische *Supervision*, in welchen die teilnehmenden Ärztinnen* in der Beziehung zu ihren Patientinnen* erleben können, dass sie selbst das wichtigste diagnostische und therapeutische Instrument darstellen (Hasiba, Stix, Egger, Pieringer & Routil 1997; Egger 2017). Den Teilnehmern* des Curriculums werden darüber hinaus in speziellen Lehrveranstaltungen auch die inhaltlichen Überschneidungen mit den Fachgebieten *Psychiatrie* und *Psychotherapie* aufgezeigt und die sinnvollen bzw. notwendigen Kooperationsmöglichkeiten mit den dort etablierten Ärztinnen* und anderen Gesundheitsberufen erörtert (Egger et al. 2005).

Zusammengenommen haben die beiden Curricula *Psychosoziale Medizin* (PSY1) und *Psychosomatische Medizin* (PSY2) sowohl ein kognitives Lernziel in der Vermittlung theoretischer Grundlagen als auch ein pragmatisches Lernziel, welches die praktische Einübung in die professionelle ärztliche Gesprächstechnik, zumindest den Erwerb einer psychologischen Entspannungstherapie, die Erstellung einer bio-psycho-sozialen („ganzheitlichen") Diagnose und den darauf gründenden multimodalen Therapieplan umfasst. Letztendlich gibt es auch ein emotionales Lernziel, welches über die Selbsterfahrung und begleitende Supervision dem Arzt* erleben lässt, welchen Anteil er selbst am Gelingen des Behandlungsvollzugs hat.

Expertengespräch – ein Didaktikmodell zur Praxis der psychosomatischen Medizin

Im Folgenden wird eine kurze Beschreibung des Ausbildungsmodells „Expertengespräch" im Rahmen des viersemestrigen PSY2-Moduls gegeben, wie dieses seit ca. drei Jahrzehnten mit großem Erfolg am Univ.-Klinikum Graz realisiert wird (Egger & Stix 2000, Egger 2015, 2017). Im Eingangssemester erfolgt im Rahmen der ersten Plenarveranstaltung die Einteilung aller Teilnehmerinnen*, die in das Modul einsteigen, in Gruppen von jeweils 4–5 Ärzten*. Jede Gruppe erhält die Aufgabe, selbständig Kontakt zu einem Patienten* aufzunehmen, der einem Krankheitsbild aus folgenden medizinischen Bereichen zugeordnet werden kann: *Onkologie, Kardiologie, Gastroenterologie* und *Pulmologie/Pneumologie.* Die einzelnen Kleingruppen verständigen sich derart, dass bei der Auswahl ihres jeweiligen Patienten* – über alle Kleingruppen gesehen – möglichst alle 4 Krankheitsbereiche abgedeckt werden.

Vonseiten der Lehrtherapeuten* werden inzwischen für die nachfolgende Fallbearbeitung aus jedem der vier oben erwähnten medizinischen Fachbereiche ausgewiesene klinische Experten für den somatischen Teil engagiert. Für die separaten Treffen der einzelnen Kleingruppen mit dem somatischen Experten (Onkologen*, Kardiologen*, Gastroenterologen* oder Pneumologen*) werden vorausschauend Termine vereinbart. An diesem Expertengespräch werden dann folgende Personen teilnehmen: alle 4 bzw. 5 Ärztinnen* der Kleingruppe, der somatische Experte* (je nach Krankheitsbild des gewählten Patienten*) und der psychosoziale Experte (im Regelfall ist dies der Lehrveranstaltungsleiter).

Als Vorbereitung auf dieses Expertengespräch arrangiert jede Gruppe einen Termin mit ihrem Patienten* und führt ein ausführliches Gespräch (s. Arbeitsblatt „bio-psycho-soziale PSY2-Dokumentation"), welches auf Video aufgezeichnet wird. Im Beisein der restlichen 3–4 Gruppenmitglieder führt ein Arzt* oder eine Ärztin* das Gespräch zu den Themen *Krankheit* (ätiopathogenetische Aspekte inklusive diagnostische und therapeutische Fakten, persönliche Erfahrungen mit ärztlicher Betreuung bzw. Krankenhaus), Erleben und Umgang mit der eigenen Erkrankung bzw. *Krankheitsbewältigung* und Zukunftsperspektiven, Lebensumstände (inkl. Partnerschaft/Familie, Auswirkungen auf Alltag bzw. Lebensstil) sowie eventuellen *offenen Fragen* des Patienten* zu allen Aspekten seiner Erkrankung. Am Schluss des Arzt*-Patient*-Gesprächs kann auch die restliche Gruppe noch Fragen an den Patienten* stellen.

In einem weiteren Treffen werden dann die inzwischen von jedem Gruppenmitglied einzeln dokumentierten und kommentierten Berichte zum vorangegangenen Patienten*-Gespräch mit den restlichen Mitgliedern der Kleingruppe besprochen und dann abgestimmt, welche Fragen an den Experten zu stellen sind bzw. welche Problembereiche für eine solche Auseinandersetzung angesprochen werden sollten.

Zum Termin für das „Expertengespräch" stellt nun jeweils eine Gruppe ihren Patienten* vor. Der Bericht zu den organmedizinischen, psychologischen und öko-sozialen Aspekten wird von den einzelnen Gruppenmitgliedern getrennt vorgestellt und mit einem kurzen Ausschnitt aus der Videoaufzeichnung unterstützt. Danach erfolgt zuerst die medizinisch-fachliche Erörterung mit dem somatischen Experten, wobei sowohl diagnostische, therapeutische und prognostische Aspekte diskutiert werden. Das ermöglicht zugleich ein störungsspezifisches *update* für die Gruppenmitglieder. Danach werden weiterreichende Aspekte der Persönlichkeit des Patienten* und des Umgangs mit ihm erörtert. Dies umfasst z.B. auch sein Krankheitsverhalten, seine Erfahrungen zu diagnostischen und therapeutischen Schritten, sein Risikoprofil, relevante Lebensumstände oder prognostische Aspekte. Das Ziel ist nun die Zusammenschau der unterschiedlichen Informationen im Sinne einer Simultandiagnostik und deren Konsequenzen für eine Simultantherapie (als paralleles Vorgehen auf allen drei wesentlichen Interventionsebenen sensu *bio-psycho-soziales* Krankheitsmodell). Pro Kleingruppe bzw. pro Expertengespräch sind dafür 90 Min. vorgesehen.

Nach dem Expertengespräch wird der betreffende Patient*von seiner Ärztegruppe ein weiteres Mal kontaktiert und mit zuvor aus dem Expertengespräch stammenden Rückmeldungen konfrontiert. Diese enthalten meist wertvolle Informationen für weitere diagnostische wie therapeutische Initiativen und Empfehlungen für die Optimierung oder Förderung der Krankheitsbewältigung bzw. Lebensführung. Die darauf folgenden Reaktionen des Patienten* werden wiederum dokumentiert.

Nach diesem abermaligen Patienten*-Kontakt kommt die Kleingruppe zu einem weiteren *peer group*-Treffen zusammen und verarbeitet gemeinsam alle bisherigen Informationen zu einem schriftlichen Gesamtbericht unter Zuhilfenahme der vorgegebenen Dokumentationsunterlage (s. Arbeitsblatt zu diesem Kapitel). Diese dient zugleich als Vorbereitung für die Vorstellung der Kleingruppenarbeit im Plenum am Ende des Semesters.

In dieser abschließenden Plenarveranstaltung werden in Anwesenheit aller Teilnehmer aus allen Kleingruppen wieder die bio-psycho-sozialen Aspekte des jeweiligen Patienten von der jeweiligen Kleingruppe differenziert vorgestellt, mit einem Video-Ausschnitt des Gesprächs unterstützt und nach dem Modell der Simultandiagnostik und Simultantherapie mit allen anwesenden Ärzten* erörtert. Schlussendlich werden auch die eigenen Erfahrungen zur Arbeitsweise einer solcherart bio-psycho-sozialen Medizin thematisiert und die Möglichkeiten und Grenzen für die praktische Umsetzung im Plenum diskutiert.

Dieses didaktische Modell steht bewusst am Beginn der viersemestrigen Diplomfortbildung *psychosomatische Medizin*. Es soll damit ein praktischer Einstieg in die Arbeitsweise einer wissenschaftlich begründeten ganzheitlichen Diagnostik und Therapie sensu bio-psycho-soziale Medizin ermöglicht werden. Der Einbezug von realen Patienten hat zudem den Vorteil, dass auch ganz konkrete Aspekte des medizinischen Alltags mitberücksichtigt werden müssen, die in rein theoretischen Veranstaltungen oft zu kurz kommen.

Als Überblick zum zugrundeliegenden Arbeitskonzept einer bio-psycho-sozialen Medizin kann nachfolgende schematische Zusammenstellung hilfreich sein:

Parallele Diagnostik („Simultandiagnostik“) und parallele Therapie („Simultantherapie“) im bio-psycho-sozialen Krankheitsmodell

<table>
<tr><td></td><td colspan="3">DER KRANKE MENSCH
mit seiner individuellen
PATIENTENWELT

muss gleichzeitig in seinen relevanten organbiologischen, psychologischen und öko-sozialen Aspekten erfasst werden</td><td></td></tr>
<tr><td>biopsychosoziale Diagnostik
„Simultan-diagnostik“, parallele Mehr-Ebenen-Diagnostik</td><td>organisch-biologische Daten
(Physis)</td><td>Erlebens- und Verhaltensdaten
(Denken, Fühlen, Handeln)</td><td>öko-soziale Daten
(physiko-chemische und soziale Lebenswelten)</td><td>multimodale Datenerfassung
Datenebenen, -quellen, funktionelle Bereiche</td></tr>
<tr><td></td><td colspan="3">Integration der Mehrebenen-Diagnostik
Datenintegration durch Nutzung von störungsspezifischen Modellen für die Verbindungen zwischen den Systemebenen (wissenschaftlich bekannte und vermutete Kommunikationswege zwischen den relevanten Systemen)

multimodale Therapie
über bio-psycho-soziale Diagnostik begründeter paralleler Einsatz und Koordination der Interventionen auf den unterschiedlichen Einflussebenen, Behandlungskonzept mit mehrdimensionalen Eingriffsmöglichkeiten:</td><td></td></tr>
<tr><td>biopsychosoziale Therapie

„Simultantherapie“, parallele Mehr-Ebenen-Therapie</td><td>Eingriffe auf organ-biologischer Ebene:
pharmakotherapeutische, chirurgisch-technische & physiotherapeutische Interventionen</td><td>Eingriffe auf psycholog. Ebene:
kognitiv-emotionale & handlungsorientierte psychologische Interventionen</td><td>Eingriffe auf öko-sozialer Ebene:
familiäres/berufliches Netzwerk, sozio-kulturelle Ressourcen</td><td>abgestimmte Interventionen

serielles und/oder paralleles Procedere</td></tr>
<tr><td></td><td colspan="3">Wirkung auf organbiologische, psychologische & öko-soziale Faktoren des
KRANKEN MENSCHEN
in seiner individuellen
PATIENTENWELT</td><td></td></tr>
</table>

In der Praxis des bio-psycho-sozialen Modells stehen die *Simultandiagnostik* und *Simultantherapie* im Zentrum: Wegen der parallelen Verschaltung der beteiligten Wirkebenen (s. Allgemeine Systemtheorie) muss von einem parallelen Ablauf des Geschehens auf allen relevanten Systemebenen ausgegangen werden („Gleichzeitigkeitsgeschehen“, vgl. Peter Hahn/Heidelberg, in Egger 2005, 2015, 2017). Damit begründet sich die Notwendigkeit für die Erfassung der mehrdimensionalen Einflussfaktoren sowie deren Integration zu einer biopsychosozialen Diagnostik mit den davon abgeleiteten mehrdimensionalen (bio-psycho-sozialen) Interventionen.

ARBEITSBLÄTTER zur psychosomatischen Medizin

Gesundheitliche Beschwerden ohne ausreichende organische Begründung
Kurzanleitung für die psycho-somatische Exploration
Somatisierungsstörungen – einige allgemeine therapeutische Ansätze
Patienten* mit somatoformen Störungen – eine kleine Hilfestellung für Ärzte*
Nützliche therapeutische Interventionen bei Patienten* mit somatoformen Störungen
Modell zur Entwicklung einer krankheitswertigen Somatisierungsstörung
Verhaltensmedizinische Therapie chronifizierter Schmerzen
Vorbereitung zum Umgang mit Patienten* mit somatoformen Schmerzstörungen
Patienten*-Information zur verhaltensmedizinischen Schmerztherapie
Der „Teufelskreis“ bei Angstanfällen
Idealtypischer Angstablauf
Modell zur Entstehung einer Hypochondrie
Therapiestrategien bei Patienten* mit übersteigerter Krankheitsangst
Kognitive Umstrukturierung hypochondrischer Bewertungsprozesse
Notfall-Plan für Panik-Patienten*
Check-Liste zum Ergründen der subjektiven Krankheitstheorie
Alternative Erklärung für körperliche Beschwerden
Allgemeine therapeutische Ansätze zur Förderung der Stresstoleranz und Resilienz
Meine psychologische Apotheke – Aktivitätenliste zur Modifikation von Stimmungen
Mein Wochenplan (zeitliche Planung von Aktivitäten)
Patienten*information zur Motivierung von gesundheitlich relevanten Verhaltensänderungen
Pragmatische Selbsthilfe für Ärzte* gegen Überlastung und Burnout im Beruf
Unterlagen zur Dokumentation „Praxis der Psychosomatischen Medizin“
Psychosomatische Medizin – Verlaufsdokumentation
Simultandiagnostik und Simultantherapie in der bio-psycho-sozialen Patienten*betreuung

Gesundheitliche Beschwerden ohne ausreichende organische Begründung

Kurzanleitung für die psycho-somatische Exploration

+ Anlass und Umstände der Kontaktaufnahme mit dem Arzt* für psychosomatische Medizin
+ Vollständige Erhebung der körperlichen Befunde, der Vorbehandlungen sowie weiterer anamnestischer Angaben und evtl. testpsychologischer Untersuchungen; Abklärung organischer Ursachen und Komplikationen.
+ Diagnostik der Untergruppe von somatoformen Störungen.
+ Diagnostik begleitender (bzw. komorbider) Störungen, auch in der gesamten Lebensspanne.
+ Bisherige subjektive Erklärungsmodelle des Patienten* für seine Beschwerden.
+ Erlebte Beeinträchtigungen durch die Beschwerden; Zusammenhänge mit Lebensplänen etc.
+ Verhaltensaspekte (z. B. Krankheitsverhalten; Schonverhalten; Kontrollverhaltensweisen; Rückversicherung suchen; Vermeidungsstrategien; Bewältigungsversuche).
+ Kognitive Aspekte (z. B. Aufmerksamkeitsfokussierung, subjektiver Gesundheitsbegriff, katastrophierende Bewertung körperlicher Missempfindungen, Selbstkonzept).
+ Verstärkungsbedingungen und Gratifikation (Reaktionen der Umgebung auf Beschwerdenäußerung; Arbeitsunfähigkeit und Rentenbegehren, sekundärer Krankheitsgewinn).
+ Krankheitsmodelle und Vorerfahrungen (z. B. Modelle für Kranksein in der Familie); relevante Lebensereignisse; allgemeine Lebensbedingungen, Belastungen und Konflikte.

Eine kleine Hilfestellung für Ärzte*

Patienten* mit somatoformen Störungen sind relativ häufig. Es handelt sich um eine Patientengruppe, die über unklare körperliche Symptome klagen und für deren Beschwerden keine ausreichende organische Begründung zu finden ist. Auch viele funktionelle Störungen finden sich hier. Als generelle Empfehlungen für den Umgang mit diesen Patienten* empfiehlt sich unter anderem:

+ Bestätigen Sie die Glaubhaftigkeit der Beschwerden.
+ Sprechen Sie frühzeitig an, dass die wahrscheinlichste Ursache für die Beschwerden keine schwere Erkrankung ist, sondern eine Störung der Wahrnehmung von Körperprozessen, wie sie oftmals unter Stress vorkommt. Bieten Sie ggf. weitere Erklärungsmöglichkeiten an (s. Arbeitsblatt dazu).
+ Vermeiden Sie unnötige Eingriffe (z. B. häufige Wiederholung von Untersuchungen).
+ Vermeiden Sie Bagatelldiagnosen und sonstige Verhaltensweisen, die den Patienten* in seiner organischen Sichtweise der Erkrankung verstärken.
+ Vereinbaren Sie feste Termine für Kontroll- oder Nachuntersuchungen und vermeiden Sie womöglich „spontane" Arztbesuche.
+ Motivieren Sie zu einer gesunden Lebensführung (z. B. Stressabbau) und beugen Sie inadäquatem körperlichen Schonverhalten vor. Ermutigen Sie den Patienten*, sich in seinem gesundheitlichen Aktivitätsaufbau auch weiterhin gezielt körperlichen Missempfindungen auszusetzen.
+ Stellen Sie Rückfragen und lassen Sie den Patienten* das Gespräch zusammenfassen, um mögliche Informationsverzerrungen zu erkennen.

Somatisierungsstörungen – einige allgemeine therapeutische Ansätze

1. *Ansatz auf der Gedankenebene:* Es wird ein alternatives Modell für Ursache und Aufrechterhaltung der Körperbeschwerden erarbeitet. Aus diesem Modell leiten sich dann die entsprechenden Therapieschritte ab.
2. *Ansatz auf der Verhaltensebene:* Das Schonverhalten wird langsam verändert (z.B. leichte sportliche Betätigung), körperliche Aktivitäten werden wieder aufgenommen.
3. *Problembewältigungs- und soziales Kompetenztraining:* Häufig haben die Betroffenen nur wenige Problembewältigungsstrategien zur Hand. Diese sollen gefördert werden, um mit kritischen Situationen (z.B. Partnerschaft oder Beruf) in Zukunft besser umgehen zu können. Es hat sich gezeigt, dass es dadurch zu einer Verringerung der körperlichen Beschwerden kommt.

Soweit der Arzt* auch diese Interventionsstrategien zur Verfügung hat, kommen natürlich noch etliche weitere Angriffspunkte dazu, z.B.

ein individuelles *Problemlösetraining* für subjektiv stark belastende Situationen des Patienten*, welches auch eine Stressvorbereitung („Stressimpfung") beinhalten kann,

ein generelles *Aktivierungstraining*,

das Einüben von Möglichkeiten der Selbstverstärkung oder

eine *kognitive Umstrukturierung* („die Dinge anders sehen lernen") sowie

die konkrete Planung der *daily activities*, um ein angepasstes Ausmaß an Alltagsverrichtungen zu erwirken.

Nützliche therapeutische Interventionen bei Patienten* mit somatoformen Störungen

Alle hier erwähnten therapeutischen Ansätze haben zwar empirische Belege für ihre Wirksamkeit erbracht. Allerdings ergibt sich der jeweilige praktische Einsatz zwingend aus dem therapeutischen *know how* des Arztes* einerseits und aus der Passform für den konkreten Patienten* andererseits:

Informationsvermittlung

Einsatz von Selbstbeobachtungsbögen

Aufmerksamkeitsfokussierung und Aufmerksamkeitslenkung

Verhaltensexperimente (z. B. zur selektiven Aufmerksamkeit, zur Beeinflussung körperlicher Funktionen, zur Provokation körperlicher Missempfindungen etc.)

Biofeedback

Reduktion der Rückversicherung über Unbedenklichkeit der Beschwerden

Erarbeitung eines realistischen Gesundheitsbegriffs

Abbau von *Checking*-Verhalten (übertriebenes Suchverhalten hinsichtlich körperlicher Missempfindungen)

Abbau von Schon-Verhalten

Kognitive Umstrukturierung hypochondrischer Befürchtungen

Emotionstraining

Training sozialer Kompetenz

Stressbewältigungsmaßnahmen

Förderung positiver Körperempfindungen

Berufliche Reintegration

Modell zur Entwicklung einer krankheitswertigen Somatisierungsstörung

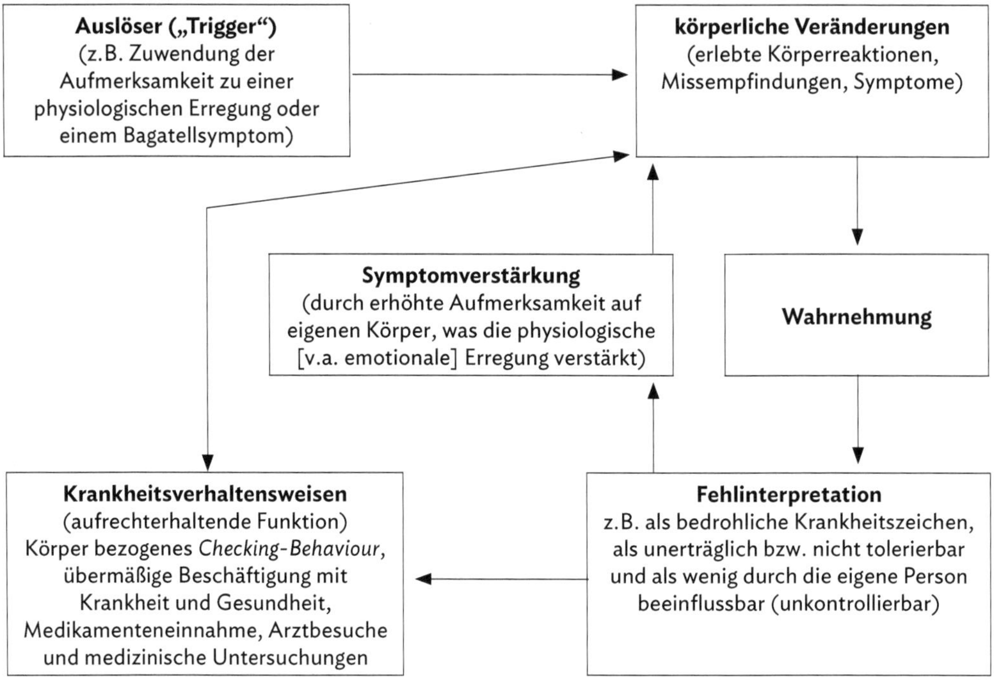

Abb. Kognitiv-verhaltenstheoretisches Modell des Somatisierungssyndroms. Mod. n. Kampfhammer H.-P. & Gündel H. (2001).

Zur verhaltensmedizinischen Therapie chronifizierter Schmerzen

(1) Vorbereitung zum Umgang mit Patienten*, die unter anhaltenden somatoformen Schmerzstörungen leiden

Zur Einstimmung auf ein ärztliches Fortbildungsseminar zu chronischen Schmerzen

Haben Sie persönlich bisher *Erfahrungen* im Umgang mit chronischen Schmerzpatienten*? Aus welchen medizinischen Bereichen stammen diese Patienten*?

Was haben Sie im Umgang mit diesen Patienten* als *diagnostisch* bedeutsam erlebt?

Haben Sie *therapeutische* Erfahrungen im Umgang mit chronischen Schmerzpatienten*? Welche therapeutischen Strategien haben Sie dabei als hilfreich oder auch frustran erlebt?

Wie ist es Ihnen persönlich im Arzt*-Patienten*-*Kontakt* mit diesen Patienten* ergangen? Worin bestehen im persönlichen Umgang mit diesen Patienten* die relativ größten Probleme?

Wie kann das *Schmerzerleben* über psychologische Faktoren verstärkt oder abgeschwächt werden?

Welche *psychologischen* Aspekte können das Schmerzerleben des Patienten* *steuern*? Z.B. ursächliche Faktoren / auslösende Faktoren / aufrechterhaltende Faktoren ...

Wie können *Wechselwirkungen* zwischen (körperlichen und kognitiv-emotionalen) „Anspannungen" und Schmerzerleben verstanden werden?

Wie könnte ein (sekundärer) „*Krankheitsgewinn*" durch anhaltende Schmerzen zustande kommen?

Kennen sie *Placebo*-Effekte in der Schmerzbehandlung?

(2) Patienten*-Information zur verhaltensmedizinischen Schmerztherapie

Eine umfassende psychologische Schmerztherapie ist besonders dann zu empfehlen, wenn Sie Unterstützung beim Medikamentenentzug brauchen,

wenn Sie eine jahre- oder gar jahrzehntelange Leidensgeschichte hinter sich haben und sich Ihre Schmerzen trotz vieler unterschiedlicher Behandlungsversuche nicht gebessert haben,

wenn ungünstige Verhaltensweisen, Einstellungen und Lebensgewohnheiten Ihre Schmerzen aufrechterhalten oder schmerzverstärkend wirken,

wenn Sie eine individuelle Schmerzbewältigung erlernen möchten,

wenn die (nicht bewussten) seelischen Hintergründe des Schmerzgeschehens aufgearbeitet werden sollen.

wenn Sie sich aufgrund chronischer Schmerzen charakterlich und in Ihrer gesamten Persönlichkeit verändert haben (in der Schmerztherapie spricht man hier von einem „algogenen Psychosyndrom", d.h. von einer durch anhaltende Schmerzen verursachten Persönlichkeitsveränderung).

Der „Teufelskreis“ bei Angstanfällen

Dargestellt ist der typische Aufschaukelungsprozess, der während eines Panikanfalls auftritt und der für den raschen Anstieg der psycho-physiologischen Erregung im Angstprozess verantwortlich ist (mod. n. Margraf & Schneider 1990)

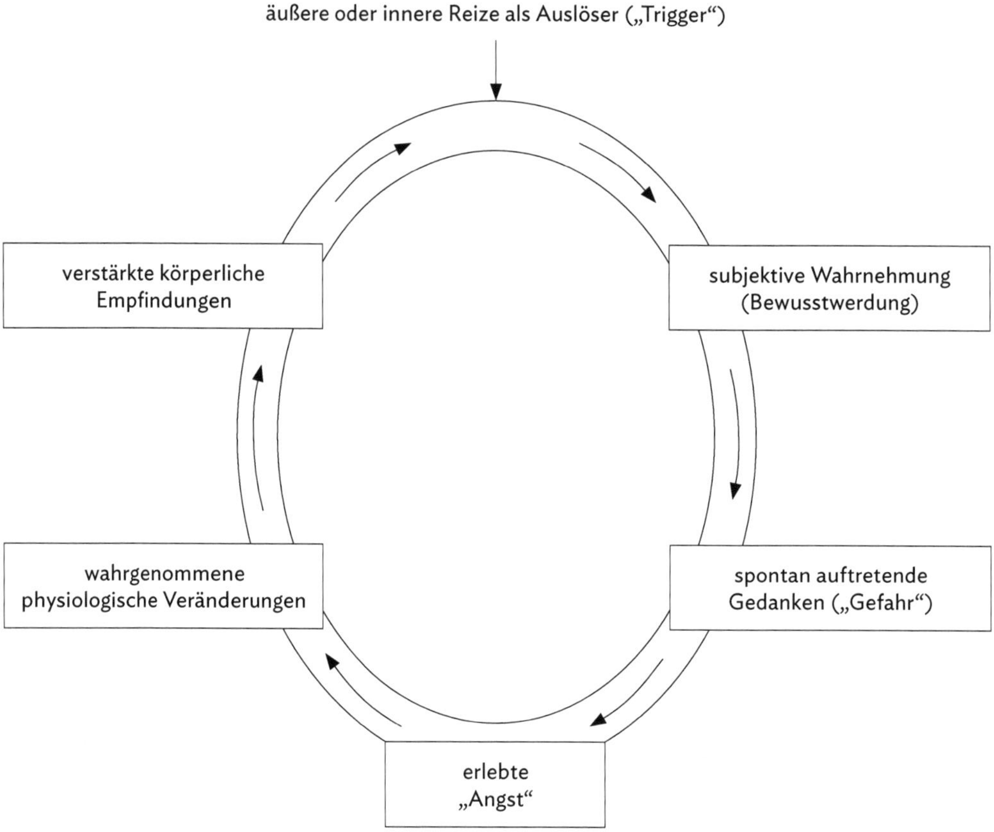

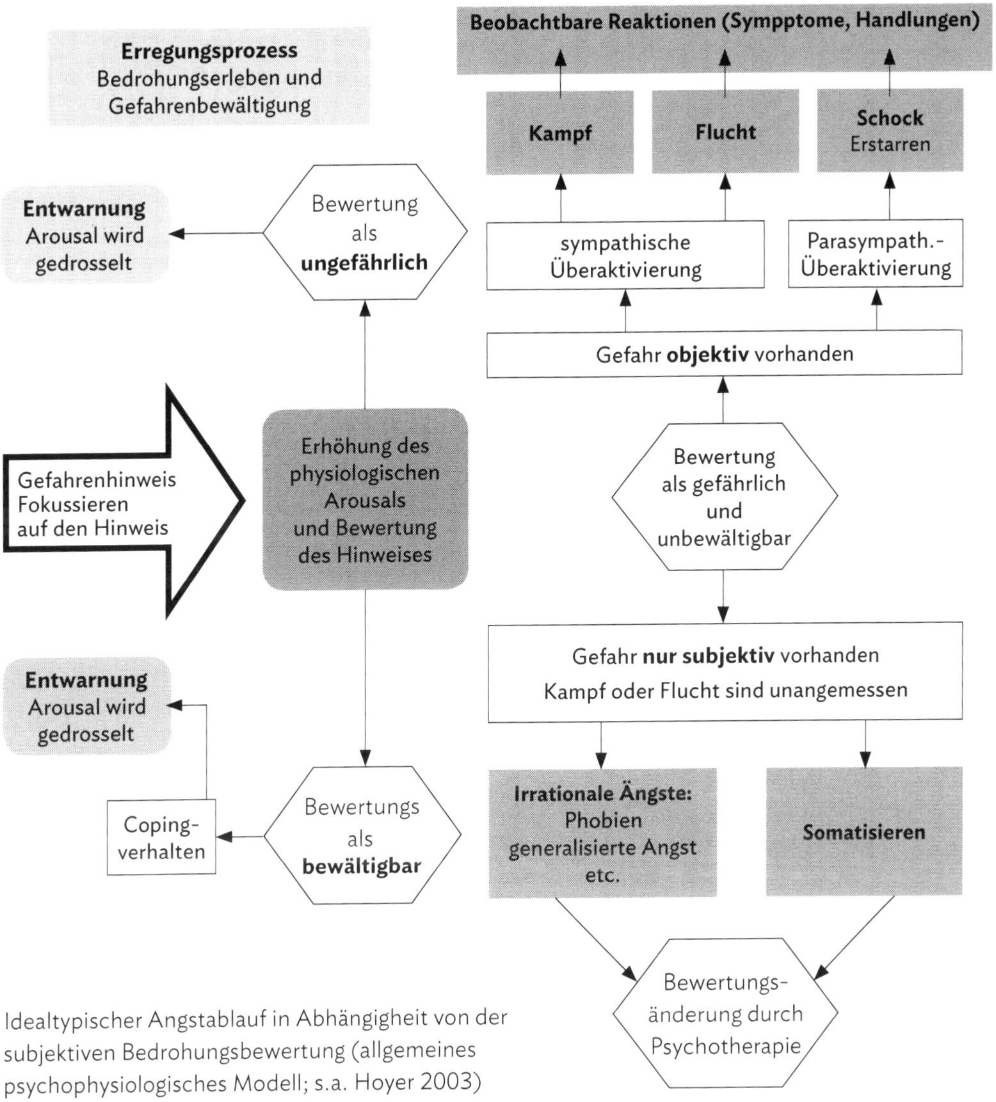

Idealtypischer Angstablauf in Abhängigheit von der subjektiven Bedrohungsbewertung (allgemeines psychophysiologisches Modell; s.a. Hoyer 2003)

Modell zur Entstehung einer Hypochondrie

Symbolische Darstellung der Entwicklung einer Hypochondrie (anhaltende, mit latenter Angst assoziierte gesundheitliche Störung ohne organisch ausreichendes Substrat)

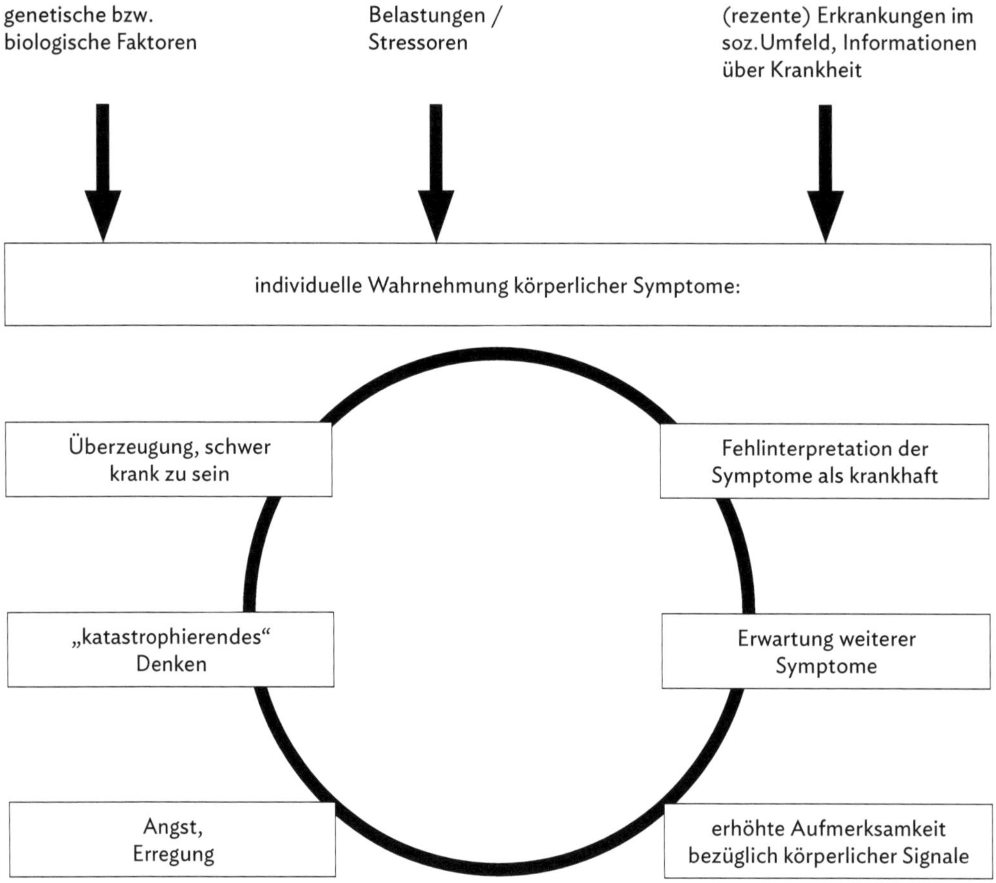

Therapiestrategien bei Patienten* mit übersteigerter Krankheitsangst

Die unten angeführten Interventionsmöglichkeiten bei der Behandlung von übertriebener (irrationaler) Krankheitsangst („Hypochondrie") können in Ergänzung zur basalen körperlichen Untersuchung (der meist funktionellen Symptomatik) und psychologischen Interventionen beliebig kombiniert werden (mod. n. Schröder, A. 2014).

Therapeutische Intervention	Kurzbeschreibung des Behandlungsansatzes
Psycho-Edukation	Vermittlung von adäquatem Wissen (z.B. zu körperlichen Abläufen), das harmlose und normalisierende Alternativen zu den katastrophierenden Erklärungen der Patienten* ermöglicht.
Verhaltens-experimente	In einem systematischen Versuch wird der Wahrheitsgehalt von Annahmen überprüft, die zur kognitiven Aufrechterhaltung der Symptomatik beitragen.
Sokratischer Dialog	Durch genaues Hinterfragen werden logische Fehlschlüsse identifiziert, die dysfunktionalen aufrechterhaltenden Annahmen zugrunde liegen, wodurch die Annahmen entkräftet oder zumindest deutlich abgeschwächt werden sollten.
Abbau von Sicherheitsverhalten und Vermeidung	Die Krankheitsängste aufrechterhaltenden Verhaltensweisen wie Rückversicherung, Selbstuntersuchungen und die Vermeidung krankheitsassoziierter Situationen und Reize sollen auf der Handlungsebene verringert und schließlich unterlassen werden.
Interozeptive Exposition	Gefürchtete Körpersymptome werden absichtlich hervorgerufen. Dadurch soll der Patient* die Erfahrung machen, dass die erlebten Symptome und Angst von alleine wieder abnehmen und er mit der Empfindung und der Angst umgehen kann.
Exposition in vivo	Angstbesetzte krankheitsbezogene Situationen und Reize werden wiederholt aufgesucht, bis die Angst von alleine abnimmt. Der Patient* soll die Erfahrung machen, dass er seinen Emotionen gewachsen ist, d.h. sie bewusst kontrollieren kann.
Exposition in sensu	Durch eine anhaltende und wiederholte Auseinandersetzung mit negativen krankheitsassoziierten Vorstellungsbildern und den damit verbundenen Emotionen soll der Patient* erfahren, dass die Emotionen von alleine wieder abnehmen und er die Auseinandersetzung bewältigen kann.
Imagery Rescripting	Ängstigende Vorstellungsbilder werden identifiziert, gegebenenfalls auf ihren Wahrheitsgehalt überprüft und in veränderter, realistischerer bzw. wenig belastender Form imaginiert.
Aufmerksamkeits-training	In einem systematischen Training wird die Aufmerksamkeit abwechselnd auf verschiedene externe Reize gerichtet. Dadurch wird eine höhere Flexibilität der Aufmerksamkeitssteuerung angestrebt, wodurch die dysfunktionale Aufmerksamkeitsfokussierung auf den Körper durchbrochen werden soll.
Achtsamkeit	Der Patient* soll eine nicht wertende, akzeptierende Haltung gegenüber körperlichen Abläufen, Bewertungen und Gefühlen einnehmen. Durch diese Haltung wird eine Verringerung der Belastung durch die Krankheitsängste angestrebt.
Internettherapie	Über Informationsmaterialien im Internet lernt der Patient* auslösende und aufrechterhaltende Faktoren der Hypochondrie kennen. Entsprechende Interventionen soll er als Therapieaufgabe durchführen. In meist schriftlicher Form besteht Kontakt zu einem Therapeuten*, der Rückmeldungen zu Hausaufgaben gibt, Fragen beantwortet und weitere Therapiemodule freischaltet.

Kognitive Umstrukturierung hypochondrischer Bewertungsprozesse

Es gilt anfangs, die hypochondrischen Kognitionen des Patienten* genau zu explorieren. (z.B. „Meine Kopfschmerzen sind ein Zeichen für einen Hirntumor").

Danach soll der Patient* die Glaubwürdigkeit seiner Überzeugung auf einer Skala von 0 bis 100 einschätzen.

Was sind seine Gründe für diese Bewertung? (z.B. das Miterleben oder die Nachricht, dass jemand diese Beschwerden hatte und anschließend sich ein Tumor herausstellte, etc.)

Gibt es Beobachtungen, die mit der hypochondrischen Kognition *nicht* übereinstimmen?

Welche weiteren Informationen sprechen ebenfalls gegen eine katastrophierende Bewertung?

Wie hoch ist die Überzeugung für die oben beschriebene katastrophierende Bewertung, wenn alle genannten Pros und Kontras berücksichtigt werden.

Nun soll eine entsprechende Verhaltensaufgabe abgeleitet werden. (Diese ergibt sich aus der bisherigen Exploration und soll die kognitiv-emotionale und physiologische Resilienz fördern.)

Notfall-Plan für Panik-Patienten*

Es ist ratsam, bei sehr klagsamen und ständig kontaktsuchenden, ängstlich fordernden Patienten*, die unter Panikstörungen leiden, die Gestaltung der der Arzt*-Patient*-Interaktion genauer zu regulieren. Dazu zählen neben der Vereinbarung von fixen Konsultationen u.a. auch die gemeinsame Erstellung eines *Notfall-Plans*. Ein Beispiel dafür wird untenstehend gegeben. Dabei ist zu berücksichtigen, dass für jeden Patienten* ein individueller Plan erstellt werden soll. Die hier gemachten Vorschläge zeigen nur verschiedene Optionen auf, die individuell genützt und ergänzt werden sollten.

Patienten-Information:

Führen Sie Ihren *Notfallplan* immer mit. Am besten Sie haben das Kärtchen in der Geldtasche und auch am Handy abrufbereit.

Überlegen Sie spontan: Was kann ich im Moment selber *tun*?

Wie habe ich gelernt, darüber zu *denken*?

Kann ich die kritische Situation gleich *aufschreiben*: Auslöser, Symptome, Gedanken/Gefühle, Handeln, so wie wir es hier gerade geübt haben.

Was kann ich als *Ablenkung* sofort unternehmen? Habe ich meine „psychologische Apotheke" zur Hand? Was lässt sich aus dieser Aktivitätenliste gerade nutzen? Was kann ich spontan davon machen?

Habe ich ein passendes *Medikament* zur Hand?

Mit wem kann ich jetzt *Kontakt* herstellen, der mir helfen könnte? (PartnerIn / FreundIn / Verwandte / Bekannte / NachbarIn / Selbsthilfe-Gruppe)

Bin ich im Moment so hilflos, dass ich eine *Krankenhaus*-Ambulanz aufsuchen muss?

Benötige ich jetzt wirklich meinen *Hausarzt*/Therapeuten**?

Check-Liste zum Ergründen der subjektiven Krankheitstheorie

Könnten Ihre *jetzigen Beschwerden* dadurch mitverursacht werden,	nein, sicher nicht	ist wenig wahrscheinlich	ist möglich	ist sehr wahrscheinlich	ja, ganz sicher
1) ... dass Sie sich zu wenig Ruhe gönnen?					
2) ... dass Ihre Mitmenschen Sie nicht ausreichend verstehen oder nicht ernst nehmen?					
3) ... dass Sie das örtliche Klima schlecht vertragen?					
4) ... dass Sie manchmal nicht genug Willenskraft aufgebracht haben oder nicht aufbringen können?					
5) ... dass Sie in letzter Zeit zu oft den Schlaf vernachlässigt haben?					
6) ... dass Sie Lärmbelastungen, Luftverschmutzung, Radioaktivität oder anderen Umweltbelastungen ausgesetzt sind?					
7) ... dass Sie häufig ohne ersichtlichen Grund erschöpft sind?					
8) ... dass Sie einen schwachen Kreislauf haben?					
9) ... dass Sie sich häufig Selbstvorwürfe machen?					
10) ... dass Sie mit Ihren Problemen nicht fertig werden?					
11) ... dass Sie etwas gegessen oder getrunken haben, das Sie nicht vertragen?					
12) ... dass Sie mit Ihren Lebensbedingungen unzufrieden sind?					
13) ... dass Sie zu schlecht schlafen?					
14) ... dass Sie Ängste haben, die Sie in manchen Fällen nicht überwinden können?					
15) ... dass Sie unangenehme Dinge nicht verarbeiten können?					
16) ... dass Sie sich aus Bequemlichkeit zu sehr gehen ließen oder lassen?					
17) ... dass Sie Krankheitszeichen nicht wahrhaben wollen oder übergehen?					

Könnten Ihre *jetzigen Beschwerden* dadurch mitverursacht werden,	nein, sicher nicht	ist wenig wahrscheinlich	ist möglich	ist sehr wahrscheinlich	ja, ganz sicher
18) ... dass Ihnen Personen, die Ihnen nahestehen, Sorgen machen?					
19) ... dass Sie zu wenig an die frische Luft gehen?					
20) ... dass Sie häufig in eine niedergeschlagene Stimmung geraten?					
21) ... dass Sie unangenehme Dinge häufig auf die lange Bank schieben oder geschoben haben?					
22) ... dass Personen, die Ihnen viel bedeuten, Sie enttäuscht haben?					
23) ... dass Sie sich in die allgemeine Hektik und Hetze des heutigen Lebens einlassen?					
24) ... dass bei Ihnen eine gesundheitliche Anfälligkeit vererbt ist?					
25) ... dass Sie sich irgendwo angesteckt haben?					
26) ... dass Ihre Beschwerden durch einen Witterungswechsel ausgelöst werden?					
27) ... dass Sie Gefühle von Minderwertigkeit haben?					
28) ... dass sich Ihr Körper von einer alten Verletzung oder einem Unfall nicht erholt hat?					
29) ... dass Sie mitunter zu streng gegen sich selbst sind?					
30) ... dass Kollegen, Nachbarn oder Vorgesetzte Sie oft in Auseinandersetzungen oder Streit verwickeln?					
31) ... dass Sie zu oft im Leben Pech haben?					
32) ... dass Sie sich in einer Lebensphase befinden, wo sich der Körper umstellt?					
33) ... dass Sie bei Ihrer Arbeit gesundheitsschädlichen Einflüssen ausgesetzt sind?					
34) ... dass Sie Ihre Freizeit zu wenig für Erholung nützen?					

Könnten Ihre *jetzigen Beschwerden* dadurch mitverursacht werden,	nein, sicher nicht	ist wenig wahrscheinlich	ist möglich	ist sehr wahrscheinlich	ja, ganz sicher
35) ... dass Sie bestimmte Medikamente, die Ihnen der Arzt* verschrieben hat, nicht vertragen?					
36) ... dass die Anforderungen im Beruf oder Haushalt zu hoch sind?					
37) ... dass Sie in letzter Zeit leichtsinnig mit Ihrer Gesundheit umgegangen sind?					
38) ... dass Sie altersbedingte körperliche Abnützungs- bzw. Verschleißerscheinungen haben?					
39) ... dass Sie wenig Lust haben, sich körperlich zu betätigen?					
40) ... dass Sie einen Menschen verloren haben, der Ihnen viel bedeutete?					
41) ... dass Ihr Alltag zu eintönig ist?					
42) ... dass Sie eine angeborene Neigung haben, bei seelischer Aufregung mit körperlichen Beschwerden zu reagieren?					
43) ... dass Ihre Drüsen nicht richtig funktionieren?					
44) ... dass die Krankheit schon lang in Ihnen versteckt war und jetzt zum Ausbruch kommt?					
45) ... dass Sie eine ungesunde Lebensweise haben (Rauchen, Essen, Trinken oder körperliche Untätigkeit)?					
46) ... dass Ihre Beschwerden jahreszeitlich bedingt sind?					

Rath, E. & Rief, W. (2006). Ratgeber somatoforme Beschwerden und Krankheitsängste. Göttingen: Hogrefe, S. 57; mod. Egger 2015

Alternative Erklärung für körperliche Beschwerden

Zum therapeutischen Umgang mit Patienten*, die an somatoformen Beschwerden und Krankheitsängsten leiden: Erklärungen für körperliche Beschwerden thematisieren

Tragen Sie bitte in der linken Spalte jeweils jene körperlichen Beschwerden (Symptome) ein, die bei Ihnen häufiger auftreten. Geben Sie dazu in der rechten Spalte alle denkbaren Erklärungen für die jeweilige körperliche Missempfindung an. Schreiben Sie alle Möglichkeiten auf, auch *wenn Sie den Eindruck haben, dass diese nicht als Erklärung für Ihr persönliches körperliches Symptom zutrifft.* Wir können dann im Gespräch die einzelnen Erklärungsmöglichkeiten gemeinsam besprechen.

1. Beschwerden	Mögliche Erklärung
Kopfschmerzen	1. Kater nach Alkoholgenuss 2. Halswirbelsäulenbeschwerden 3. Migräne 4. muskuläre Nackenverspannung 5. Tumor 6. Sorgen, Grübeln 7. falsche Brillenstärke 8. zu viel Bildschirmarbeit 9. Wetterumschwung 10. Unterzuckerung 11. ....
2. Beschwerden	**Mögliche Erklärung**
....	______ ______ ______ ______
3. Beschwerden	**Mögliche Erklärung**
....	______ ______ ______ ______
4. Beschwerden	**Mögliche Erklärung**
....	______ ______ ______ ______

Rath, E. & Rief, W. (2006); mod. Egger 2015

Allgemeine therapeutische Ansätze zur Förderung der Stresstoleranz und Resilienz

Es werden einige praktische Aspekte thematisiert, die auch in Kurzzeit-Kontakten mit den Patienten* gemeinsam erörtert und in der Folge als Empfehlungen für Zuhause genützt werden können.

(a) Exploration zu „Das Auf und Ab im Alltagsleben tolerieren“

+ Wann haben Sie sich das letzte Mal richtig wohl gefühlt? (Ereignis)

+ Wann gibt es Zeiten, in denen Sie sich wohl fühlen? (wiederkehrende Situationen)

+ Wie ist das mit Zeiten, in denen es Ihnen schlecht geht? (Ereignisse)

Wie stellen sie sich darauf ein? Wie gehen Sie damit um? (Bewältigungsansätze)

(b) Exploration zu „Die eigenen Ressourcen erkennen“

Was können Sie gut?

Was bewundern Freunde oder Partner/Partnerin an Ihnen?

Gab es einmal eine Situation, in der Sie so richtig stolz auf sich waren?

Wie würde Sie jemand beschreiben, der Sie mag? Was könnte er Gutes von Ihnen schildern?

(c) allgemeine Aspekte

+ Zeit schaffen für angenehme Erfahrungen
  Tages- und Wochenterminkalender erstellen für konkrete (mit positiven Gefühlen verbundene) Aktivitäten.

+ Aufmerksamkeit auf Positives lenken
  Bewusst auf erfreuliche Aspekte des Alltags fokussieren, anderen darüber berichten.

+ Lernen, was einem guttut
  Darauf achten, was mir gute Gefühle beschert und wohltut.

+ alle fünf Sinne schulen
  Wahrnehmungsübungen und Genusstraining für Sehen, Hören, Fühlen, Riechen, Schmecken.

(d) konkrete Schritte für Änderungen des Alltagsverhaltens

+ körperliche Bewegung:
  30 min. täglich (eigene Auswahl erstellen, z.B. Spazierengehen, Gymnastik, Joggen, Rad fahren, Schwimmen ...)

+ Selbstkonfrontation / Spiegelübung:
  Förderung der Eigenakzeptanz: in der Früh sich vor einem Spiegel anlächeln und positiv einstimmen.

+ Merkzettel:
  An wichtigen persönlichen Orten des Alltags einen Sticker anbringen mit neuen Mottos oder Maximen (insbesondere z.B. bei Unzufriedenheit oder Unglücklichsein): „Zufriedensein ist gut für mich!“, „Ich will mir erlauben, froh (fröhlich) zu sein!“, „Auch ich darf glücklich sein!“ ...; s. Arbeitsblatt „Mottos“).

+ neue Freizeitaktivitäten:
  Auswahl aus der „Aktivitätenliste“ (Liste angenehmer Aktivitäten) und Festlegung der konkreten Umsetzung.

+ ausreichender und erholsamer Schlaf
  Schlafhygiene-Regeln beachten; angepassten Rhythmus von Anspannung/Arbeit und Erholung/Ruhefinden.

AKTIVITÄTENLISTE- „meine psychologische Apotheke"

Aktivitäten, die mit positiven Gefühlen verbunden sind und mich in eine gute Stimmung versetzen können.
(Tätigkeiten zur Veränderung von unerwünschten Stimmungen und zur psycho-physiologischen Musterunterbrechung)

(a)Was ich zurzeit gerne mache
(b) was ich früher einmal gerne gemacht habe
(c) was ich einmal gerne probieren würde:

	a)	b)	c)		a)	b)	c)
• Fernsehen	0	0	0	• Tanzen gehen, Disco	0	0	0
• Zeitung/Illustrierte Lesen	0	0	0	• Gottesdienst/Kirche besuchen	0	0	0
• sich mit der Familie beschäftigen	0	0	0	• sich weiterbilden	0	0	0
• Radiohören	0	0	0	• mit Computer/EDV beschäftigen	0	0	0
• Kuscheln	0	0	0	• bei Sportveranstaltungen zuschauen	0	0	0
• Sex haben	0	0	0	• Gesellschaftsspiele/Kartenspiele	0	0	0
• Telefonieren	0	0	0	• selber Musik machen	0	0	0
• mit Freunden etwas unternehmen	0	0	0	• ins Kino gehen	0	0	0
• Musik hören	0	0	0	• Volksfest/Jahrmarkt besuchen	0	0	0
• Faulenzen, Nichtstun, Tagträumen	0	0	0	• Handarbeiten/Stricken/Nähen	0	0	0
• Buchlesen	0	0	0	• im Lexikon/Nachschlagwerk lesen	0	0	0
• einladen/eingeladen werden	0	0	0	• Hund ausführen	0	0	0
• wandern, spazieren gehen	0	0	0	• mit Katze/Haustier spielen	0	0	0
• über wichtige Dinge reden	0	0	0	• auf Flohmarkt/Basar gehen	0	0	0
• Einkaufsbummel machen	0	0	0	• Brief oder Karte schreiben	0	0	0
• ins Gasthaus/Restaurant gehen	0	0	0	• bei Freunden handwerklich tätig sein	0	0	0
• Gartenarbeit machen	0	0	0	• Museum/Ausstellungen besuchen	0	0	0
• Heimwerken (Wohnung oder Haus)	0	0	0	• Freizeitpark besuchen	0	0	0
• baden gehen, schwimmen, Therme	0	0	0	• in den Zoo/Tierpark gehen	0	0	0
• selbst Sport treiben	0	0	0	• Rock-/Pop-/Jazzkonzert besuchen	0	0	0
• seinen Gedanken nachgehen	0	0	0	• in Kirche oder Verein mitarbeiten	0	0	0

	a)	b)	c)
• Fahrradfahren	0	0	0
• sich in Ruhe pflegen	0	0	0
• mit Auto/Motorrad herumfahren	0	0	0
• einen Ausflug machen	0	0	0
• Videofilme sehen	0	0	0
• Feste oder Partys feiern	0	0	0
• ins Grüne fahren, Ausflug machen	0	0	0
• an einer Gruppenreise teilnehmen	0	0	0
• ein Nickerchen machen	0	0	0
• teure oder exklusive Kleidung tragen	0	0	0
• die Sterne oder den Mond betrachten	0	0	0
• für einen guten Zweck spenden	0	0	0
• barfuß laufen	0	0	0
• Tabak rauchen	0	0	0
• massiert werden, Massage	0	0	0
• zu einem Pop-Konzert gehen	0	0	0
• verschiedene Dinge sammeln	0	0	0
• Federball spielen, Ballspielen	0	0	0
• Bibel, religiöse Schriften lesen	0	0	0
• einen Spaziergang machen	0	0	0
• Zimmer/Wohnung/Haus aufräumen	0	0	0
• über andere Leute reden	0	0	0
• eine Dusche nehmen	0	0	0
• um Hilfe oder Rat bitten	0	0	0
• zum Friseur gehen, die Haare richten	0	0	0
• Videospiele machen	0	0	0
• Oper/Konzert/Theater besuchen	0	0	0
• bei einer Bürgerinitiative engagieren	0	0	0
• in Spielhalle gehen	0	0	0
• Ordnung machen	0	0	0
• Partyspiele spielen	0	0	0
• mich schön machen, schminken	0	0	0
• den Körper pflegen	0	0	0
• Leute beobachten	0	0	0
• etwas Gutes essen oder trinken	0	0	0
• Ausschlafen	0	0	0
• Witze anhören	0	0	0
• Tagebuch schreiben	0	0	0
• diskutieren, sich unterhalten	0	0	0
• ein Feuer anzünden/Feuer machen	0	0	0
• PC/Tablet/Handy: internet surfen	0	0	0
• eigensinnig sein, sich durchsetzen	0	0	0
• Freunde besuchen	0	0	0
• beten	0	0	0
• eine sexuelle Beziehung haben	0	0	0
• Meditieren	0	0	0
• Wandern	0	0	0
• etwas Gutes kochen	0	0	0
•	0	0	0
•	0	0	0

Mein Wochenplan
Was ich an (neuen) Aktivitäten wann unterbringen will (zeitliche Planung von Aktivitäten)

	Montag	Dienstag	Mittwoch	Donnerstag	Freitag	Samstag	Sonntag
00–06							
06–07							
07–08							
08–09							
09–10							
10–11							
11–12							
12–13							
13–14							
14–15							
15–16							
16–17							
17–18							
18–19							
19–20							
20–21							
21–22							
22–23							
23–24							

Ergänzungen und Anmerkungen:

Patienten*information zur Förderung von gesundheitlich relevanten Verhaltensänderungen

Lieber Patient, liebe Patientin,

Das Verändern von ungünstigen Denk- und Verhaltensgewohnheiten erfordert Ausdauer und Durchhaltevermögen. Beachten Sie bitte daher folgende Grundsätze:

+ Eine Änderung eingespielter Verhaltensweisen braucht meist eine gewisse Zeit – also nicht ungeduldig sein. „Gut Ding braucht Weile!“

+ Setzen Sie sich realistische, kleine Ziele, die auch wirklich erreichbar sind. Planen Sie eher kleine Schritte und setzen Sie einen Schritt nach dem anderen!

+ Schwierigkeiten bei der Umsetzung sind eine wichtige Erfahrung, um daraus zu lernen: Waren die Schritte zu groß? Wurden wichtige Punkte für die geplante Verhaltensänderung übersehen?

+ Jedes erreichte Ziel ist ein Erfolg, der auf das eigene Konto geht. Loben und belohnen Sie sich selbst dafür! Machen Sie sich klar: Wieder bin ich einen Schritt näher dem erwünschten Ziel.

+ Schwierige Situationen (das sind meist Angstsituationen) sind da, um überwunden zu werden. Angst ist nicht nur ein Signal für Gefahr, sondern auch ein Signal zum Einsetzen einer Bewältigungsreaktion. Setzt man sich einer angstauslösenden Situation aus, steigt anfänglich die Unruhe zwar an, findet aber bald ein Erregungsplateau und sinkt im weiteren Verlauf wieder deutlich ab. Daher: Flüchten Sie nicht, halten Sie am Angsthöhepunkt durch, Sie werden danach durch das natürliche Abklingen der Erregung belohnt.

+ Wichtig ist eine Veränderung der betreffenden Gedanken bzw. Einstellungen *und* des Handelns!

Pragmatische Selbsthilfe für Ärzte* gegen Überlastung und Burnout im Beruf

Mein persönliches Energie-Einspar- und Aufbau-Programm (eine kleine Ideensammlung):

Ein bis zwei Patienten* weniger in nächster Zeit als fixer Vorsatz.

Einstweiliger Aufnahmestopp für schwierigste Patienten*.

Endlich regelmäßige feste Bürozeiten für notwendige schriftliche Arbeiten.

Eine Zeitlang den energetischen Aufwand bei bestimmten Patienten* überprüfen und womöglich senken.

Kein Überziehen der Behandlungszeiten mehr!

Distanzierungsfähigkeit im Kontakt mit folgenden Patienten* einüben: ...

Vermehrte Kurzpausen einlegen.

Weitere Vorsätze:

Neue Elemente in den Arbeitstag einbringen: teilweise Neugestaltung meiner Arbeitsräume mit neuen Bildern, Musik, Tee-Set ...

Neue Aspekte an meiner Arbeit entdecken: stärkere Ressourcenorientierung, neue inhaltliche Interessen erkunden (was würde mich noch interessieren)

s. Hoffmann, N. & Hofmann, B. (2008), mod. Egger 2020

Unterlagen zur Dokumentation „Praxis der psychosomatischen Medizin“

Zur Anwendung des bio-psycho-sozialen Krankheitsverständnisses im ärztlichen Alltag

Im Rahmen des PSY2-Curriculums ist ein Behandlungsjournal über 200 Stunden *Praxis aus Psychosomatischer Medizin* zu erstellen. Diese Arbeit an Patienten* soll den Teilnehmerinnen* helfen, theoretisches und praktisches Wissen im Selbststudium zu üben und zu vertiefen. Es dient zugleich als Unterlage für die verschiedenen Formen der Supervision (Balint-Gruppen, Fall-Supervision in Kleingruppen und Einzelsupervision im Rahmen der Lehrtherapie). Für diese Dokumentation können verschiedene Formen bzw. Vorlagen genützt werden, die den unterschiedlichen beruflichen Gegebenheiten Rechnung tragen. Beispiele: (1) Dokumentation einer kommunikativ kritischen Begegnung (*critical incident report*, s. Arbeitsblatt dazu), (2) Dokumentation einer bio-psycho-sozialen Anamnese samt Überlegungen zur multimodalen Diagnostik und Therapie (s. unten) und (3) Verlaufsdokumentation eines bio-psycho-sozialen Diagnose- und Therapie-Prozesses (s. Arbeitsblatt dazu).

Das wesentliche Instrument aller Interventionen in der psychosomatischen Medizin bildet das ärztliche Gespräch. Die Interventionsziele sind natürlich auch abhängig von der Zeit, die zur Verfügung steht. Prinzipiell geht es dabei um die

(a) Gewichtung der *Eingangs-Botschaft* (mit welchem Anliegen kommt der Patient*?),

(b) um das Herstellen einer gemeinsamen Wirklichkeit (Laienvorstellung versus Medizinmodell / also Verständnis und Verständigung),

(c) um die *Hilfe* beim Ausdrücken von Gefühlen oder Bedürfnissen des Patienten* sowie bei der Selbstexploration des kranken Menschen (Nutzung der Gesprächstechniken wie z.B. Gesprächspausen zulassen, aktives Zuhören ermöglichen, Aufgreifen von Signalen, „Spiegeln“ etc.),

(d) um die abschließende *Zusammenschau* und das Anbieten von Möglichkeiten zur Verbesserung des Beschwerdebildes. Dies sollte auch die *Möglichkeiten eröffnen*, die belastende Situation nicht ausschließlich pathologisch zu interpretieren, sondern auch neue, kreative Wege in der Krankheitsbewältigung zu versuchen (z.B. günstigere Coping-Strategien zu entwickeln).

Psychosomatische Medizin – Verlaufs-Dokumentation

PSY2-Dokumentation zum diagnostisch-therapeutischen Prozess
(sensu bio-psycho-soziales Krankheitsmodell)

Fallbearbeiter*/Therapeut*: .... Datum: ....
Eingangs-Diagnosen: erste grobe Skizzierung (Benennung) des Patienten*-Leidens oder (gegebenenfalls) Zuweisungsdiagnose:
....
Alter: .... *Geschlecht:* .... *Beruf:* .... *Fam.stand:* .... *sonstg.:* ....
Die hier protokollierte psychosomat. Arbeit wurde von mir im Zeitraum von .... bis .... geleistet.   Dieses Protokoll umfasst psychosomatisch orientierte Patienten*-Arbeit im Ausmaß von .... Arbeitseinheiten/Stunden

1. **WO wurde *psychosomatische Medizin* angewendet?** (Angaben zur Institution, Zugang zu Patienten* bzw. Überweisungsmodus etc.)

2. **In welchem SETTING kam *psychosomatische Medizin* zum Einsatz?** (Einzelperson, Paar, Familie oder sonstige Gruppe)

3. **Welche PROBLEMBEREICHE wurden psychosomatisch angegangen?** (Problemkurzbeschreibung oder Charakterisierung der Hauptanliegen an eine „psychosomatische“ Intervention)

4. **Mit welchen psychologischen TECHNIKEN bzw. METHODEN wurden die Patienten* von Ihnen betreut?** (Ärztliches Gespräch, psychologische Entspannungsverfahren ...)

5. **Welche ERGEBNISSE brachten die psychosomatisch orientierten („bio-psycho-sozialen“) Interventionen?** (Kurzzusammenfassung, Kurz-Reflexion zum Geschehen)

6. **Reflexion zur THERAPEUT*-PATIENT*-BEZIEHUNG**

7. **Wie wurde diese Arbeit am Patienten* SUPERVIDIERT?**
(z.B. im Rahmen von *peer groups*, Gruppensupervision mit Lehrtherapeuten*, Balint-Gruppe, Einzelsupervision bei Lehrtherapeuten*, arbeitsplatzinterner Team-Supervision, Fallbesprechung ...)

Simultandiagnostik und Simultantherapie in der bio-psycho-sozialen Patienten*betreuung

Vorlage für die abschließende „Fallarbeit" im Diplomlehrgang *Psychosomatische Medizin* (dient auch als Unterlage für die Aufarbeitung einer ganzheitlich orientierten Diagnostik und Behandlung).

Für die Dokumentation von Informationen, die sich aus einer bio-psycho-sozialen Erfassung von Patienten*- sowie Arzt*-Patient*-Beziehungsdaten („ganzheitliche Patienten*betreuung") ergeben und die in weiterer Folge in der psychosomatischen Grundversorgung genutzt werden können, wird ein schriftlicher Leitfaden vorgestellt. Es soll darauf hingewiesen werden, dass es sich dabei um eine von mehreren Möglichkeiten handelt, mehrdimensionale Datenerfassung zum Zwecke einer basalen psychosomatischen Intervention zu betreiben. Der vorliegende Problembearbeitungs-Leitfaden stammt im Wesentlichen aus einer integrativ-verhaltensmedizinischen Perspektive, er kann aber mit entsprechenden Modifikationen auch an andere Schwerpunktsetzungen angepasst werden.

Mögliche inhaltliche Bereiche für das explorierende Gespräch:
+ klinische Daten, aktuelle Symptome, körperlicher Zustand d. Pat.
+ momentane Befindlichkeit, Stimmungslage, krankheitsbezogene Sorgen
+ subjektives („naives") Krankheitsverständnis: subj. Erklärung für bzw. Vorstellungen zu den Symptomen
+ Einstellung zu Diagnostik und Therapie, zu Arzt*/Ärzten* und Behandlungseinrichtungen
+ zwischenmenschliche Beziehungen: Ehe, Lebensgemeinschaft/Partnerschaft
+ Sexualität (bei Frauen: auch Menstruation)
+ Familienleben, Kinder
+ Beschäftigung, Beruf
+ Freizeit, soziales Leben, Lebensstil
+ aktuelle oder latente Belastungen, äußere oder innere Stressoren: belastende Lebensereignisse, psychosozialer Stress, Alltagsärgernisse ...
+ Sonstiges: ....

Dokumentation zur „Simultandiagnostik" und „Simultantherapie"

Therapeut*/en*: ....

Eingangs-Diagnosen:
erste grobe Skizzierung (Benennung) des Patienten*-Leidens oder (gegebenenfalls) Zuweisungsdiagnose: ....

....

Alter: .... Geschlecht: .... Name/Chiffre: ....

Beruf: .... Fam.stand: .... Anzahl der Begegnungen: ...... Code: ....

hier nur skizzenhafte Darstellung:

1. Beschreibung der Eingangssymptomatik

kurze Angaben zur subjektiven Symptomatik: Mit welchen aktuellen **Beschwerden**, Symptomen, Problemen kommt der Patient*? Warum kommt er gerade jetzt damit? Wie drückt er sein Leid aus?

nur skizzenhafte Darstellung:

2. Beschreibung der allgemeinen, aktuellen Krankheitssituation des Patienten*.

Machen Sie kurze Angaben über die *gegenwärtigen* psychosozialen und die medizinische Versorgung betreffenden *Lebensbedingungen* des Patienten*. Welche sind seine bedeutsamen Lebensumstände bzw. Stressoren wie z.B. berufliche Belastung oder häusliche Schwierigkeiten sowie Krankheiten? Welche gesundheitlichen Schutz-Faktoren und psychosozialen Ressourcen – wie z.B. intaktes soziales Netzwerk, gute Erreichbarkeit medizinischer Einrichtungen, Mobilität – sind trotz der Krankheitssituation vorhanden?

3. Analyse der Problematik (Symptomatik):

Welche Störungen/Beschwerden/Probleme sind gegenwärtig konkret *beschreibbar*?

Gibt es eventuell Unterschiede in der Beschreibung der Beschwerden:
a. Wie beschreibt bzw. äußert der Patient* seine Beschwerden? (nur beschreiben, hier noch keine Interpretation vornehmen)

b. Gibt es Angaben ***anderer Personen*** zur Beschreibung oder Einschätzung der Beschwerden (z.B. vonseiten des Partners, der Kinder, von Kollegen, Behörden ...)?

c. Wie lassen sich die Beschwerden aus Ihrer ***ärztlichen Sicht*** beschreiben? (nur deskriptiv, hier noch keine Interpretation vornehmen):

4. Bisherige Bewältigungsversuche (Kontrollbemühungen) des Patienten*

Bisherige *Behandlungsversuche* oder Beeinflussungsmaßnahmen *aufseiten des Patienten** (insbesondere Versuche der Selbsthilfe bzw. Selbstkontrolle; wenn möglich: Skizze über gesundheitsrelevante protektive Faktoren (erkennbare Schutzfaktoren bzw. Ressourcen) des Patienten* und wieweit diese vom Patienten* bisher zur Problembewältigung auch genutzt wurden:

5. Wie ist die beklagte Problematik verstehbar?

Unterscheiden Sie zwischen (a) dem *subjektiven Krankheitsbild* (wie sieht der Patient* sein Leiden?), (b) dem *objektivierbaren Krankheitsbild* als solchem (Befundlage) und (c) Ihrer eigenen *Einschätzung als Arzt**. (Und woher stammen Ihre Informationen dazu: aus Verhaltensbeobachtung, persönlichem Gespräch mit Patienten*, medizinischen Untersuchungen ...):
ad (a) *Patienten*-Selbsterleben*
Wie äußert sich der Patient* selbst zu seiner Krankheit/Problematik (d.h. gedankliche und gefühlsmäßige Äußerungen des Patienten*. Was denkt, was fühlt der Patient* diesbezüglich? Wie erlebt er sich in seiner Krankheit, wie ist seine Auffassung/Erklärung dazu?):

ad (b) *erhebbare Befunde:*
Was ist anhand der untersuchbaren medizinischen Merkmale objektivierbar, d.h. was ergeben Befunde bzw. was zeigt sich objektiv am Patienten*? (Beschreiben Sie dabei auch erkennbare Verhaltenseigenheiten des Patienten* wie z.B. Krankheitsverhalten, compliance, coping):

ad (c) *Urteil des Arztes** (auf der Basis von Befund & persönlichem Eindruck):
Was denken *Sie* zur Problematik und was fühlen *Sie* im Umgang mit diesem Patienten*?

Falls Sie Daten dazu besitzen, nehmen Sie nun bitte eine differenzierte Analyse der Anamnese- bzw. Explorationsdaten vor. Hier werden auch bereits vorhin skizzierte Darstellungen nochmals genauer untersucht und Kontext bezogen erörtert bzw. interpretiert:

6. Funktionale Analyse der Symptomatik

a. Von welchen *auslösenden* Bedingungen ist die Krankheit (Symptomatik) *wahrscheinlich* abhängig? Gibt es erkennbare somatische (genetische), innere (psychische) oder äußere (öko-soziale) steuernde Faktoren für das Auftreten der Symptome?

b. Wenn die Symptomatik einsehbare Folgen für das Leben des Patienten* hat: Welche unmittelbaren (direkten) oder mittelbaren (in weiterer Folge entstehenden) positiven wie negativen *Konsequenzen* hat das Auftreten der Symptomatik für den Patienten*? Formulieren Sie Ihre Annahmen über (positive und/ oder negative) Folgen der Symptomatik (insbesondere: Worin könnte ein sekundärer Krankheitsgewinn liegen?).

7. Entstehungsgeschichte der Symptomatik

Welche Skizze zur Genese der Symptomatik lässt sich auf der Basis der beobachteten Daten entwerfen? Versuchen Sie eine Beschreibung der „Entstehungsgeschichte" der Krankheit: Von welchen Faktoren ist anzunehmen, dass die Entwicklung der Krankheit wesentlich beeinflusst wurde?

+) körperliche Faktoren

+) psycho-soziale Faktoren

+) Umwelt bezogene (materielle) Bedingungen

8. Zusammenfassende Erklärung („Verständnis") der Krankheit

Welche Annahmen lassen sich aufgrund der vorhandenen Informationen für die Analyse und Interpretation der Krankheit formulieren? Falls möglich: Bringen Sie Ihre Beobachtungsdaten in Verbindung mit einer erklärenden Hypothese (bzw. vorläufigen Annahme), welche die Entwicklung bis zum gegenwärtigen Zustand verständlich machen könnte. Dies stellt eine *Arbeitshypothese* zum „Krankheitsverständnis" dar.

9. Bestimmung des Therapiezieles

Welche Aspekte sollten primär behandelt werden?

a. Therapieziel oder Behandlungs-Erwartungen aus der Sicht des *Patienten*:*

b. aus der Sicht *anderer* (falls zutreffend: welcher Personen?):

c. Therapieziel aus Ihrer ärztlichen Sicht (geben Sie eine begründete Schilderung Ihrer therapeutischen Zielsetzung und begründen Sie mögliche Maßnahmen):

d. das sich aus (a) – (c) ergebende *realisierbare Therapieziel* (oder Therapieziele):

10. Behandlungsmethoden und Durchführung der Interventionen

Welche Behandlungsart wurde gewählt (z.B. Intervention mittels ärztlicher Gesprächsführung, psycho-physiologische Regulationsverfahren (z.B. Entspannungstherapien wie AT oder PME), Paar- bzw. Partnergespräch etc.) und wie haben Sie diese durchgeführt?

11. Ergebnisse

Welche *Behandlungsergebnisse* lassen sich bis jetzt beschreiben?

fakultativ:

12. Rückfallsprophylaxe / Katamnese-Daten

Wieweit konnte dem Pat.* Hilfe zur Selbsthilfe vermittelt werden? Informationen zum weiteren Verlauf:

13. Reflexion zur therapeutischen Intervention

a. Arzt-Patient*-Beziehung*

Wie haben *Sie* den Patienten* erlebt, d.h. welche Gedanken, Gefühle, Stimmungen oder Handlungsimpulse wurden bei Ihnen im Verlauf der Begegnungen mit ihm hervorgerufen? Welche Erkenntnisse konnten Sie daraus für das Verständnis des Patienten* gewinnen?

b. Überlegungen zur Vorgangsweise

Anmerkungen zur eigenen praktischen Tätigkeit im Rahmen dieser Arbeit zur „psychosomatischen Grundversorgung“: Wie gut konnten Sie Aspekte des bio-psycho-sozialen Krankheitsverständnisses in der Intervention nutzen bzw. umsetzen?

14. Zusammenfassendes Ergebnis

(stichwortartige Zusammenfassung zur Fallarbeit): Simultandiagnostik und Simultantherapie

BEOBACHTUNGS-EBENE	**DIAGNOSTIK** bisherige diagnostische Erkenntnisse (Fakten von Interpretationen trennen!)	**THERAPIE** Konsequenzen für die weitere Behandlung (konkrete Schritte und Überlegungen)
biologisch (organmedizinische / körperliche Aspekte)	z.B. ätiolog. und pathogenet. Aspekte, Risikofaktoren ... weitere Abklärung?	physikal., medikamentöse, chirurgische u.a. Interventionen ... .
psychologisch (Erlebnis- und Verhaltenseigenheiten; Persönlichkeitsaspekte)	z.B. auslösende oder aufrechter haltende psych. Faktoren; Persönlichkeitsaspekte, Bewältigungsstil, subj. Krankheitstheorie	ärztliches Gespräch, psycholog. Entspannungsverfahren, Überweisung z.B. zur Psychotherapie? ....
öko-sozial (Lebensbedingungen: familiäre, beruflich-gesellschaftliche und andere umweltbezogene Aspekte)	z.B. soziales Netzwerk/sozialer Rückhalt, akute oder chron. Belastungen (Stressoren) in Beruf/Familie/Wohnbedingungen	Nutzung von Informationen, Vermittlung bzw. konkrete Kontakte zu Familie, Arbeitsplatz, Behörden/Vereine ... .

F

PSYCHOTHERAPEUTISCHE MEDIZIN

Die heilkundliche Behandlung mit psychologischen Mitteln

Psychologische Wirkfaktoren sind in der Heilkunde seit Jahrtausenden bekannt. Sie werden im Rahmen des jeweiligen Zeitverständnisses und des jeweils aktuellen Wissens immer wieder neu gefasst und sind erst seit gut 100 Jahren einer internationalen wissenschaftlichen Forschung unterworfen. Dies hat zugleich zu einer weiteren Auffächerung der Einflussvariablen bzw. Wirkgrößen geführt, in dessen Folge es zu einer Vielzahl von psychotherapeutischen „Schulen" gekommen ist. *Psychotherapie* kann in komprimiertester Weise als *die Behandlung mit psychologischen Mitteln* verstanden werden, während *Psychotherapeutische Medizin* die Schulen übergreifende Anwendung von Psychotherapie durch Ärztinnen* in ihrem jeweiligen Arbeitsbereich meint (Egger 2017).

Psychotherapeutische Medizin als integrative und integrierte klinische Psychotherapie

War die bisherige Diskussion zum Gegenstand der *Psychotherapie* fast ausschließlich *theorieorientiert* im Sinne einer schulenspezifischen Auseinandersetzung mit Gebietsbezeichnungen wie *Psychoanalyse* (Tiefenpsychologie), *Verhaltenstherapien* (verhaltenstheoretische psychologische Psychotherapien), sog. *humanistische* und sog. *systemische* Psychotherapien, so stellt sich für den medizinischen Anwendungsbereich die Notwendigkeit einer *problemorientierten Psychotherapie* heraus. Es geht hier nicht mehr um Fragen, *was* Psychotherapie ist und *wofür* Psychotherapie im Praktischen nützlich ist. Vielmehr dreht sich alles um die Beantwortung der Frage, mit *welchen* Psychotherapie-orientierten Ansätzen *welche* medizinischen Problemstellungen *wie* und unter welchen Erfolgsaussichten angegangen werden können.

Diese *problemorientierte* Auseinandersetzung mit dem Gegenstandsbereich *Psychotherapie* ist allerdings nicht zu leisten, solange es keine universale *Psychotherapietheorie* gibt. Da eine solche weiterhin nicht in

Sicht ist, wird als Übergangslösung der Entwurf einer *integrativen Psychotherapie* nach dem Modell der *psychotherapeutischen Medizin* vorgeschlagen. Für einen solchen Lösungsansatz existieren schon einige konkrete und elaborierte Modelle (s. Tabelle „psychotherapeutische Traditionen" in diesem Kapitel). Eine solche integrative Psychotherapietheorie hat ihren Wert insbesondere in der Potenz zur Integration in die praktisch-medizinische Arbeit mit ihren spezifischen Problemstellungen.

Da die Theorie-orientierte Schulen-spezifische Auseinandersetzung mit den Disziplinen der Psychotherapie – nicht nur in Österreich – von einzelnen privatrechtlichen Vereinen oder „Schulen" geführt wird, verbleibt den *Universitätsinstitutionen*, die sich mit der wissenschaftlichen Psychotherapie zu beschäftigen haben, die Arbeit, eine zukunftsweisende und Schulen übergreifende universitäre Lehre der Psychotherapie zu entwickeln und zu fördern. Eine solche integrative Psychotherapie muss den bisherigen Erkenntnisstand und die praktischen Erfahrungen aller Psychotherapien berücksichtigen.

Wesentliche Kriterien zur Beurteilung von bisher vorliegenden Theoriekonzeptionen sind unter wissenschaftlichen Aspekten sowie der Überprüfung von Nützlichkeit bzw. Brauchbarkeit bei der Bewältigung bzw. Lösung von gesundheitlichen Problemstellungen zu sehen. Jede ausgereifte Psychotherapietheorie kann zudem auch nach ihren erkenntnistheoretischen Ansätzen beschrieben werden. Dabei wird ersichtlich, dass in jeder dieser basalen Traditionen ein typischer spezifischer Schwerpunkt gesetzt wird. Die vier grundlegenden erkenntnistheoretischen Positionen oder Methoden (*methodos* = Weg) sind

(1) Phänomenologie,

(2) Hermeneutik,

(3) Heuristik (empirisch-analytischer Erkenntnisweg) und

(4) Dialektik.

Von den etablierten Psychotherapieformen wären die sog. humanistischen Therapien (Gesprächspsychotherapie, klientenzentrierte Psychotherapie, kreativ-gestaltende Therapien, auch Logotherapie/Existenzanalyse) schwerpunktmäßig dem Kreis der *Phänomenologie* zuzurechnen, die Psychoanalyse der *Hermeneutik* und *Dialektik*, die Verhaltensmedizin und Verhaltenstherapien primär der empirischen Analytik bzw. *Heuristik*. Eine zu enge Zuordnung der psychotherapeutischen Richtungen zu den vier Erkenntnispositionen würde allerdings übersehen, dass sich diese über die Jahrzehnte langsam aber merkbar verändern bzw. weiterentwickeln, sodass es zunehmend mehr Überschneidungen gibt.

Am Beispiel der verhaltenstherapeutischen Psychotherapien lässt sich diese Entwicklung am eindrucksvollsten beschreiben. Diese verstehen sich heute mehrheitlich als empirisch-analytisch und phänomenologisch orientiert, zeigen aber auch dialektische und hermeneutische Aspekte. Ein Phänomen erscheint zwar als „Ganzes", was aber das Ganze wirklich ist, ist nicht zu fassen. So gesehen erfolgt in einer ersten phänomenologischen Erfassung eine Annäherung oder eine Beschreibung hervorstechender Merkmale aus der Sicht des Beobachters (z.B. Erfassung von diagnostischen Informationen). Die erfahrungswissenschaftliche Zugangsweise erfolgt als möglichst umfangreiche und möglichst differenzierte (multidimensionale) Beschreibung von angebbaren/benennbaren/erfassbaren Details. Ob diese Details tatsächlich in Korrelation oder sogar in kausaler Weise mit dem „Ganzen" zu tun haben, wird in empirisch-analytischer Weise Schritt um Schritt im Sinne der Falsifikationsmethodik untersucht (dazu eignen sich auch experimentelle Untersuchungsanlagen).

Diese Detailuntersuchungen bilden nun Mosaiksteine, die dann wiederum zu einem Ganzen zusammengefügt werden müssen und so das Ganze (die „Gestalt" oder die gesamte Figur) ergeben. Allerdings bleibt dieses Ganze immer eine mehr oder minder kreative Leistung des Beobachters bzw. Untersuchers und ergibt sich nicht allein aus den Details (vgl. Gestaltgesetz: „Das Ganze ist mehr – etwas Komplexeres – als die Summe seiner Teile"). So gesehen kann die empirisch-analytische Forschung als ein erkenntnistheoretisches Umwegverhalten betrachtet werden: Über eine Fülle von Detailuntersuchungen werden sowohl die Kern- wie auch Grenzbereiche einzelner Faktoren untersucht, die danach zu einem systemischen Ganzen zusammengefügt werden. Das solcherart erstellte „Ganze" ist nun wesentlich detailreicher, als es das ursprüngliche „Schauen auf das Ganze" ermöglicht.

Neben der empirisch-analytischen (heuristischen) und phänomenologischen Erkenntnismethode in den kognitiven Verhaltenstherapien spielt in der Praxis auch der *dialektische* Zugang eine Rolle: Die erlebte (also subjektiv erfahrene) Wirklichkeit ist mehr oder weniger auch ein Konstrukt des Untersuchers oder Einzelmenschen. Er „schafft" jene Wirklichkeit, die für ihn dann „real" ist. Dass es nicht unendlich viele „Wirklichkeiten" gibt, verhindert die Passform mit der Außenwelt („der Welt an sich" oder der als objektiv angenommenen Wirklichkeit). Dabei handelt es sich um einen permanenten Abstimmungsvorgang zwischen „Innenwelt" und „Außenwelt", der im zwischenmenschlichen Austausch auch als sozialer „Abschleifprozess" beschreibbar ist. Unterstützt wird diese Passform in unserer Zeit auch durch die permanente Begleitung der „objektivierenden" Wissenschaften. So könnte man z.B. im Rahmen der therapeutischen Arbeit von einem dialogischen Prozess der Datenerhebung sprechen. Die Erfassung eines Konstrukts wie der *subjektiven Lebensqualität* oder die Erhebung von *subjektiven Krankheitstheorien,* die Erkundung einer individuellen Werthierarchie oder von irrationalen Einstellungen braucht die dialektische Methode: In einer kommunikativen Auseinandersetzung oder Disputation versuchen Therapeut* und Patient* sich der jeweils infrage stehenden Wirklichkeit in einem dialogischen Prozess anzunähern und zu einem gemeinsamen Verständnis zu gelangen.

Auch der vierte Erkenntnisweg – die Hermeneutik – ist für die aktuellen verhaltenstheoretischen Psychotherapien bedeutsam. Dabei haben allerdings die beiden anthropologischen Konstanten *Wort* und *Hand* (d.h. *Kommunikation* und *handelndes Eingreifen*/Technik) gleichermaßen Bedeutung. Wenn wir das Symbol *Wort* für *Verstehen*, *Einsicht* und *Erkenntnis erlangen* nehmen, wird schnell einsichtig, wie wichtig das Versehen von Bedeutung (die „Deutung") im therapeutischen Prozess ist. Dabei handelt es sich offensichtlich um einen eigenen Wirkfaktor. Ohne „Einsicht" in die Sinnhaftigkeit oder Notwendigkeit einer Veränderung bleibt jede Intervention im „luftleeren Raum". Erst wenn ein entsprechendes Verständnis aufgebaut werden kann, sind z.B. die

Self management-Konzepte oder Selbsthilfe-Programme effektiv. Aber jede *Einsicht* greift zu kurz, wenn sie nicht auch in handelnde Gestaltung bzw. Problembewältigung umgesetzt werden kann. Dies ist beispielsweise bei der Therapie von Angststörungen unumgänglich. Sich auf das Problem handelnd einzulassen, in die Problemsituation einzugreifen, dabei neue Erfahrungen zu machen und diese neuen Erfahrungen auch auf vergleichbare zukünftige Herausforderungen zu transferieren, sind ausdrückliche Therapieziele. „Heilen durch Einsicht und Handeln" könnte hier als Motto gelten.

Die vier Methoden der Erkenntnisgewinnung – Phänomenologie, Hermeneutik, empirische Analytik bzw. Heuristik und Dialektik – dürfen nicht als sich gegenseitig ausschließende Wege zur Wirklichkeitserfassung gesehen werden. Sie überlappen sich und sind selbst dann am Werk, wenn die jeweilige Therapietheorie dies nicht explizit ausweist. Natürlich ist dennoch ein schwerpunktmäßiger Zugang zur Art und Weise beschreibbar, wie ein Vertreter einer bestimmten Theorieschule an das herangeht, was er für wesentlich hält und in welchen Bereichen er ein vergleichsweise größeres Auflösungsvermögen besitzt. Für die Ausbildung zur Psychotherapie gilt es, ausreichende Kenntnisse zur Nutzung aller vier Erkenntnismethoden zu erwerben. Dies soll erreicht werden über die Vermittlung von

(1) Theorie,

(2) Selbsterfahrung (Eigentherapie, „Lehranalyse") und

(3) therapeutischer Praxis inklusive Supervision (Begleitung, Anregung, Reflexion) der konkreten therapeutischen Fertigkeiten.

Dabei ist der psychotherapeutisch Tätige in seiner praktischen Arbeit „teilnehmender" und nicht „objektiver" Beobachter, er braucht zudem genügend Kompetenzen zur therapeutischen Kooperation mit dem Patienten*, ausreichende Empathie und auch Sensibilität für szenische Informationen in der Behandlungssituation.

Therapeutische (ärztliche) Rollen

Formen interventiver Beziehungen Funktionen, die der Therapeut* (Arzt*) im Behandlungsvollzug einnehmen kann
(a) Therapeut* ist primär **TECHNIKER*** „Problemlöser*" (idealiter: Therapeut* als Experte* löst das Problem) z.B. in Akutsituationen *Krankheit* erscheint primär als Unerwünschtes, Störung, Katastrophe, zu Korrigierendes, zu Bekämpfendes
(b) Therapeut* ist primär **Katalysator** „Dialogförderer*" (idealiter: Bedingungen schaffen, unter denen der Patient* das Problem lösen kann) z.B. Intervention als „Hilfe zur Selbsthilfe" *Krankheit* erscheint primär als Möglichkeit für Veränderungen und Neuorientierung („Lebensphilosophie"-Justierung), bietet Chance zur Selbstbesinnung und Erkenntnis, z.T. auch als „persönliche Kreation" (Hervorbringung des Individuums) begreifbar
(c) Therapeut* ist primär **BEGLEITER*** „Wirken durch Da-Sein" (idealiter: Therapeut* kann Leid des Patienten* aushalten, auch wenn eine Lösung des Problems nicht möglich erscheint) z.B. in der Behindertenarbeit, Sterbebegleitung Therapeut* ist primär teilhabender Begleiter des leidenden Menschen *Krankheit* erscheint primär als zum Leben gehörend, als Teil des menschlichen Seins, kann nicht gänzlich vermieden werden

Tabelle zu den 3 wesentlichen therapeutischen Rollen; Egger 1999 (mod. n. Pieringer et al. 1985, s.a. Pieringer, Egger & Stix 1991).

Zur Kompetenz des psychotherapeutisch Tätigen – „Therapeutische „Speicher"

WISSEN	**HANDELN**	**ETHIK/MORAL**
EPISTEMISCHE STRUKTUR - „Pool" an Wissen über mögliche effektive Interventionen - theoretisches Änderungswissen - reproduktives Wissen	EPISTEMISCHE HANDLUNGS-KOMPETENZ - Fähigkeit, vorhandenes Wissen in Handeln umzusetzen - praktische Änderungskompetenz - therapeutische Praxisroutine - reproduktives Handeln	ALLGEMEINE ETHIK z.B. Menschenwürde und Menschenrechte; Grundrechte; gültige Straf- u. Zivilrechte; Berufsethos; kategorische Imperative (I. Kant)
HEURISTISCHE STRUKTUR - „Kreativität" (z.B. beim Kombinieren diverser Interventionsmöglichkeiten) - „Originalität" (z.B. beim Zuschneiden von Interventionen auf die individuelle Situation bzw. beim Erfinden neuer Methoden)	HEURISTISCHE HANDLUNGS-KOMPETENZ - kreativer Umgang mit neuen Situationen in der Praxis - Finden spontan-origineller Praxislösungen - produktiv-originelles Handeln in ungewohnten Situationen	PERSÖNLICHE ETHIK Persönliche Auffassungen von obiger allgemeiner Ethik; persönliche Gebote und Verbote; subjektive Maximen; selbstgesetzte Grenzen in Bezug auf Ziele und Methoden

Tabelle: Therapeuten*-Kompetenz (mod. n. Schmelzer 1985)

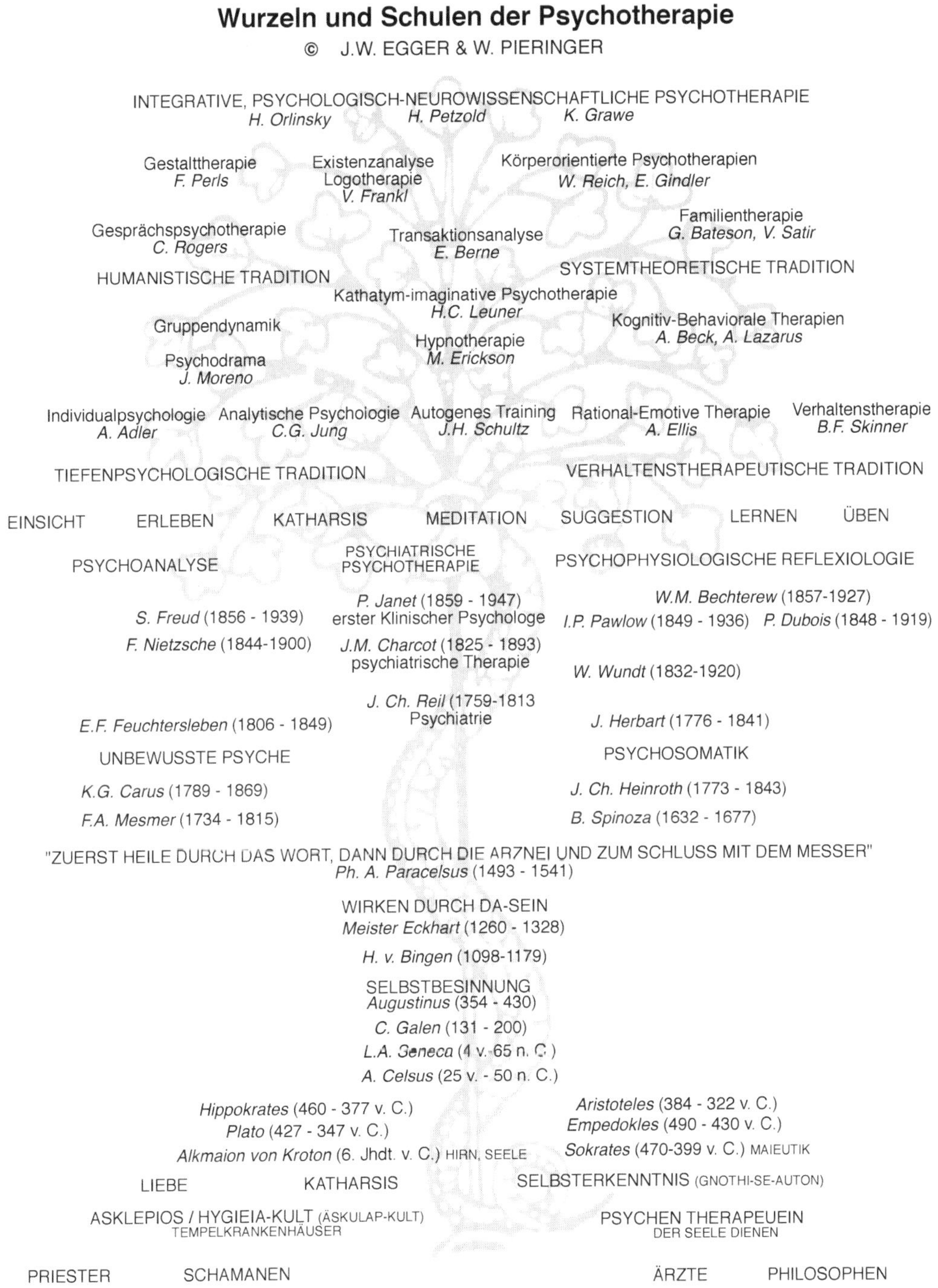

Abbildung zu den Wurzeln und schulischen Ausformungen der Psychotherapie (mod. n. Pieringer, Egger & Stix 1991, Egger 2015, 2017)

Aus empirisch-wissenschaftlicher Perspektive lassen sich die Wirkfaktoren jeder psychologischen Behandlung überblicksmäßig in 4 Wirkgruppen zusammenfassen, die noch durch 2 Anwendungsmodalitäten ergänzt werden:

Wirkfaktoren in psychologischen Therapien

RESSOURCENAKTIVIERUNG Ausschöpfung von vorhandenen spezifischen Fähigkeiten und Fertigkeiten des Patienten*; Aktivierung möglicher „Selbstheilungskräfte", „Was ist trotz Krankheit möglich?" z.B. positive Therapieerwartung und -motivation, soziales Netz, positive therapeutische Beziehung ...	**PROBLEMAKTUALISIERUNG** Prinzip der realen Erfahrung, Bedeutungsänderung durch aktuelles Erleben aufseiten des Patienten*; Problem und deren Änderungsmöglichkeit erfahrbar machen „Reden=Silber, Handeln=Gold"; konkretes Handeln in der problematischen Situation; Rollenspiel ...
PROBLEMBEWÄLTIGUNG aktive therapeutische Hilfe zur Problembewältigung, anleiten, zeigen; konkretes Können, Veränderungskompetenz (Bewältigungsperspektive) Hilfe zur Selbsthilfe	**PROBLEMKLÄRUNG** aktive therapeutische Hilfe zu Einsicht und Verständnis, „Aufklärung" (Tiefenperspektive, Erkenntnisdimension) Bedeutung und Motivation für Problemverhalten ergründen „Warum verhält sich Pat. so?", „Was steckt dahinter?"

zusätzlich:

Therapie verfolgt **intrapersonellen** Ansatz versus **interpersonellen** Ansatz

Tabelle, mod. n. Grawe, K., Donati, R. & Bernauer, F. (1994) und Grawe, K. (1998), Egger 2015

Forschung und Praxis in der psychologischen Psychotherapie: Basismodule einer phänomen- und störungsspezifischen Therapie (Tabelle, mod. n. Fiedler)

PRAXIS	**FORSCHUNG**
(a) *Patienten*schulung* Information und Aufklärung d. Pat. über Störung, Ätiologie, Bedingungswissen und Behandlungsmöglichkeiten	(a) Störungsspezifische Grundlagenforschung
(b) *Problemaktualisierung/-Bewältigung* Instruktion und direkte Unterweisung d. Pat. in Problembewältigung, Aktivierung persönlicher Ressourcen	(b) Ätiologie- und Bedingungswissen
(c) *Selbstmanagement* Selbstbeobachtung, Selbstkontrolle, Selbstevaluation, Anleitung d. Pat. zum eigenen Therapeuten*	(c) Veränderungswissen und Prognose
(d) *Aktivierung sozialer Ressourcen* Schulung und Unterweisung von Angehörigen, soziale Unterstützung, Netzwerkintervention, Selbsthilfegruppen, Einbeziehung von Experten	(d) Multimodulare Therapieplanung
(e) *Transfersicherung* Schulung und Unterweisung d. Pat. und evtl. der Bezugspersonen in Rückfall-Ursachen und -Vermeidung	(e) Psychotherapie-Forschung

Versucht man, die große Anzahl an psychotherapeutischen „Schulen“ bzw. Richtungen zu ordnen, lassen sich vier Traditionen oder Grundkonzepte der Psychotherapie extrahieren und eine aktuelle Synopsis andeuten (Tabelle, Egger 2015):

PSYCHOTHERAPEUTISCHE TRADITIONEN

die 4 theoretischen Basiskonzepte oder „Schulen“ (bzw. Richtungen) der Psychotherapie

1. Die tiefenpsychologische (psychodynamische) Schule:
Psychoanalyse (von Freud ursprünglich als Erkenntnisinstrument und nicht als Behandlungsform konzipiert) und daraus entwickelte „tiefenpsychologische“ bzw. psychodynamische Therapien; erste Konzeption vor etwa 100 Jahren; Wegbereiter dessen, was wir heute unter „Psychotherapie“ verstehen; das menschliche Wesen ist primär evolutionär-biologischer, d.h. insbesondere triebhafter Natur; der Mensch ist aber prinzipiell in der Lage, diese Triebe durch einen einsichtsgenerierenden Prozess auf bewusster Ebene zu „zähmen“ und eine moralisch-ethische Orientierung zu begründen; Fokus: Aufdecken von „Unbewusstem“ und spezifische, langfristige Patient*-Therapeut*-Beziehung; vielerlei Ausformungen in psychodynamisch orientierten Therapiekonzeptionen.

2. Die verhaltenstheoretische Orientierung:
kognitiv-behaviorale Psychotherapien bzw. „**Verhaltenstherapien**“ (als integrative Weiterentwicklung auch: *psychologische Psychotherapie*, s.Punkt 5); auf der erfahrungswissenschaftlichen Psychologie aufbauend; *Verhaltensanalyse* (als Teil einer komplexen *Problemanalyse*); erste theoretische Ansätze vor ca. 100 Jahren (ursprünglich auf genaue Beobachtung & Experiment basierend und behavioristisch orientiert); der Mensch ist seinem Wesen nach weder gut noch schlecht; er ist das jeweilige Produkt seiner genetischen Ausstattung und seinen spezifischen Lebensbedingungen; evolutionsbiologisch/genetische und öko-soziale Determinanten begründen sein „Verhalten“ (= Gedanken, Gefühle, Körperreaktionen und Handeln); Fokus: konkrete Änderung von intrapsychischen *und* beobachtbaren Verhaltensaspekten; Patient* soll soweit wie möglich sein eigener Therapeut* werden (transparente Therapiegestaltung, emanzipatorischer Ansatz/Autonomie, Hilfe zur Selbsthilfe).

3. Die humanistische Richtung:
auf sog. Wachstumspsychologie („dritte Kraft“) aufbauend; z.B. „**Gesprächspsychotherapie**“; „**klientenzentrierte Psychotherapie**“, „**Gestaltpsychotherapie**“); *Inkongruenzanalyse*; ab zweiter Hälfte des 20. Jahrhunderts; der Mensch ist prinzipiell „gut“, er strebt nach Selbstverwirklichung / Selbstaktualisierung, d.h. er entwickelt sich – bei entsprechender Förderung – *emanativ*; Fokus: Selbstaktualisierung; Sinn- & Werte-Orientierung; spezifische Klient*-Therapeut*-Beziehung: Empathie / Authentizität / Kongruenz; viele kreative Verfahren und theoretisch nicht vereinheitlichte Ausformungen für psychotherapeutisches Handeln, kein akzeptiertes „Krankheitsmodell“.

4. Die systemische Richtung:
Vage Anlehnung an die Systemtheorie (als Analogiemodell), konstruktivistisches Konzept; z.B. systemische „**Familientherapie**“; vergleichsweise junge Entwicklung mit Strahlkraft auf die bereits erprobten „traditionellen“ Psychotherapietheorien; der Mensch muss als Teil eines sozialen Systems - d.h. einer sozialen „Ganzheit“ mit ihrem komplexen Beziehungsgefüge – verstanden werden; wichtige Erweiterung der allg. psychotherapeutischen Perspektive mit Fokus auf „System“ (soziale Gruppe); in theoretischer wie praktischer Entwicklung begriffen.

5. Die Integrative Perspektive:
aktuellste Entwicklung in der wissenschaftlichen Psychotherapie, über primär empirisch vorgehende Wirksamkeitsforschung (Selektion der effektiven Konzepte) werden synoptische Ansätze auf erweiterter bio-psycho-sozialer Grundlage entworfen; Weiterentwicklung zu einer allg. theoretischen Plattform für Psychotherapie (unter Vermeidung eines Eklektizismus), Nutzung von aktuellen *evolutionspsychologischen* und *neurobiologischen Erkenntnissen* („*Allgemeine Psychotherapie*“ / Orlinsky, „*Psychologische Therapie*“ und „*Neuropsychotherapie*“ / Grawe, „*Integrative Therapie*“ / Petzold, „*Psychologische Psychotherapie*“ sensu iVT / Egger u.a.) ; Versuche zur Überwindung des „Schulendenkens“ der herkömmlichen Psychotherapie durch metatheoretische Fundierung.

Psychotherapeutische Medizin als Fortbildungslehrgang

Psychotherapie kann in komprimiertester Weise als *Behandlung mit psychologischen Mitteln* definiert werden. Innerhalb des österreichischen Gesundheitssystems ist Psychotherapie seit 1991 gesetzlich geregelt, die Ausbildung und Anwendung von Psychotherapie ist damit bundeseinheitlich normiert. Neben der Psychotherapie, die in staatlich befugten Ausbildungsvereinen erlernt werden kann und die – entgegen den Forderungen der universitären Ausbildungsstätten – keine akademische Grundausbildung in Medizin oder Psychologie erfordert, gibt es in Österreich für Ärzte* und Psychologen* ergänzende Möglichkeiten, im Rahmen ihrer Berufsausübung eine formelle Qualifikation zu erwerben, die zur heilkundlichen Anwendung psychologischer Wirkfaktoren berechtigt: Ärzte* können über die postgraduellen PSY-Diplome (ÖÄK-Diplome für Psychosoziale Medizin, für Psychosomatische Medizin und für Psychotherapeutische Medizin) eine abgestufte psychotherapeutische Kompetenz erwerben, die sie innerhalb ihres ärztlichen Tätigkeitsfeldes zur Anwendung bringen. Klinische Psychologen* und Gesundheitspsychologen* können im Rahmen ihrer Tätigkeitsfelder eine psychotherapeutische Behandlung anwenden, wenn sie in vorgeschriebenen postgraduellen Curricula diese Kompetenz formal erwerben (Egger 2015).

Ärzte* können also – abgesehen von einer Ausbildung nach dem Psychotherapiegesetz – im Rahmen des österreichischen PSY-Diploms *Psychotherapeutische Medizin* eine hochwertige berufsadäquate *psychotherapeutische Kompetenz* erwerben. Sie bleiben damit Ärzte* ihres jeweiligen Fachgebietes, werden aber in die Lage versetzt, innerhalb ihres ärztlichen Wirkungsbereiches die gelernten psychotherapeutischen Interventionen zu nutzen. Sie sind damit keine Psychotherapeuten* im Sinne des österreichischen Psychotherapiegesetzes, sondern verfügen über eine für das medizinische Berufsfeld optimierte psychotherapeutische Kompetenz. Die entsprechende Listenführung obliegt der Österreichischen Ärztekammer.

Der Begriff „Psychotherapeutische Medizin" meint hier die Schulen übergreifende Anwendung von Psychotherapie durch Ärztinnen* in ihrem jeweiligen Arbeitsbereich. Der grundlegende Unterschied zwischen den PSY-Diplomen der Ärztekammer und der Psychotherapie-Qualifikation nach den Vorgaben des Gesundheitsministeriums besteht darin, dass der PSY3-Arzt* immer Arzt* bleibt und in seinem Wirken sowohl das Medizinische als auch das Psychologische parallel – also *bio-psycho-sozial* – bearbeiten kann. Der PSY3-Arzt* ist folgedessen nicht Psychotherapeut*, sondern *Arzt** für psychotherapeutische Medizin.

Die Konzeption des PSY3-Curriculums beinhaltet eine vorausgehende jahrelange Auseinandersetzung mit der Frage nach einer, der medizinischen Versorgungsstruktur gerecht werdenden Psychotherapie. Es musste ein Weg gefunden werden, der es Ärztinnen* ermöglicht, berufsbegleitend ein Diplom zur Ausübung von Psychotherapie innerhalb ihres Arbeitsfeldes zu erwerben. Der Lehrgang sollte qualitätssichernd universitätsnah verwirklicht werden und zugleich kostengünstiger als eine privatrechtlich organisierte Schulen spezifische Ausbildung nach dem österreichischen Psychotherapiegesetz sein. Zudem sollte dieses Curriculum den zukunftsweisenden Vorteil haben, dass jeder Teilnehmer* nicht nur in einer „Schule" der Psychotherapie ausgebildet wird, sondern neben der Schwerpunktsetzung über ein „Hauptfach" auch die übrigen Grundkonzepte der Psychotherapie über ein „Ergänzungsfach" und zwei „Nebenfächer" kennen lernt. Auf diese Weise sollte sowohl der aktuellen Psychotherapieforschung nach Überwindung der „Schulen" als auch dem Umstand Rechnung getragen werden, dass die Patienten* keine „Schulen spezifischen Leiden" in die Medizin bringen.

Im Diplom-Fortbildungslehrgang „Psychotherapeutische Medizin" (PSY3), der aufbauend auf das PSY2-Curriculum „Psychosomatische Medizin" weitere 6 Semester in Anspruch nimmt, haben die teilnehmenden Ärztinnen* die Möglichkeit, eine der angebotenen 4 grundlegenden Psychotherapietraditionen (tiefenpsychologische Tradition, kognitiv-verhaltenstherapeutische Tradition, systemische Tradition und humanistische Tradition) als persönlichen Schwerpunkt („Hauptfach") zu wählen. Im jeweiligen Hauptfach erfolgt die Schwerpunktausbildung. Von den drei übrigen (nicht als Hauptfach gewählten) Traditionen wird eine weitere Tradition als „Ergänzungsfach" gewählt und die beiden verbleibenden Traditionen werden als

„Nebenfächer" verpflichtend absolviert. In diesen 3 Psychotherapie-Orientierungen (Ergänzungsfach und Nebenfächer) erhalten die Teilnehmer – wie erwähnt – in Theorie und Praxis jeweils eine Grundausbildung. Die Zielsetzung dieser weitreichenden Ausbildung in psychologischer Kompetenz liegt in der Verwirklichung einer psychotherapeutischen Medizin, die es Ärztinnen* erlaubt, in ihrem Fachbereich und täglichen Arbeit mit Patientinnen* genau jene psychologischen Wirkfaktoren zu nutzen, welche die Behandlungs-Effizienz erhöht.

Eine Neuerung betrifft die Sonderstellung von Ausbildungskandidatinnen* zum „Facharzt* für Psychiatrie und Psychotherapeutische Medizin" ab 2011. Alle Inhalte, die Bestandteil von PSY1 und PSY2 sind, können von den psychiatrischen Einrichtungen selbständig organisiert und gelehrt werden (sog. „Basis-Curriculum" zum Diplom für Psychotherapeutische Medizin). Für den darauf aufbauenden PSY3-Teil werden bevorzugt die jeweils approbierten PSY3-Curricula der bei der Österreichischen Ärztekammer akkreditierten Veranstalter genutzt.

Ausbildung in Psychotherapeutischer Medizin am Beispiel des Curriculums „integrative Verhaltenstherapie"

Einen Einblick in die inhaltlichen bzw. pragmatischen Aspekte einer PSY3-Ausbildung gibt beispielshaft das Hauptfach-Curriculum *integrative Verhaltenstherapie* (s.a. Egger 2015). Im Rahmen dieses Lehrgangs wird in Graz eine integrative Form der vorwiegend kognitiv-behavioralen Psychotherapie vermittelt, die als „Integrative Verhaltenstherapie" (iVT) bezeichnet wird. Die „Verhaltenstherapie" zählt mit der Psychoanalyse zu den – historisch und wissenschaftlich betrachtet – fundamentalen Psychotherapietraditionen. *Integrative Verhaltenstherapie* ist zugleich eine Sammelbezeichnung für verhaltenstheoretisch orientierte Psychotherapie (oder auch „psychologische Psychotherapie") und umfasst eine relativ große Gruppe an verwandten Therapieverfahren wie *kognitiv-behaviorale Therapie (CBT) – kognitive Therapie – Verhaltensmodifikation – rational-emotive Therapie (RET) – multimodale Therapie* oder *Breitband-Verhaltenstherapie – interpersonelle Verhaltenstherapie – kognitiv-behaviorale Familientherapie – interpersonelle und interaktionelle Verhaltenstherapie – dialektisch-behaviorale Therapie (DBT)*

– Verhaltensmedizin und Biofeedback – erfahrungswissenschaftlich-integrative Psychotherapie – Akzeptanz- und Commitment-Therapie (ACT), achtsamkeitsorientierte kognitive Therapie (MBCT) – Cognitive Behavioral Analysis System of Psychotherapy (CBASP), achtsamkeitsorientierte Körper-Verhaltenstherapie, Schematherapie, Weisheitstherapie u.a.

Wenngleich diese vielen theoretischen und praktischen Ansätze meist vereinfachend unter dem Sammelbegriff „Verhaltenstherapie" oder mehrheitlich auch als „kognitiv-behaviorale Therapie" zusammengefasst werden, ergeben sie heute kein einheitliches Schulengebäude mehr. Aus diesem Grund wird der Begriff „Schule" zugunsten des Terminus „Richtung" aufgegeben. Die gemeinsame Verbindung aller „verhaltenstheoretischen" Konzepte besteht aber weiterhin in der Forderung nach empirisch-wissenschaftlicher Überprüfung ihrer Vorgehensweisen und Wirkelemente und die enge Anbindung an den *bio-psycho-sozialen Krankheitsbegriff* auf der Basis der *body mind unity-theory* (Körper und Geist sind Phänomene *einer* Wirklichkeit, s. Egger 2015, 2017).

Für die Nutzung dieser bedeutenden, international verankerten und vergleichsweise hocheffektiven Therapierichtung wird heute – insbesondere für die Anwendung innerhalb medizinischer Rahmenbedingungen – eine methodenoffene Konzeption favorisiert. Ihre allgemeinen Kennzeichen sind die gute *wissenschaftliche Fundierung*, die *große Anwendungsbreite*, ihre *transparente Therapiegestaltung* und das *breite Spektrum an Methoden* sowie der *emanzipatorische Ansatz* „professionelle Hilfe zur Selbsthilfe". Dies und die Einbettung in die erweiterte bio-psycho-soziale Theorie von Gesundheit und Krankheit unterstützt die im post-graduellen PSY3-Lehrgang „Psychotherapeutische Medizin" gewünschte Integration von psychosozialen und bio-medizinischen Aspekten in der ärztlichen Praxis in hervorragender Weise. Wegen der in weiten Bereichen hervorragenden Integrationsfähigkeit bzw. Kompatibilität derartiger Theorie- und Praxisaspekte mit anderen „Hauptfächern" der PSY3-Diplomausbildung sind die meisten der in diesem Kapitel dargestellten Arbeitsunterlagen auch für andere Therapieansätze nutzbar.

Die *Verhaltenstherapie* von heute (hier immer verstanden als therapeutische Richtung mit all ihren Ausformungen und Verschmelzungen mit weiteren Behandlungskonzepten) vertritt ein *ganzheitliches Bild des Menschen*. Der Mensch wird als ein Wesen gesehen, das Fähigkeiten und Fertigkeiten besitzt, aus seinen vielfältigen Erfahrungen Nutzen zu ziehen, um sowohl seine Innenwelt wie auch seine Umwelt aktiv zu gestalten, wohl wissend, dass er selbst von dieser Umwelt beeinflusst wird. Im Gegensatz zur Psychoanalyse, die in Analogie zum medizinischen Krankheitsmodell davon ausgeht, dass das direkt erfassbare Symptom nur Ausdruck einer tieferliegenden Störung (eines unbewussten Konflikts) ist, stellt für die *Verhaltenstherapie* das „Symptom" selbst einen Teil des Problems dar. Daher steht hier eine umfassende, mehrdimensionale „Problemanalyse" am Beginn der Behandlung. Jedes Verhalten (ob als „gesund" oder als „Störung" betrachtet) ist eng mit den inneren und äußeren Lebenswelten verknüpft, sodass es gilt, die jeweils individuelle Denk- und Gefühlswelt sowie die konkreten Lebensbedingungen – bis hin zum Kulturkreis – des Hilfe suchenden Menschen zu erfassen.

Als theoretische Grundhaltung gilt, dass prinzipiell alle bekannten Wirkprinzipien der Psychotherapie zu berücksichtigen sind, wenngleich nicht in jedem therapeutischen Fall in gleicher Ausprägung, da dies von Art und Ausmaß der Störung abhängig ist. Die Tendenz zur Erforschung bisher noch nicht ausreichend genutzter, aber von der vergleichenden Psychotherapieforschung ausgewiesenen Wirkfaktoren hat im Laufe der letzten Jahrzehnte zu einer dramatischen Verbreiterung der Behandlungsansätze geführt. Das Motto könnte vereinfachend als „Heilen durch Einsicht *und* Erfahrung" beschrieben werden: Erkennen und (aktive) Veränderung sind zusammengehörende Teile einer Problemlösung.

Typisch für diese Therapierichtung ist die *systematische Problemanalyse* und das *gezielte therapeutische Vorgehen*. Geprägt durch die biopsycho-soziale Forschung und die erfahrungswissenschaftliche Ausrichtung wird besonderer Wert auf ein geplantes therapeutisches Vorgehen gelegt, welches sowohl *Einsicht vermittelnde* als auch übende Behandlungselemente umfasst. Der Patient* ist aktiv und verantwortlich an seinem Änderungsprozess beteiligt, der Therapeut* fördert das *Selbsthilfepotential* des Patienten*.

Im praktischen Vorgehen zeigt sich, dass der Therapieansatz insbesondere durch folgende Eigenschaften gekennzeichnet ist:

+ problemorientiert,
+ zielorientiert,
+ aktionsorientiert,
+ er nutzt auch unkonventionelle, aber erprobte effiziente Änderungstechniken, er ist
+ für die Hilfesuchenden transparent und vermittelt
+ Hilfe zur Selbsthilfe.

Der Begriff „Verhaltenstherapie“ führt im Deutschen insofern in die Irre, da er das Augenmerk ausschließlich auf das Verhalten (eigentlich: auf das von außen beobachtbare Handeln) lenkt. Tatsächlich steht aber die Untersuchung des *beobachtbaren Verhaltens* gleichrangig neben der Beachtung von *Gedanken*, *Gefühlen* und *körperlichen Prozessen*. Die sog. „horizontale Verhaltensanalyse“ mag zur Veranschaulichung des mehrdimensionalen diagnostischen Vorgehens und als Beispiel für die Beschreibung eines bestimmten „Verhaltens in einer Situation“ beitragen. Dieses Modell für eine *situative Verhaltensanalyse* (s. erstes „Arbeitsblatt“ zu diesem Kapitel, mod. n. A. Franke, 1986) verdeutlicht die simultane Erfassung von Denken, Fühlen, Spüren von Körperreaktionen und Handeln in einer Problemsituation. Erst danach folgt eine „vertikale Problemanalyse“, welche die individuelle Entstehungsgeschichte des Problems (bzw. der gesundheitlichen Störung) mit all ihrer entwicklungsgeschichtlichen und aktuellen öko-sozialen Vernetzung analysiert.

Prinzipiell gilt: Jedes Verhalten ist systemisch zu verstehen. Es ist eingebettet in ein komplexes Wirkungsgefüge von organischen (psycho-physiologischen) und umweltbezogenen (öko-sozio-kulturellen bzw. Lebenswelt bezogenen) Gegebenheiten. Vereinfacht lässt sich eine „auslösende Situation“ benennen, auf welche eine Person mit ihrer aktuellen wie latenten Reaktionskompetenz antwortet. Am besten kann diese systemische Perspektive anhand des bio-psycho-sozialen Modells veranschaulicht werden (s. z.B. Egger 2017). Als Skizze für die Mehrdimensionalität jedes menschlichen Verhaltens mag folgende Zusammenstellung hilfreich sein:

SITUATION
Jedes Verhalten findet innerhalb einer gegebenen Situation statt. Je nach organismischen Zustand bzw. innerer Gestimmtheit „antwortet" die Person auf diese Situation. Subjektiv belastende Situationen (und um diese handelt es sich ja in den allermeisten Fällen in Therapien) können z.B. darin bestehen, dass die betreffende Person kritisiert oder angegriffen wird, sie steht vor einer schwer lösbaren Anforderung oder fühlt sich überfordert oder handlungsunfähig usw.

GEDANKEN – die kognitive Verhaltens-Dimension
Auf der kognitiven Ebene wird die betreffende Situation mehr oder minder deutlich von Gedanken begleitet, welche „automatisch" mit entsprechenden Gefühlen korreliert sind. Solche Gedanken könnten z.B. sein: „Ich schaffe das nicht", „Ich bin daran schuld", „Niemand versteht mich", „Das ist total ungerecht" oder „Ich hau ihm in die Fresse" usw.

GEFÜHLE – die emotionale Verhaltens-Dimension
Die zentrale Schaltstelle für den gesamten psycho-physischen Prozess liegt (evolutionsbedingt) in den Gefühlen. Die durch die Situation und ihre subjektive Interpretation ausgelösten Emotionen könnten z.B. sein: „Ich fühle mich elend, niedergeschlagen und schwach", „Ich bin total verunsichert und hilflos" oder „Ich bin verärgert, wütend" usw.

KÖRPERREAKTIONEN – die physiologische Verhaltens-Dimension
Auf der körperlichen Ebene kann die betreffende Person z.B. spüren, wie sich die Muskeln anspannen oder Zittern einsetzt, sich der Magen verkrampft, das Herz rast oder stolpert, die Atmung schwer geht, Kopfschmerzen oder Schwindel auftreten usw.

HANDELN – die operationale Verhaltens-Dimension
Auf der Handlungsebene (also dem auch von außen beobachtbaren Verhalten) ist zu sehen, dass die Person z.B. schweigt bzw. verstummt, aus der Situation flüchtet bzw. den Kontakt meidet, dass sie grob und ausfällig oder gewalttätig wird usw.

Innerhalb der gesamten Kaskade zeigen sich deutlich unterscheidbare persönlichkeitsbedingte Eigenheiten: Einem Teil der Menschen ist ihre gedankliche Begleitung des Reaktionsablaufs nur wenig bis gar nicht bewusst, dafür reagieren sie z.B. vorzugsweise emotional mit ihren gefühlsmäßigen Äußerungen, wieder andere reagieren primär auf der körperlichen Ebene mit den für sie typischen physiologischen Symptomen oder sie reagieren gleich (quasi als kurzgeschlossenem Prozessablauf) auf der Handlungsebene. Hier sind alle denkbaren Kombinationen möglich.

Ergründet man in der Therapie diese für den Menschen typischen Eigenheiten, so ergeben sich für die weitere Behandlung gute Eingriffspunkte: Es ist zweckmäßig, mit jener Dimension (Gedanken, Gefühle, Körpersensationen oder Handlungen) zu beginnen, zu welcher die Person den relativ besten Zugang hat. Von hier werden die weiteren Dimensionen Schritt für Schritt erschlossen und für die zukünftige Steuerung des eigenen Verhaltens nutzbar gemacht (s. erstes Arbeitsblatt in diesem Kapitel).

Am Beginn der Therapie wird daher auf das *Problem* des Patienten* eingegangen und das unerwünschte Verhalten detailliert und auf mehreren Ebenen (handlungsmäßig, gedanklich, gefühlsmäßig, körperlich) erhoben. Der Therapeut* bezieht durch eine erweiternde vertikale Verhaltens- bzw. Problemanalyse die persönliche Entwicklungsgeschichte und die konkreten Lebensbedingungen mit in die Therapieplanung ein. Dabei wird nicht nur einseitig nach den Problemen gefragt, sondern auch nach Ressourcen und Stärken des Patienten* und seines Umfeldes. Es wird gemeinsam herausgearbeitet, welche Änderung am dringlichsten ist und zugleich die größte Motivation auf Seiten des Patienten* aufweist und mit welchen Methoden dies am effektivsten erreicht werden kann.

Für die therapeutische Behandlung selbst sind drei „Fragen" besonders wichtig:

„Was ist das Leid verursachende, beklagte bzw. zu verändernde Verhalten?"

„Was sind die Bedingungen, die dieses unerwünschte Verhalten aufrechterhalten?"

„Wodurch kann eine Veränderung des unerwünschten Verhaltens am effektivsten erreicht werden?"

Für jegliche Problemlösung – und natürlich auch für die erwünschte therapeutisch induzierte Veränderung – braucht es drei Grundbedingungen:

Wissen: Ich muss wissen, wie mein Problem zu verstehen ist und ob es alternative Verhaltensmöglichkeiten gibt (z.B. kann das Problem durch eine konkrete Aktion verändert werden oder führt eher eine Änderung der Einstellung zum Problem zu einer Verbesserung?).

Können: Ich muss über die Kompetenz verfügen, um die Veränderung durchzuführen. (Habe ich die Fähigkeiten und Fertigkeiten, das Problem – auf gedanklicher, gefühlsmäßiger, körperlicher und/oder auf der Handlungsebene – anzupacken?).

Wollen: Ich muss ausreichend motiviert sein, die Veränderung des Problems anzugehen und diese zum Erfolg führen. (Reicht mein Wille aus, die erforderlichen Schritte zur Veränderung zu verwirklichen?).

Basisvoraussetzungen für jegliche therapeutische Veränderung sind also:

Wissen ... Verständnis, Problemeinsicht, Wissen um alternative Verhaltensmöglichkeiten;

Wollen ... subjektive „gute Gründe" (Motivation), ein bestimmtes Verhalten zu verändern;

Können ... Vorliegen der erforderlichen Kompetenz für eine Verhaltensänderung, evtl. Erweiterung des eigenen Verhaltensrepertoires, um die erwünschte Änderung zu verwirklichen.

Die Bedeutung des Nichtbewussten

Das in den psychodynamischen Therapien zentrale Konstrukt des Unbewussten hat nach über hundert Jahren weiterer Forschung, insbesondere durch neurobiologische Erkenntnisse, ein deutlich geändertes Verständnis bewirkt. Das *Unbewusste* ist kein Phänomen der dinglichen Welt, sondern ein Konstrukt (so wie z.B. auch *Persönlichkeit* oder *Intelligenz* oder das *Ich* Konstrukte darstellen). Das der psychoanalytischen

Lehre entstammende Verständnis des Unbewussten sollte außerhalb dieser Schule besser als *Nichtbewusstes* gefasst werden, um sog. Kategorienfehlern zu entgehen. Dazu kommt, dass das Konstrukt des Unbewussten nicht nur auf der psychologischen Ebene, sondern auch auf neurophysiologischer bzw. neurobiologischer Ebene Korrelate zeigt, die eine grenzüberschreitende Diskussion erforderlich machen (Egger 2020).

Der in den letzten Jahrzehnten erzielte dramatische Zugewinn an Erkenntnissen zum Thema „Nichtbewusstes" stammt vorzugsweise aus der Kognitionsforschung, der Neuropsychologie und Neurobiologie bzw. der Emotionsforschung sowie weiteren angrenzenden Wissenschaftsbereichen. Das Hauptergebnis dieser Erkenntnisse liegt darin, dass – im Gegensatz zur konventionellen Ansicht – das *Nichtbewusste* das Allgegenwärtige und Typische darstellt und das Bewusstsein bzw. die Bewusstheit nur einen Sonderfall menschlichen Erlebens ausmacht. Man könnte demnach das Nichtbewusste als die Summe aller Routinen bezeichnen, die für Standardoperationen unseres Organismus zuständig sind – und dies ist unbestreitbar das Allermeiste.

Die Matrix für dieses Reaktionspotenzial ist zwar angeboren (das grundlegende Potenzial an humoralen, vegetativen, immunologischen und zentralnervösen Steuerungen ist vererbt), aber das jeweils aktuelle individuelle Reaktionspotenzial ist als ein Ergebnis der Lebens- bzw. Erfahrungsgeschichte des einzelnen Menschen zu verstehen: Im Nichtbewussten können wir so etwas wie das „Museum der eigenen Lebensgeschichte" sehen, was dem Terminus der *physiologischen Persönlichkeit* weitgehend entspricht. Natürlich sind auch bedeutsame Vorgänge im Nichtbewussten zumindest teilweise bewusstseinsfähig, wir können das „Echo" dieser Prozesse als Stimmungen oder Befindlichkeiten erleben. Im Rahmen der *brain mind unity theory* (Theorie der Gehirn-Geist-Einheit, vgl. Egger 2008, 2017) wird verständlich, dass es sich hier nicht um Wechselwirkungen im engeren Sinn handelt, sondern um Gleichzeitigkeitsereignisse oder – technisch ausgedrückt – um parallele Prozesse auf der physiologischen und psychologischen Ebene. Jeder Gedanke und jedes Gefühl ist somit nicht nur ein psychologisches Ereignis, sondern gleichzeitig immer auch ein physiologisches. Im

Rahmen dieses bio-psycho-sozialen Modells wird auch verständlich, dass jede Änderung, die im Verhalten und Erleben eines Menschen erreicht wird, immer auch einen physiologischen Prozess darstellt.

Dabei ist es hilfreich, den Organismus als informationsverarbeitendes System zu verstehen, wie dies Herbert Weiner (1991) vorgeschlagen hat: In jedem Moment trifft eine riesige Menge an Informationen sowohl von außen wie auch vom Körperinneren auf die für die Verarbeitung dieser Informationen zuständigen organismischen Strukturen. Sie werden dort – je nach Verfassung des Organismus – fortlaufend physiologisch verarbeitet. Nur ein kleiner Bruchteil davon wird nach komplexen „Rechenprozessen“ (Verarbeitungsprozessen) auch bewusst: Es ist dies im Wesentlichen das Besondere, das Neue, das Bedeutsame, das Abweichende, das Aufmerksamkeitsfordernde, das Irritierende oder Bedrohliche, das Chancen auf ein bewusstes Erleben hat.

Das Nichtbewusste ist offensichtlich modular aufgebaut. Wenngleich die allermeisten Informationsverarbeitungsprozesse völlig unbewusst – quasi als Automatik – ablaufen, können einige Prozessanteile auch rudimentär bewusst bzw. teilbewusst werden (z.B. über Stimmungen, Befindlichkeiten, Körpersensationen etc.). Nur dort, wo das Nichtbewusste keine Standardantworten zur Verfügung hat, bzw. die Automatik keine ausreichende vorgefertigte Lösung anbieten kann, kommt die Anfrage an den Neokortex und das infrage stehende Thema erlangt Bewusstheit („Was ist jetzt zu tun?“). Auch hier wird deutlich, dass das Nichtbewusste das Normale ist, das Bewusste stellt die Ausnahme bzw. das Besondere dar.

Fasst man den gegenwärtigen Stand der Neurobiologie und Neuropsychologie grob zusammen (Gerhard Roth 2001, 2003, Wolf Singer 2004, Joseph LeDoux 2001, 2006, Herbert Weiner 1991, Eric Kandel 2006, Klaus Grawe 2004, u.a., s.a. Schüßler 2011) so ist für einen Großteil der Phänomene, die wir mit dem Nichtbewussten verbinden, auf neurophysiologischer Ebene der *Hypothalamus* als wichtigstes Zentrum anzusehen. Dort sind die affektiven Automatismen wie die Reaktionen auf Schmerz, zur Sexualität und zur Lust etc. genetisch programmiert. Die affektive Einfärbung erfolgt im Wesentlichen über die *Amygdala* – allerdings in grober Form und ohne Detail. Das Gedächtnis für den prozesshaften Ablauf inklusive des Detailreichtums liegt im *Hippokampus*. Eine Verschaltung mit der *Großhirnrinde* ist prinzipiell jederzeit möglich, allerdings kommuniziert die Großhirnrinde ca. 100.000 mal mehr mit sich selbst als mit den subkortikalen Zentren, wenngleich dort die allermeisten Entscheidungen getroffen werden.

Festzustehen scheint auch, dass körperliche bzw. feinmotorische Fertigkeiten, wenn sie einmal gelernt wurden, vollständig aus dem Bewussten verschwinden und im so genannten *prozeduralen Gedächtnis* abgelegt sind. Sie stehen dort als unbewusster Automatismus zur Verfügung (z.B. Klavier spielen, Rad fahren ...). Im *episodisch-deklarativen-autobiographischen Gedächtnis* sind dagegen unsere konkreten Erfahrungen abgelegt (wann, was, wo), aber die Bedeutung dieser Fakten ist im semantischen Wissensspeicher bzw. *semantischen Gedächtnis* geparkt. Für die Psychotherapie von großer Wichtigkeit ist die Erkenntnis, dass prozedurales Lernen überwiegend emotionales Lernen bedeutet, was letztendlich zur Herausbildung von Automatismen führt. Dieses Nichtbewusste bestimmt weitgehend unsere Wünsche, Motive und auch unsere Handlungspläne (Roth 2001).

Wenn wir also das *Nichtbewusste* als die Sammlung unserer Routinen betrachten, die für Standardoperationen (für „gewöhnliche" Situationen) die im Speicher abgelegten Reaktionsautomatismen zur Verfügung stellen, dann wird nachvollziehbar, wie bedeutsam dieses Konstrukt für das Verständnis des menschlichen Erlebens und Verhaltens ist. Roth (2001) formuliert dies etwa so: Haben wir einmal durch viele Wiederholungen (durch Üben) das Gangwechseln, das Treten von Gas- und Kupplungspedal sowie das Bremsen und den Lenkradeinschlag gelernt, wandert diese gesamte Prozedur vom Bewussten ins Unbewusste, d.h. ins prozedurale Gedächtnis. Dort erfolgt die Speicherung auch komplexer Muster von Verhaltens- und Erlebenspotentialen. Werden diese Muster über spezifische Hinweisreize (*cues*) abgerufen, erfolgt die Problemlösung – sofern keine Komplikationen auftreten – mehr oder minder ohne Bewusstseinsbeteiligung.

Hier ist es wichtig zu berücksichtigen, dass in diesem Speicher auch alle inadäquaten Routinen, alle fehlgeleiteten Programme und durch spezifische Erfahrungen engrammierte Reaktionsmuster (die jeweils auf eine individuelle genetische Matrix aufsetzen) gespeichert sind. Die Vorstellung, man könne sich auf das „Unbewusste“ (Nichtbewusste) verlassen, denn dort würden schon alle erforderlichen Antworten zur Lebensbewältigung vorhanden sein, führt in die Irre bzw. ist definitiv falsch.

Bezüglich therapeutischer Belange geht es beim Nichtbewussten prinzipiell um die Veränderung von dort abgespeicherten Reaktionsmustern. Es handelt sich dabei nicht nur um ein psychologisches Phänomen, sondern immer auch um ein physiologisches Geschehen – im Sinne einer physiologischen Persönlichkeit. Die vorgegebene genetische Matrix entwickelt sich ja an ganz konkreten individuellen sozialen und ökologischen Lebensbedingungen. Eine Veränderung derartiger psycho-physiologischer Muster ist unvergleichlich schwieriger als z.B. die Modifikation von Wissen oder Einstellung. Was an emotionalen Beurteilungs- und Handlungsimpulsen im *limbischen System* einmal stabil verankert ist, scheint nur äußert schwer löschbar zu sein, wie Joseph LeDoux (2001, 2006, Neurobiologe in New York) in seinen Forschungen nachweist.

Um auch in der so genannten *physiologischen Persönlichkeit* Veränderungen zu bewirken, braucht es neue Erfahrungen, die möglichst wiederholt und stabil gemacht werden können, um die alten Muster langsam überschreiben zu können. „Gelernt“ bedeutet nämlich „automatisiert“ und ist Teil der psychologischen und physiologischen Persönlichkeit. Dies macht z.B. verständlich, warum man als Betroffener zwar sehr gut verstehen kann, dass Lampenfieber in der Tat unnötig ist, aber dennoch in derartigen Situationen immer wieder ein hohes Maß an psychophysiologischer Erregung erlebt.

Der Königsweg für die Veränderung von im Nichtbewussten abgespeicherten Reaktionsprozessen bzw. Reaktionspotenzialen liegt nicht im Erkennen bzw. dem Wissen um die Inadäquatheit dortiger Reaktionsprogramme, sondern in der Emotion, d.h. in der erlebten positiven Umstimmung. Da wir diese emotionale Umstimmung nicht direkt erreichen können, bleibt uns therapeutisch der Weg

(1) über die Kognitionen („anders darüber denken lernen“), aber auch
(2) über die Beeinflussung physiologischer Prozesse (z.B. entweder über Drogen bzw. Medikamente oder vorzugsweise über körperorientierte Therapieverfahren) sowie

(3) über das Handeln selbst. Wenn dieses Handeln zu neuen, mit positiven Emotionen assoziierten Erfahrungen führt, und dieser Prozessvorgang entweder stark genug, lang genug oder wiederholt möglich ist, dann können auch alte Routinen mit diesen neuen Programmzeilen überschrieben werden.

Damit ist auch eine Modifikation der „physiologischen Persönlichkeit" zumindest in Maßen erreichbar. Emotionales Lernen findet ein Leben lang statt. Sich diesen psychophysischen Kräften zu stellen in Form eines kreativen, achtsamen und kultivierten Umgangs mit unseren Gefühlen und jenen unserer Mitmenschen, bleibt eine lebenslange Herausforderung (Egger 2020).

Resümee

Die Einbettung eines derartigen psychologischen Therapieansatzes in das erweiterte bio-psycho-soziale Modell von Krankheit bzw. Gesundheit lässt erkennen, warum dieser auch gut mit dem bio-medizinischen Ansatz kombinierbar ist. Die naturwissenschaftlich dominierte Medizin ist hier per definitionem in den größeren bio-psycho-sozialen Rahmen integriert (was im Akronym „bio" ausgedrückt wird), sodass eine Verbindung zur psychologischen Datenebene jederzeit möglich ist, wenn dies gewünscht, sinnvoll oder aufgrund der wissenschaftlichen Fakten notwendig ist. Dabei muss der „Organmediziner" keine „andere Medizin" (eine „Psycho-Welt" ohne direkte Verbindung zu seiner ihm vertrauten physischen Wirklichkeit) akzeptieren, sondern nutzt vielmehr eine dimensionale Erweiterung seines medizinischen Ansatzes. Die Neurowissenschaften stellen hier eine hervorragende Brücke zwischen den somatischen und psychologischen Phänomenen dar.

Das hier skizzierte therapeutische Grundverständnis und dessen praktisches Vorgehen ist anschluss- und integrationsfähig und überdies als *systemisch* zu verstehen, da es kein „Verhalten" gibt, das nicht durch das entsprechende Milieu mitgesteuert wird – einerlei ob es sich um

+ körperliche Reaktionen mit ihren physiologischen Milieubedingungen handelt oder um
+ Gedanken mit ihren im kognitiven Wissensspeicher abgelegten (öko-sozialen) Erfahrungen oder um

+ Gefühle mit ihren darin gespeicherten (nichtbewussten) individuellen wie evolutionären „Welterfahrungen“ oder um
+ Handlungen, die sich auf konkrete äußere oder innere Erlebnisse in der jeweiligen Lebenswelt des Menschen beziehen.

Als Überblick zu einem typischen Algorhythmus für den gesamten therapeutischen Prozess eignet sich nachfolgendes Schema. Zu diesem idealtypischen Ablaufschema ist anzumerken: Sollten sich an einem beliebigen Punkt nicht lösbare therapeutische Ereignisse ergeben, so muss auf die jeweils vorgeschalteten Stufen zurück gegangen und von dort aus ein neuer therapeutischer Ansatz erarbeitet werden (Tabelle, Egger 2015).

Idealtypisches Ablaufschema für den therapeutischen Prozess

Orientierungsphase

z.B. Zugang zu Patienten*, Erstbegegnung, wie stellt sich das „Problem“ dar? Aktuelles Problemverständnis (Art und Ausmaß der bio-psycho-sozialen Problemeinsicht aufseiten des Patienten*, Vorbehandlungen etc.), *informed consent* zu möglicher Therapie

Klärung des Problems und Problemanalyse

Problembeschreibung: erste Definition des Problems mit Änderungsnotwendigkeit bzw. -absicht, Erfassung eines ersten Risiko- und Schutzfaktorenprofils auf allen relevanten Dimensionen (Fähigkeiten / Fertigkeiten / Ressourcen und Defizite), Skizzierung derzeitiger Lebensbedingungen inkl. Abklärung von körperlichen oder geistigen Beeinträchtigungen, Lebensstilaspekte.
Problemanalyse (diagnostischer Prozessschritt: Analyse auf Makro- und Mikroebene).
typische Verfahren zur Informationsgewinnung: Exploration, Verhaltensbeobachtung, Verhaltenstest, Rollenspiel, Fragebögen oder Tests, Diagramme, Tagebuchaufzeichnungen, psycho-physiologische Verfahren.

- Es gilt zwei Hauptfragen abzuklären:
  (1) Welche Problembereiche sind (subjektiv und objektiv) veränderungsbedürftig? Gesamtproblem – Teilproblem – konkrete Problembeschreibung und Erhebung der lebensgeschichtlichen Entwicklung der Problematik.
  (2) Welche Gründe sind für die Aufrechterhaltung des Problems von Bedeutung? Analyse der Rahmenbedingungen (funktionale Analyse, entspricht z.T. klassischer Verhaltensanalyse: S-O-R-K-C; Analyse der Kognitionen und Motivationen; Analyse der sozialen Beziehungen).

Worum geht es? Wie lässt sich das Problem beschreiben
(a) im Allgemeinen und
(b) in einer konkreten (typischen) Situation?
Zu beachten sind alle 4 Verhaltensebenen: Kognitionen, Emotionen, Körperreaktionen und Handeln. Datensammlung zur möglichen Genese und Aufrechterhaltung des Problems. Wie hängt das Problem möglicherweise mit anderen Bereichen zusammen?

Klärung von Therapieziel(en) und Zielanalyse (Zielfindung)
Zielfindung: Informationen aus Problemanalyse, allgemeine und konkrete Zielvorstellungen (persönliche Änderungswünsche des Patienten*, Erwartungen der Sozialpartner), Motivation für den Veränderungsprozess, Berücksichtigung derzeitiger Lebensbedingungen und der therapeutischen Möglichkeiten.
Welche(s) Veränderungsziel(e) sind prinzipiell auszumachen? Welche Ziele sind aufgrund der Problemstruktur (unter Bedachtnahme von Motivation und Ressourcen) therapeutisch angehbar?

Planung der Intervention und Auswahl von therapeutischen Interventionen
Skizzierung der konkreten Veränderungsschritte auf allen Verhaltensebenen und situativen Bezügen (Verhandlung darüber mit dem Patienten*); Ansatzpunkte der Therapie: beim Patienten*, bei Bezugspersonen, an den Rahmenbedingungen; Reihenfolge der Anwendung.
Welche Bedingungen gilt es herzustellen, um therapeutisch wirksam zu werden? Welche Änderungstechniken (therapeutische Ansätze) werden als geeignet angesehen, um bestimmte Änderungsziele zu erreichen? Welche werden nach gemeinsamer Erörterung mit dem Patienten vereinbart?*

Durchführung der Therapieschritte
ressourcenorientiertes Vorgehen bei allen Veränderungsschritten, geschützte Erprobung der therapeutischen Elemente mit nachfolgender realer Umsetzung im aktuellen Lebenskontext, konkreter Einsatz von Verfahren zur Problemveränderung (Standardverfahren: Rollenspiel, Operante Methoden, Entspannungsverfahren, Therapie sozialer Kompetenz, Konfrontationsverfahren, Selbststeuerungs-/Selbstkontrollverfahren, Verfahren der kognitiven Verhaltenstherapie, Problemlösungstraining, Genusstraining ...).
Wie kann der weitere therapeutische Prozess unter Bedachtnahme auf die Ressourcen des Patienten (auf allen 4 Verhaltensdimensionen, inkl. Motivation) konkret realisiert werden? Wie erfolgt der konkrete Einsatz von therapeutischen Verfahren?*

Evaluation des therapeutischen Prozesses und seiner Ergebnisse
(mit evtl. Optimierung von Therapiezielen)
Überprüfung der Interventionsergebnisse, gegebenenfalls Optimierung von Therapiezielen und Interventionen (Nachjustierung); abschließende Dokumentation des Erreichten.
Welche Ergebnisse konnten erzielt werden (Mehr-Ebenen-Prüfung von Effekten des therapeutischen Vorgehens, beobachtbares Verhalten, Denken/Fühlen, physiologische Ebene)? Falls notwendig: *War ursprüngliches Veränderungsziel zu weit oder zu eng? Notwendige Modifikationen an Arbeitshypothesen oder Verfahren? Erfolg durch Modifikation?*

Rückfallsprophylaxe, Endphase, Katamnese
Überprüfung der erworbenen „Selbsthilfe" aufseiten des Patienten*, Nutzung von veränderungsstabilisierenden *commitments* (innerhalb der Patienten*persönlichkeit, Unterstützung durch Bezugspersonen aus Familie/Partner/Freundes- oder Bekanntenkreises bzw. Vereinsleben, Tiere, Tagebuch ...); evtl. Vereinbaren von *Booster*-Sitzungen oder anderweitige Rückmeldungen; Katamnese.
Wie wurde die aktive Rückfallsprophylaxe umgesetzt (Prüfung von „der Patient als sein eigener Therapeut*")? Beendigung der Therapie; Welche Katamnesedaten sind vorhanden?*

Reflexion zum Therapieprozess
Reflexion des Behandlungsverlaufs und Diskussion der therapeutischen Ergebnisse, Reflexion der Therapeut*-Patient*-Beziehung, welche Form der Supervision (psychotherapeutische Einzel- oder Gruppensupervision, klinische Team- oder Fallbesprechung, Intervision bzw. *peer group*-Reflexion, Balintgruppe) konnte mit welchen Erkenntnissen genutzt werden; sonstige Bemerkungen.

ARBEITSBLÄTTER zur psychotherapeutischen Medizin

Modell für die Analyse eines unerwünschten (problematischen) Verhaltens (A), Diagnose (B), Veränderungsplan (C), Durchführung (D)

Das Beobachten und Beschreiben von Gefühlen

Der Gefühlskreis

Psychologische Entspannungsverfahren in der therapeutischen Praxis

Disputation zu kognitiven Einstellungen

Beispiele für Modellsuggestionen

Psychische Verarbeitung einer schweren bzw. chronischen Krankheit (Coping-Phasen)

Problemlöseschritte

Problemlösebogen

Soziales Kompetenztraining

Tagesprotokoll für negative Gedanken

Therapie-Aufgaben in der Depressionstherapie

Mögliche Gründe für das Nichtausführen von Therapieaufgaben

Prototypen therapeutischer Beziehungen

Schrittweiser Aufbau selbstsicheren Verhaltens in sozialen Situationen

Ideensammlung zur Nutzung von individuellen Leitmotiven (Motto-Sammlung)

Traum und Traumerleben

Die 10 Dimensionen der Weisheitskompetenz

Themenkatalog zur Arbeit mit Lebensstil-Themen

Themen zur eigenen Familie, Herkunft und Lebensgeschichte

Einsamkeit nach Partnerverlust

Therapie-Vereinbarung

Protokollierungsbogen für eine therapeutische Behandlungsstunde

Idealtypisches Schema für die Aufarbeitung eines therapeutischen Prozesses

Form A: **Modell für die Analyse eines unerwünschten (problematischen) Verhaltens** nach *Situation, Gedanken, Gefühlen, Körpersymptomen* und *Handlung* (mod. n. Franke 1986, Beispiel-Vorlage Egger 2015)

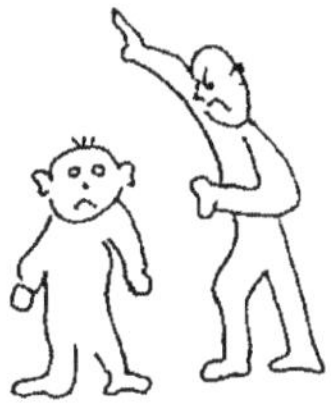	**SITUATION** Was löst meine unangenehmen Gefühle aus? - Jemand kritisiert mich / macht mich nieder - Ich habe Schwierigkeiten, mich durchzusetzen - Ich stehe vor einer schwierigen Situation - Ich werde angegriffen - usw.
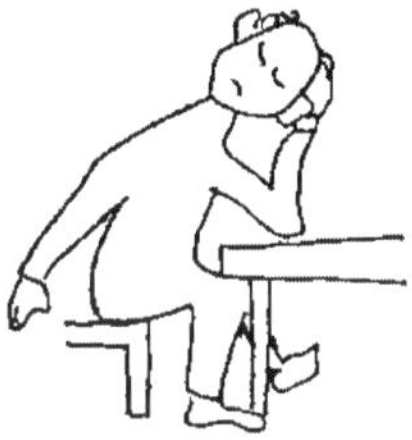	**GEDANKEN** Was denke ich dann? - Ich mache nichts richtig - Ich bin an allem schuld - Alle sind mir überlegen - Niemand mag mich - Das ist total ungerecht - Ich hau ihm in die Fresse - Ich schaffe das nicht - Alle sind gegen mich, usw.
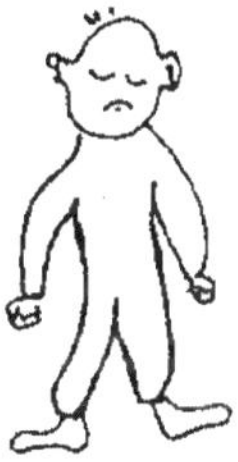	**GEFÜHLE** Wie fühle ich mich dann? - Ich fühle mich unsicher / schwach - Ich fühle mich elend/niedergeschlagen - ich fühle mich gekränkt / angegriffen - Ich bin hilflos / wehrlos - Ich ärgere mich / koche vor Wut - Ich schäme mich - usw.
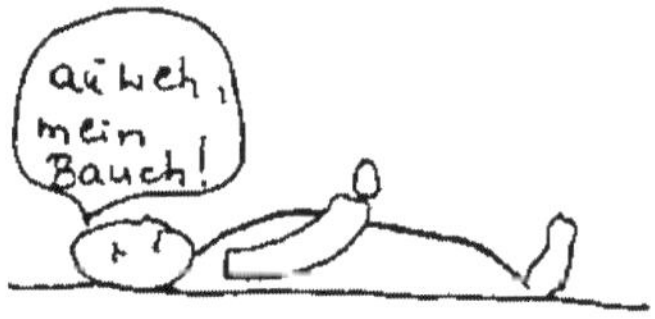	**KÖRPERREAKTIONEN** Wie reagiert mein Organismus - Ich zittere / Muskeln sind angespannt - Ich bekomme Magenschmerzen - Ich habe Kopfschmerzen - Mein Herz rast / stolpert - Ich kann nicht durchatmen - mir wird schwindlig, usw.
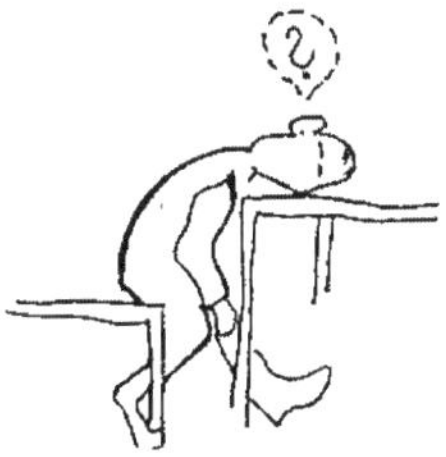	**HANDELN** Was tue ich (was nicht)? - Ich schweige / ich erstarre - ich flüchte aus der Situation - Ich werde ausfällig oder grob - Ich gehe jemandem aus dem Wege - Ich sage „Entschuldigung" und gehe schnell weiter - Ich hau zu, usw.

Die zentrale Schaltstelle für den ausgelösten Stressprozess sind die Gefühle: Sie vermitteln den psychophysiologischen Aktivierungs- und nachfolgenden Bewältigungsversuch.

Form B: **Diagnostische Daten** im Rahmen der Analyse meines Verhaltens in einer Problem-Situation (die entsprechenden Antworten hier eintragen) **Situation**	Form C: **Veränderungsplanung** Suche nach hilfreichen, *alternativen Möglichkeiten* des Denkens, Fühlens und Handelns in dieser Stress-Situation: Wie könnte ich in der betreffenden Belastungssituation anders denken und anders handeln? Welche Auswirkungen hätte dies auf meine Stimmung (Gefühle) und meinen Körper?	Form D: **Realisierung** Festlegung der gewählten Änderungsschritte und der konkreten Umsetzung in meiner Stresssituation: *Wo und wie werde ich konkret ansetzen?* (Jeder Schritt sollte vor der Durchführung in Gedanken und womöglich im Rollenspiel erprobt werden.)
Meine Gedanken	**Meine Gedanken**	**Meine Gedanken** ....
Meine Gefühle	**Meine Gefühle**	**Meine Gefühle** ....
Meine Körperreaktionen	**Meine Körperreaktionen**	**Meine Körperreaktionen** ....
Mein Handeln	**Mein Handeln**	**Mein Handeln** ....

Das Beobachten und Beschreiben von Gefühlen

Training zum bewussten Umgang mit Gefühlen: Wählen Sie ein Gefühl aus, das Sie zuletzt sehr stark belastet hat.

Gefühl .... *Intensität* (0 bis 100) ....

Auslösendes Ereignis für mein Gefühl:
Wer? Was? Wann? Wo? Und wodurch wurde das Gefühl hervorgerufen?

Interpretation:
Was sind meine Vermutungen, Bewertungen, Annahmen über die Situation?

Körperwahrnehmung und körperliche Veränderungen:
Was nehme ich in meinem Körper wahr? Was spüre ich?

Körpersprache:
Wie ist mein Gesichtsausdruck? Meine Gesten? Meine Körperhaltung?

Handlungsimpuls:
Was würde ich gerne tun? Was möchte ich sagen?

Was habe ich in dieser Situation tatsächlich *gesagt* oder *getan*?
Möglichst genaue Beschreibung geben.

Welche *Auswirkungen* hat das Gefühl auf mich?
Befinden, andere Gefühle, Verhalten, Gedanken, Gedächtnis, Körper etc.?

Das Netz der Gefühle: der Gefühlskreis

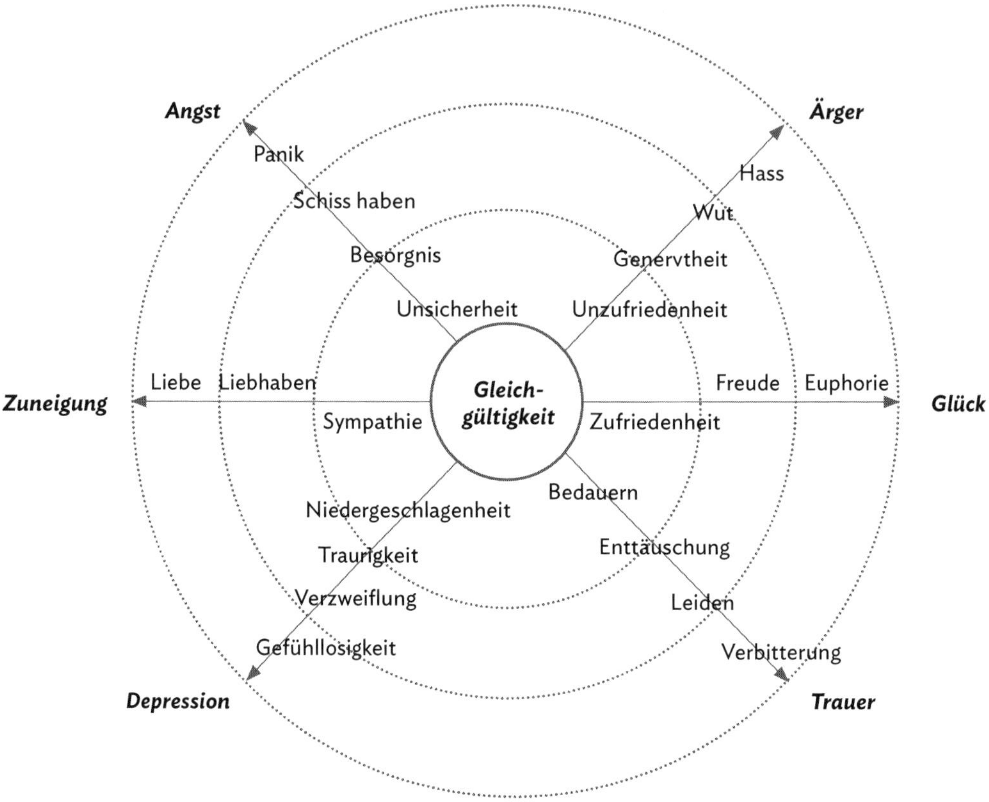

Die dimensionalen Eckpunkte: Angst, Trauer, Ärger, Depression, Glück, Zuneigung sowie Gleichgültigkeit als emotionale Distanzierung bzw. gefühlsmäßige Unberührtheit (s.a. Stavemann 2014)

Psychologische Entspannungsverfahren in der therapeutischen Praxis

Anweisung für den Lehrtherapeuten*

Begleitend zur Einübung von psychologischen Entspannungstechniken sollten einige weitere relevante Aspekte mit dem Patienten* thematisiert werden:
Wann sind psychologische Entspannungsverfahren nützliche Behandlungsschritte in Therapien? Diskussion zum Einsatz solcher Therapieansätze im vorliegenden Fall.
Gibt es Erfahrungen mit Entspannungstechniken aufseiten des Patienten*?
Danach Besprechung und Demonstration der grundlegenden Übungen bzw. Einüben der Verfahren wie z.B. Autogenes Training, Progressive Relaxation, Imaginative Verfahren, Trance-Induktion etc.

Die Berücksichtigung folgender Punkte ist im therapeutischen Prozess häufig hilfreich:

Subjektive Krankheitstheorie des Patienten*

Meinungen, Einstellungen, Vermutungen über Zusammenhänge zwischen Beschwerden und innerlichen wie äußerlichen Lebensbedingungen erkunden.
Mit dem Patienten* über seine Haltung bzw. Ideen reden (Modell: sokratischer Dialog).
Weiterführende oder zweckmäßige alternative Denkmöglichkeiten für den Problemlösungsprozess finden.

Bisherige Erfahrungen mit Entspannungstechniken

Gibt es Vorerfahrungen mit Entspannungstechniken oder autodidaktischen Versuchen (eigene Entspannungstechniken) und welcher Art sind diese?
Ergibt sich der Wunsch nach Entspannung aus eigenem Bedürfnis oder aus therapeutischer Notwendigkeit?
Werden Entspannungsverfahren als Teil der notwendigen autoregulativen Dynamik von Anspannung und Entspannung gesehen oder als Behandlungsteil im Rahmen einer Psychotherapie?

Beschwerden-Analyse

Wieweit könnte ein Entspannungsverfahren hilfreich bei der Bewältigung der beobachtbaren bzw. aktuell beklagten Beschwerden sein?

Analyse des eigenen Lebensstils

Eventuell Einsatz einer Checklist oder Selbstauswertung eines Kurzfragebogens bzw. Screening-Verfahrens, um mehr Informationen zum gesundheitsrelevanten Alltagsverhalten zu bekommen:
Wie erholen Sie sich von körperlichen oder psychischen Strapazen oder Belastungen? Wie praktizieren Sie die persönliche Entspannung?

Praxisübungen mit begleitenden Entspannungshllfen

eher aktiv: Musterunterbrechung: bewusstes Aussteigen durch Ablenken und andere Beschäftigung suchen bzw. eine konkrete körperliche Aktivität ausführen ...
eher passiv: Erholung suchen, Ruhe, Nichtstun, Tagträumen, Einsatz der Entspannungsübungen ...

Anmerkung: Bei jeder Entspannung entstehen „innere Landschaften“ d.h. abhängig von der aktuellen psychischen Situation des Menschen entstehen Bilder, die sich wiederum als therapeutische Elemente nutzen lassen: Sie können optisch/visuell sein, kinästhetisch, auditiv und in seltenen Fällen auch olfaktorisch bzw. gustatorisch.

Traum und Traumerleben

Tagträumen / Phantasiereisen - luzide Träume (Klarträume oder Wachträume)

Tagträume sind bildhafte, mit Träumen vergleichbare Phantasievorstellungen und Imaginationen, die im wachen Bewusstseinszustand erlebt werden. Diese Szenen können im Gegensatz zum gewöhnlichen Traumgeschehen entweder willentlich gesteuert und bewusst herbeigeführt werden oder sich durch Unaufmerksamkeit und Nachlassen der Konzentration von selbst entfalten. Hierbei entfernt sich die Aufmerksamkeit von den äußeren Reizen der Umwelt, von Einflüssen und Aufgaben und wendet sich der inneren Welt zu.
Luzides Träumen wird auch als „Klarträumen" bezeichnet. Bei einem luziden Traum oder Klartraum handelt es sich um Träume, bei denen der Träumende weiß, dass er träumt. Welches Potenzial dahinter steckt, ist den meisten Menschen aber nicht klar. Hier lassen sich Trauminhalte bewusst steuern. Im Klartraum ist praktisch nichts unmöglich: Sie können fliegen, unter Wasser atmen, mit Verstorbenen sprechen oder im Geld schwimmen. Sie können Ihren „Traumpartner" treffen, soviel essen, wie Sie möchten ohne zuzunehmen, durch Wände gehen, eigene Welten erschaffen, in denen der Himmel grün ist und Sie von Stern zu Stern hüpfen. Ihrer Fantasie sind prinzipiell keine Grenzen gesetzt.

Trance

Als Trance gilt im Vergleich zur weiten, Panorama-artigen Achtsamkeit genau genommen jede fokussierte und damit eingegrenzte Aufmerksamkeit. Die verstärkte Fokussierung der Aufmerksamkeit auf bestimmte Aspekte des sensualen Erlebens, geht, je nach Tiefe des Trancezustandes, mit einer schwach oder stark herabgesetzten Wachheit einher. Wissenschaftlich werden Wachheitsgrade als Vigilanzstadien bezeichnet. Jede Art von Konzentration kann so als Trance verstanden werden (so dass sich z.B. Hypnose als der höchstgradige im Wachen erreichbare Konzentrationszustand verstehen lässt). Auch verschiedene Tätigkeiten wie Aufmerksamkeit erfordernder Sport, erotisierendes Liebesspiel oder allgemein: Beschäftigungen, die mit hoher Konzentration assoziiert sind, können solcherart tranceähnliche Bewusstseinszustände hervorbringen.

Traum und Schlaf

Ein Traum ist eine psycho-physiologische Aktivität während des Schlafes. Er wird als besondere Form des Erlebens im Schlaf charakterisiert, das häufig von lebhaften Bildern begleitet und mit intensiven Gefühlen verbunden ist. Der Träumende kann sich nach dem Erwachen meist nur teilweise oder gar nicht erinnern.
Neuropsychologisch bzw. neurobiologisch reduziert sich in der REM-Phase des Schlafes die regulierende Funktion von Serotonin auf die Gehirntätigkeit auf ein Niveau, unter dem die sonst übliche logische Kontrolle weitestgehend ausgeschaltet ist. Diese fehlende Koordination der Gehirntätigkeit erklärt die im Traum möglichen völlig „unlogischen" Ereignisinhalte (keine Kontrolle über zeitliche, örtliche oder physikalische Wirklichkeiten). Dies erklärt, warum wir im Traum sowohl *Tagesreste* verarbeiten (Ereignisse, die uns emotional bewegt haben), uns auf bevorstehende *Herausforderungen vorbereiten* (aufregende Dinge, die wir erwarten bzw. die auf uns zukommen) und unsere *latenten* „Baustellen" (ungelöste *Konflikte*) ungeordnet vermischen und teilweise als Traum auch „erleben".

Mein Traumerleben

Merke ich, dass ich träume? Wie stark ist meine Traumtätigkeit im Erleben (sich wiederholende Inhalte, welche überhaupt, Beschäftigung mit diesen Träumen)?
Erfahrungen mit eigenen Träumen im Laufe des Lebens und aktuell?

Zur therapeutischen Nutzung von Träumen in der ärztlichen Praxis

Obwohl Träume eine wichtige Rolle im psychotherapeutischen Alltag spielen und Trauminhalte von einem Großteil der Patienten zumindest gelegentlich eingebracht werden, sind explizite Ansätze zur Traumarbeit in vielen Therapien noch eher selten. Basierend auf den Befunden zur Kontinuitätshypothese und den bisher publizierten Herangehensweisen an Träume in der kognitiven Verhaltenstherapie wird untenstehend eine einfach anzuwendende, „Schulen freie“ Methode skizziert, die aus 6 Schritten besteht. Es wird ersichtlich, dass Symboldeutungen oder tiefenpsychologische Trauminterpretationen nicht notwendig sind, um die Bedeutung des Traumes zu erschließen oder den Traum als Ausgangspunkt für Veränderungen in der Gedankenwelt und des Verhaltens des Patienten zu nutzen. Die bisherigen Forschungsergebnisse zur Albtraumbehandlung durch *Imagery Rehearsal Therapie* (n. Barry Krakow et al.) bestätigen die Brauchbarkeit dieses Behandlungsansatzes auch bei emotional stark belastenden Trauminhalten (s. Schredl 2012).

Praktische Traumarbeit

(1) Vergegenwärtigung des Traumes (Anleitung zum bewussten Nacherleben in Gedanken und Gefühlen.)

(2) Aufschlüsseln der Trauminhalte (Was sind die inhaltlichen Teilbereiche des Traumes?)

(3) Untersuchen der Handlungen, die im Traum vorkommen (nur Beschreibung, keine Interpretation)

(4) Vergleich von Traumerleben und Wacherleben (Gibt es evtl. eine Verbindung zu realen Erlebnissen?)

(5) Suchen nach Lösungsansätzen (Mit welchen bewältigenden Gefühlen und Handlungsmustern könnte den Trauminhalten begegnet werden? Sammlung von Coping-Ideen.)

(6) Umsetzen der am besten passenden Lösungsansätze (Zuerst in der Vorstellung üben, dann entsprechende Problem-Veränderungsstrategien auch im Alltag einsetzen.)

Albträume:

Imagery Rehearsal-Therapie – Therapie durch wiederholtes Proben von bewältigenden Vorstellungen:

(a) Konfrontation:
Aufschreiben oder Zeichnen des Traumes

(b) Bewältigung:
Neues (positives) Traumende schreiben oder etwas Positives in das Bild einzeichnen

(c) Trainieren der Bewältigungsstrategie
Den neuen (bewussten) „Traum“ über 2 Wochen jeden Tag ca. 5–10 min üben (neuropsychologische Engrammierung).

Anmerkung: für weitere Ausführungen zur *imagery rehearsal*-Therapie s. Schredl, 2012, 2008, 2007.

Disputation zu kognitiven Einstellungen

MEINE MEINUNG *(Zutreffendes bitte ankreuzen):*

Jeder erwachsene Mensch sollte von jeder wichtigen Person seiner Umwelt geliebt oder geschätzt werden.

stimmt genau, so ist es	eher richtig, stimmt einigermaßen	weder noch / weiß nicht	stimmt eher nicht, ist eher falsch	stimmt sicher nicht, das ist falsch

Man sollte durchwegs kompetent sein, an jedem Platz seinen Mann stehen und in jeder Hinsicht tüchtig sein, wenn man vor sich selbst bestehen will.

stimmt genau, so ist es	eher richtig, stimmt einigermaßen	weder noch / weiß nicht	stimmt eher nicht, ist eher falsch	stimmt sicher nicht, das ist falsch

Manche Menschen sind schlecht, boshaft oder kriminell, und dafür sollten sie hart angefasst und bestraft werden.

stimmt genau, so ist es	eher richtig, stimmt einigermaßen	weder noch / weiß nicht	stimmt eher nicht, ist eher falsch	stimmt sicher nicht, das ist falsch

Es ist doch eine Katastrophe, wenn etwas nicht so läuft, wie man es sehr gern hätte.

stimmt genau, so ist es	eher richtig, stimmt einigermaßen	weder noch / weiß nicht	stimmt eher nicht, ist eher falsch	stimmt sicher nicht, das ist falsch

Unglück kommt von außen, man kann wenig oder nichts gegen seine Sorgen und Nöte tun.

stimmt genau, so ist es	eher richtig, stimmt einigermaßen	weder noch / weiß nicht	stimmt eher nicht, ist eher falsch	stimmt sicher nicht, das ist falsch

Wenn etwas gefährlich oder beängstigend ist, muss man es sehr ernst nehmen und immer daran denken, dass es eintreten könnte.

stimmt genau, so ist es	eher richtig, stimmt einigermaßen	weder noch / weiß nicht	stimmt eher nicht, ist eher falsch	stimmt sicher nicht, das ist falsch

Es ist besser, sich gewissen Schwierigkeiten und Verpflichtungen zu entziehen, als ihnen ins Auge zu sehen und sie anzupacken.

stimmt genau, so ist es	eher richtig, stimmt einigermaßen	weder noch / weiß nicht	stimmt eher nicht, ist eher falsch	stimmt sicher nicht, das ist falsch

Man sollte sich anderen unterordnen; man braucht doch jemand Stärkeren, auf den man sich verlassen kann.

stimmt genau, so ist es	eher richtig, stimmt einigermaßen	weder noch / weiß nicht	stimmt eher nicht, ist eher falsch	stimmt sicher nicht, das ist falsch

Unsere Vergangenheit bestimmt unser gegenwärtiges Leben ganz entscheidend, weil alles, was uns einmal stark berührt hat, unauslöschlich ist.

stimmt genau, so ist es	eher richtig, stimmt einigermaßen	weder noch / weiß nicht	stimmt eher nicht, ist eher falsch	stimmt sicher nicht, das ist falsch

Man sollte über die Probleme und das Schicksal anderer Leute sehr bestürzt sein.

stimmt genau, so ist es	eher richtig, stimmt einigermaßen	weder noch / weiß nicht	stimmt eher nicht, ist eher falsch	stimmt sicher nicht, das ist falsch

Es gibt für alle menschlichen Probleme eine richtige, genaue und perfekte Lösung und es ist eine Katastrophe, wenn diese Lösung nicht gefunden wird.

stimmt genau, so ist es	eher richtig, stimmt einigermaßen	weder noch / weiß nicht	stimmt eher nicht, ist eher falsch	stimmt sicher nicht, das ist falsch

Anmerkung für den Therapeuten: Es handelt sich hier um typische Beispiele von Kognitionen, deren jeweilige Ausprägung den Grad an Irrationalem sichtbar werden lässt (mod. n. Ellis). Mithilfe des sog. Sokratischen Dialogs lassen sie sich erörtern und so die inneren Haltungen mit ihren Konsequenzen für d. Pat. begreiflich machen.

Beispiele für „Modellsuggestionen“ und den Einsatz von imaginativen Fragetechniken

Wenn Sie jetzt ein Kind wären, wie würden Sie an die Sache herangehen? (Zeitregression)

Stellen Sie sich vor, Sie sind 20 Jahre älter und an Lebenserfahrung reicher, was würden Sie dann über Ihre jetzige Situation urteilen? Was würden Sie sich raten für die jetzige Situation? (Zeitprogression)

Stellen Sie sich Ihren besten Freund/Ihre beste Freundin vor: Wie würde er/sie das Problem angehen? (Vorbild)

Kennen Sie jemanden, der mit einer solchen Situation gut zurechtgekommen ist (zurechtkommen könnte)? Wie macht er/sie das? (Vorbild)

Wenn Sie wüssten, wie man mit diesem Problem besser umgehen könnte, was würden Sie dann tun? (Paradoxie)

Von den vielen Möglichkeiten, im Rahmen von kognitiven Therapieansätzen mit „Vorstellungen“ zu arbeiten, seien hier einige weitere typische Beispiele genannt:

Fragen nach **symptomfreien Zeiten**, nach Ausnahmen, „Verbesserungsfragen“:
Wie oft / wie lange / wann ist das Problem nicht aufgetreten?
Was haben Sie und andere in diesen Zeiten anders gemacht?
Wie haben Sie es geschafft, in diesen Zeiten das Problem nicht auftreten zu lassen?

Fragen nach **Ressourcen**, salutogene Aspekte:
Was möchten Sie in Ihrem Leben gern bewahren, wie es ist?
Was machen Sie gern, was gut?
Was müssten Sie tun, um mehr davon zu machen?

Frage nach der **funktionalen Bedeutung** des Problems, die „Wunderfrage“:
Wenn das Problem plötzlich weg wäre (weil eine Fee Sie geküsst hat, nach einer Operation, durch Gottes Wirken oder aus sonstigen Gründen):
Was würden Sie am Morgen danach als Erstes anders machen? Was danach?
Wer wäre am meisten überrascht davon?
Was würden Sie am meisten vermissen in Ihrem Leben, wenn das Problem plötzlich weg wäre?

Fragen zum **Bedingungsgefüge** des Problems: Aufrechterhaltung, „Verschlimmerungsfragen“:
Was müssten Sie tun, um Ihr Problem zu behalten / zu verewigen / zu verschlimmern? Was könnte ich / könnten wir tun, um Sie dabei zu unterstützen?
Wie könnten Sie sich so richtig unglücklich machen, wenn Sie dies wollten?
Wie könnten die anderen Sie dabei unterstützen? Wie könnten die anderen Sie dazu einladen, es sich schlechtgehen zu lassen?

sekundärer **Krankheitsgewinn**“: Fragen nach dem Nutzen, das Problem noch zu behalten:
Wofür wäre es gut, das Problem noch eine Weile zu behalten oder es gelegentlich noch einmal einzuladen?
Was würde schlechter, wenn das Problem weg wäre?

Änderungs-Motivation, „Zukunfts- bzw. Zeitpläne“:
Wie lange werden Sie Ihrem Problem noch einen Platz in Ihrer Wohnung gewähren? Wann werden Sie es vor die Tür setzen? Wie lange wäre es dafür noch zu früh?

Rückfallsprophylaxe Fragen nach einem „bewussten Rückfall“:
Wenn Sie Ihr Problem schon längst verabschiedet hätten, es aber noch einmal „einladen“ wollten: Wie könnten Sie das tun?
„Als-ob“-Fragen: *Wenn Sie gegenüber anderen nur so tun wollten, als ob Ihr Problem wieder zurückgekehrt wäre, ohne dass es da ist, wie müssten Sie sich verhalten? Würden die anderen erkennen, ob Ihr Problem tatsächlich wieder da ist, oder ob Sie nur so tun, als ob?*

Selbstprogrammierung (autosuggestiver Appell)
Der Tag wird schön, wenn ich es will! / Ich werde den heutigen Tag genießen! / Heute werde ich mich öfters erholen / mich entspannen! / Heute werde ich mir zwischendurch was Gutes tun! ...

PROBLEMLÖSESCHRITTE
(Skizze zur kognitiv-behavioralen Zugehensweise)

1. Beschreibung des Problems:

2. Festlegen von Zielen:

3. Erarbeiten von Lösungsmöglichkeiten (Brainstorming):

4. Bewertung und Auswahl der Lösungsmöglichkeiten:

   a) eher ungeeignete Lösungsmöglichkeiten

   b) eher geeignete Lösungsmöglichkeiten

   c) Entscheidung für eine Option

5. Handlungsplanung und konkrete Umsetzung:

6. Erfolgskontrolle (wann soll Überprüfung des Erreichten erfolgen?):

Achtung: Der Begriff *Problem* legt d. Pat. eventuell eine recht komplexe Sichtweise nahe. Der Therapeut* sollte daher auch von *Schwierigkeiten* oder von *Situationen* sprechen, mit denen d. Pat. einen erheblichen Leidensdruck oder eine bedeutsame Unzufriedenheit erlebt. Es kann zudem hilfreich sein, d. Pat. konkrete Hinweise oder Anzeichen zu nennen, an denen die *Problemsituationen* zu erkennen sind, etwa Situationen,

- die für ihn *belastend* sind
- die er möglichst *meidet*,
- auf die er gereizt oder ärgerlich reagiert,
- in denen er sich *unsicher* fühlt,
- vor denen er *Angst* hat,
- in denen er nicht recht weiß, wie er sich *verhalten* soll,
- in denen er sich nicht *entscheiden* kann,
- in denen er mit sich *unzufrieden*, ist
- in denen er sich von anderen nicht *richtig behandelt* oder beurteilt fühlt,
- in denen er Angst hat zu *versagen*.
- Eventuell zeigen sich Probleme am deutlichsten im Umgang mit bestimmten *Personen*, z.B.
- mit denen er nicht *richtig auskommen* kann,
- denen gegenüber er sich *gehemmt* fühlt,
- von denen er sich *abhängig* fühlt.

Im Folgenden wird dazu ein Arbeitspapier als Vorlage für ein entsprechendes therapeutisches Vorgehen dargestellt.

PROBLEMLÖSEBOGEN

1. Schritt: **Was ist das Problem?**
(Hier wird bestimmt, was das Problem ist, und welche Faktoren in der Umwelt zum Problem beitragen.)

2. Schritt: **Problem- und Zieldefinition**
(Das Problem, an dem gearbeitet werden kann, und das Ziel, das angestrebt wird, werden bestimmt.)

3. Schritt: **Lösungsmöglichkeiten aufschreiben**
(Alle Vorschläge erst einmal aufschreiben, auch unsinnige und alberne. Hier noch keine Bewertung der Vorschläge vornehmen.)

4. Schritt: **Lösungsmöglichkeiten diskutieren**
(Jeder Vorschlag wird hinsichtlich seiner Vor- und Nachteile diskutiert).

5. Schritt: **Beste Lösungsmöglichkeit auswählen**

6. Schritt: **Planung**
(Die beste Lösungsmöglichkeit in kleine Schritte zerlegen. In diesen Schritten die einzelnen Ziele ganz konkret, durchführbar und überprüfbar gestalten).

(1) ...

(2) ...

(3) ...

(4) ...

(5) ...

(6) ...

7. Schritt: **Rückblick und Bewertung**
(Überprüfen Sie, ob die Schritte eingehalten wurden und wie gut sie funktioniert haben. Belohnen Sie sich für jeden Versuch!)

Soziales Kompetenztraining

Unter dem Begriff „Soziale Kompetenz“ sind Sachverhalte gemeint, die in der Alltagsprache mit den Schlagworten *Selbstsicherheit, Durchsetzungsvermögen. Kontaktfähigkeit* usw. beschrieben werden. *Soziale Kompetenz* ist die Fähigkeit, einen Kompromiss zwischen Selbstverwirklichung und sozialer Anpassung zu finden. Beides, Selbstverwirklichung und soziale Anpassung, sind unverzichtbare, aber gegenläufige Bestandteile menschlicher Interaktion: Unter dem Gesichtspunkt der Selbstverwirklichung (personale Identität) wird vom Individuum verlangt, zu sein wie kein anderes. Unter dem Gesichtspunkt der sozialen Anpassung (soziale Identität) wird dagegen verlangt, zu sein wie alle anderen, das heißt den gesellschaftlichen Normen und Erwartungen zu entsprechen. Selbstbewusstes (assertives) Verhalten ist *interpersonales* Verhalten und umfasst die Möglichkeit, ehrliche und relativ direkte Äußerung von Gedanken und Gefühlen sowie *sozial angemessenes* Verhalten zu zeigen und berücksichtigt dabei sowohl die *eigenen Bedürfnisse* als auch die Gefühle und das Befinden *anderer Personen* (n. Pfingsten und Hinsch 1991, Ziesing & Pfingsten 1994). Beispiele für konkrete Verhaltensweisen, die sozial kompetentes Verhalten ausdrücken:

- Nein-Sagen
- Versuchungen zurückweisen
- Auf Kritik reagieren
- Änderungen bei störendem Verhalten verlangen
- Widerspruch äußern
- Unterbrechungen im Gespräch unterbinden
- Sich entschuldigen
- Schwächen eingestehen
- Unerwünschte Kontakte beenden
- Komplimente akzeptieren
- Auf Kontaktangebote reagieren
- Gespräche beginnen
- Gespräche aufrechterhalten
- Gespräche beenden
- Erwünschte Kontakte arrangieren
- Um Gefallen oder Hilfe bitten
- Komplimente machen
- Gefühle offen zeigen

TYPISCHE SELBSTBEHAUPTUNGSSITUATIONEN im beruflichen Umfeld –
Übungen zu Lösungsansätzen für Situationen, falls diese Schwierigkeiten bereiten:

In einer Diskussion äußert ein Kollege Ansichten, die ich nicht teile:
Ich äußere meine Meinung und widerspreche den Ansichten des Kollegen.

Ein Mitarbeiter ist nachlässig oder arbeitet fehlerhaft:
Ich übe Kritik. Ich stelle ihn zur Rede.

Ich habe ein Problem, mit dem ich allein nicht fertig werde:
Ich bitte einen Kollegen um seine Mithilfe.

In einem Gespräch werde ich von jemand anderem immer wieder unterbrochen:
Ich fordere den anderen auf, mich ausreden zu lassen.

Von einem Mitarbeiter oder einer Kollegin werde ich für meine Arbeit gelobt:
Ich freue mich über das Lob und bringe es zum Ausdruck.

Meine Arbeitslast nimmt zu und ich kann die mir gestellten Aufgaben nicht mehr bewältigen:
Ich stelle eine Forderung, z. B. die Einstellung eines neuen Mitarbeiters oder eine Neuverteilung der Aufgaben.

Ich werde zu Unrecht kritisiert:
Ich weise die Kritik als ungerechtfertigt zurück.

Ich werde häufig um die Erledigung von Zusatzarbeiten oder Überstunden gebeten:
Ich lehne die Forderung ab.

Ein Mitarbeiter hat eine Aufgabe sehr zufriedenstellend erledigt:
Ich spreche mein Lob und meine Anerkennung aus.

Ich werde immer wieder um Gefälligkeitsarbeiten gebeten:
Ich lehne die Bitte ab.

Ich bin arbeitsmäßig überlastet:
Ich bitte einen Mitarbeiter, eine Aufgabe zu übernehmen.

Tagesprotokoll für negative Gedanken

Sobald Sie ein merkbar unangenehmes *Gefühl* oder eine unangenehme *Stimmung* erleben, sollten Sie hier die Situation oder das Ereignis eintragen, das dem Gefühl oder der Stimmung *vorausging*. Dazu notieren Sie *Ihre automatischen Gedanken*.

Datum:				
Situations-beschreibung	erlebte Gefühle	automatische Gedanken	vernünftigere Gedanken	Ergebnis der Neueinschätzung
aktuelle *Ereignisse*, die zu unangenehmen Gefühlen führen; *Gedanken* oder Tagträume, die zu unangenehmen Gefühlen führen:	die dabei auftretenden *Gefühle* genau angeben, z.B. *Angst, Wut* ... die *Stärke* dieser Gefühle von 0–100% einschätzen:	jene *automatischen* negativen *Gedanken* angeben, die dem Gefühl *vorausgingen;* die Gültigkeit dieser Gedanken von 0–100% einschätzen:	zu diesen negativen Gedanken *wirklichkeitsnähere Gedanken* aufschreiben; deren *Gültigkeit* von 0–100 einschätzen:	Gefühle auf diese wirklichkeitsnäheren Gedanken hier angeben und einschätzen:
....	....	....	....	....
....	....	....	....	....
....	....	....	....	....
....	....	....	....	....
....	....	....	....	....
....	....	....	....	....

Therapie-Aufgaben in der Depressionstherapie

Therapieaufgaben sind ein wichtiger Bestandteil in den meisten Therapien, insbesondere auch in der Depressionstherapie. Darunter werden Aufgaben verstanden, die der Patient* außerhalb der einzelnen Sitzungen durchführen soll. Sie haben vor allem zum Ziel, seine Kompetenz zur Selbststeuerung so weit wie möglich zu fördern bzw. wieder herzustellen. Integraler Bestandteil von Therapieaufgaben sind die Vorbereitung, d.h. die Instruktionen des Therapeuten* zur Durchführung sowie die Nachbereitung, d.h. die gemeinsame Auswertung.

Bei der Vorbereitung sind folgende Punkte zu berücksichtigen:

+ Der Patient* soll das, was zu tun ist und die Modalitäten der Ausführung genau kennen.
+ Ihm müssen die Gründe einsichtig sein, warum er gerade jetzt diese Aufgabe ausführen soll. Es muss ihm klar sein, welche für ihn einsichtigen Ziele damit verfolgt werden.
+ Der Patient* soll, auf ausdrückliche Ermunterung, sämtliche Einwände, Bedenken und Unsicherheiten bezüglich der Aufgabe äußern können, und der Therapeut* soll ausführlich darauf eingehen.
+ Der Patient* sollte keine Sanktionen oder Nachteile wegen einer Nichtausführung der Aufgabe befürchten müssen.
+ Die Aufgabe darf unter keinen Umständen den Patienten* überfordern.
+ Das Risiko, das durch die Ausführung der Aufgabe eine Verschlechterung eintritt, sollte möglichst ausgeschlossen werden.
+ Bei stark depressiven Patienten* ist es unter Umständen notwendig, im Zusammenhang mit der Aufgabe zusätzliche Kurzkontakte, wie zum Beispiel Telefonate, einzufügen.

Bei der Durchführung und Auswertung sind folgende Punkte zu berücksichtigen:

Der Patient* sollte für jeden Schritt in Richtung Ausführung der Aufgabe verstärkt werden. Völlig unabhängig von den Intentionen des Therapeuten* bezüglich der Aufgabenstellung sollten aus jeder Arbeit des Patienten* zweckmäßige Schlussfolgerungen abgeleitet werden. Der Patient* soll erfahren, dass die Aufgabe einem bestimmten Zweck verfolgt und ein positives Ergebnis zu bewirken imstande ist.

Die Ergebnisse der Therapieaufgabe sollen in einer für den Patienten* verständlichen und einprägsamen Form formuliert werden. Der Therapeut* muss Sorge dafür tragen, dass die Codierung der Ergebnisse und damit die spätere Erinnerbarkeit zufriedenstellend erfolgen.

Die Ergebnisse sollen in Bezug auf ihre Konsequenzen für die nächste Zukunft des Patienten* untersucht werden, und es sollen konkrete Schlussfolgerungen daraus abgeleitet werden.

Empfindet der Patient* irgendwelche Folgen der Therapieaufgabe als belastend oder problematisch, so muss das ausführlich besprochen und womöglich ausgeräumt werden. Bestimmte Aufgaben können auch schon während der Therapiesitzung oder gleich danach ausgeführt werden, wobei der Therapeut* den Patienten* durchaus dabei allein lassen kann (Zwischenstufe zur Hausaufgabe). Stellt sich der Patient* den Aufgaben, hat aber dabei erkennbare Schwierigkeiten, so muss auf eine einfachere Vorgabe umgestellt oder zeitweilig ganz darauf verzichtet werden.

Mögliche Gründe für das Nichtausführen von Therapieaufgaben

Fragebogen für Patienten*

Die folgende Liste enthält eine Auswahl von Gründen, die erklären helfen, weshalb Sie als Patient / Patientin ihre Therapie begleitenden Aufgaben nicht erfüllt haben. Da Ihr Therapiefortschritt wesentlich auch davon abhängig ist, wieviel der vereinbarten Aufgaben Sie zwischen den Therapiestunden erledigen, ist es für mich als Ihr Therapeut / Ihre Therapeutin wichtig herauszufinden, warum Sie diese nicht ausführen. Am besten füllen Sie diese Liste aus, wenn Sie eine Abneigung gegen die Erledigung einer konkreten Therapieaufgabe verspüren oder wenn Sie den Wunsch haben, diese hinauszuschieben. Tragen Sie nach jeder Aussage ein „R“*(Richtig)* oder „F“*(Falsch)* ein. „R“ bedeutet, dass Sie dieser Aussage zustimmen und „F“ bedeutet, die Aussage trifft zu diesem Zeitpunkt nicht zu. Falls es Ihnen schwerfällt, diesen Fragebogen auszufüllen, werden wir ihn gemeinsam in der Therapiestunde durchgehen.

- Soweit ich sehe, kann mir nichts helfen; deshalb ist es wohl sinnlos, überhaupt etwas zu probieren. __
- Ich verstehe einfach nicht, welchen Sinn die vereinbarte Therapieaufgabe haben soll. __
- Ich glaube, dass diese spezielle Form von Aufgabe mir nicht helfen wird. Sie leuchtet mir im Grunde nicht ein. __
- Ich schiebe immer alles auf, anstatt es sofort zu machen. Und dann mache ich es meist überhaupt nicht. So geht es mir auch mit den Therapieaufgaben. __
- Ich bin schon bereit, meine Therapieaufgaben zu machen, aber ich vergesse so leicht darauf. __
- Ich habe nicht genug Zeit, ich bin zu beschäftigt, um diese Aufgaben zu erledigen. __
- Wenn ich etwas tue, was mir jemand anderer vorschlägt, ist dies meist weniger gut, als wenn ich meinen eigenen Ideen folge. __
- Ich fühle mich hilflos und glaube eigentlich nicht, dass ich selbst etwas tun kann, um meinen Zustand wirklich zu verbessern. __
- Ich habe den Eindruck, dass mit den Therapieaufgaben versucht wird, mich zu beeinflussen oder zu beherrschen. __
- Ich habe einfach keine Lust, die Therapieaufgaben zu machen. __
- Ich fürchte, dass ich die Therapieaufgaben nicht gut genug erledigen kann und dann kritisiert werde. __
- Ich habe weder den Wunsch noch die Motivation, Therapieaufgaben oder sonst etwas zu tun. __
- Ich fühle mich zu schlecht / zu traurig / zu müde / zu nervös *(Zutreffendes unterstreichen)*, um die Therapieaufgabe jetzt zu erledigen. __
- Im Moment fühle ich mich gut und möchte das nicht durch die Therapieaufgabe aufs Spiel setzen. __
- Andere Gründe für die Nichterfüllung von Therapieaufgaben (bitte anführen): ....
  ....
  ....

Burns, D. & Beck, A.T. (1997), mod. Egger (2003)

Prototypen therapeutischer Beziehungen

BEZIEHUNGSSTIL	**Kommunikationsstil**	**exemplarische kognitive Annahmen** (kogn. Schema)	Appell an Therapeuten*/ **provozierte Reaktion**
dependent: eigene Bedürfnisse werden schlecht oder nicht wahrgenommen; Schutz suchend	bedürftig-abhängig	*ich bin nicht wirklich lebensfähig; alleine bin ich ziemlich hilflos, überfordert, dem Leben ausgeliefert*	*Lass mich nicht allein, führe mich. Therapeut* fühlt sich* gebraucht / ausgesaugt
anankastisch: Normerfüllung und Kontrolle wird zum obersten Anliegen	bestimmend kontrollierend	*nur wenn ich mich anstrenge, mich an Regeln halte, bin ich vor meinen Wünschen geschützt*	*Gib mir recht.* Therapeut* fühlt sich belehrt, bevormundet
passiv-aggressiv: es dürfen keine Forderungen gestellt werden; Angst vor Bestrafung wird durch Aggressivität abgebaut	aggressiv-abwertend	*wenn ich Forderungen nicht entsprechen kann, werde ich verachtet*	*Lass mich in Ruhe, halte Dich mit Erwartungen zurück, fühle Dich schuldig.* Therapeut* fühlt sich angeklagt.
narzisstisch: Drang nach ständiger Anerkennung, sonst erhebliche Kränkung	sich beweisend	*nur wenn ich gut bin, bin ich liebenswert*	*Bewundere mich. Lass mich wie ich bin.* Therapeut* bewundert oder rivalisiert um Status
schizoid: Gefühle und soziale Bedürfnisse werden nicht wahrgenommen	distanzierend	*wenn ich mich öffne und jemanden an mich heranlasse, falle ich in Abhängigkeit und verliere mich*	*Komm mir nicht zu nahe, nur keine Gefühle.* Therapeut* fühlt sich zurückgewiesen oder weist zurück.
depressiv: anhaltendes Schaffen von Abhängigkeiten, um von sich selbst abzulenken	helfend	*ich selbst spiele keine Rolle, nur im Einsatz für andere bin ich wichtig*	*Mir geht es vergleichsweise gut, erkenne das an.* Therapeut* unterschätzt Bedürftigkeit, überfordert den Patienten*.
histrionisch: durch übertriebene Äußerungen im Mittelpunkt stehen; Zuwendung provozieren, die dann als gefährlich erlebt und abgewiesen wird	dramatisierend	*eigentlich bin ich uninteressant und werde nicht ernst genommen; nur wenn ich mich mit starken Mitteln in den Vordergrund spiele, werde ich beachtet*	*Wende Dich mir zu und bestätige meine Selbstdarstellung.* Therapeut* fühlt sich nicht ernst genommen, nimmt Patienten* nicht ernst
selbstunsicher-vermeidend: eigene Bedürfnisse führen zur Angst vor Durchsetzung	selbstlos	*ich bin inakzeptabel; wenn ich von anderen wahrgenommen werde, werde ich bloßgestellt*	*Sag, wie Du mich haben willst.* – Liest dem Therapeuten* Erwartungen „von den Lippen ab", Therapeut* übersieht Bedürfnisse des Patienten*

Übersicht über typische therapeutische Inszenierungen in der Therapeut*-Patient*-Beziehung (mod. n. Schultz, 1989)

Schrittweiser Aufbau selbstsicheren Verhaltens in sozialen Situationen

Übungsbeispiel zur kognitiv-behavioralen Therapie von Sozialängsten und zum Aufbau assertiven Verhaltens (Interventionsmodell: Desensibilisierung)

- Liste von sozialen Situationen aufstellen, in denen bisher (deutlich oder wiederkehrend) Angst, Ärger oder Unsicherheit auftraten.
- Ordnung der Situationen nach (a) dem Schweregrad der Angst (bzw. Erregung) und (b). dem Grad der persönlichen Beeinträchtigung durch diese Symptome im Alltagsleben (Rangreihe bilden).
- der Reihe nach (mit den leichten, weniger aufregenden Situationen beginnend) alle Situationen in folgender Weise durcharbeiten:

  1. Identifikation der Selbstaussagen
     Was denke ich in der betreffenden Situation?
  2. Überprüfung der Selbstaussagen auf Realitätsgehalt
     Stimmt das wirklich? Ist das so die einzige Möglichkeit, darüber zu denken?
  3. Erarbeitung alternativer Selbstaussagen; Gegenstrategie auf gedanklicher Ebene planen
     Wie könnte ich konstruktiver darüber denken?
  4. Erarbeitung von Handlungsalternativen; Planung von alternativem konkreten Handeln
     Wie mache ich es konkret anders?
  5. Übung der jeweiligen Situation zuerst in der Vorstellung, dann im Rollenspiel und schließlich
  6. Aufsuchen der Situation und Übung des neuen (geänderten) Verhaltens in vivo mit nachfolgender
  7. Selbstverstärkung (Lob, Belohnung) und Optimierung.

- Wichtig ist eine genaue Registrierung, welche Stufen in der Hierarchie der Angstsituationen bereits geschafft und wie oft die einzelnen Schwierigkeitsstufen bereits aufgesucht wurden, welche Probleme dabei aufgetreten und wie sie bewältigt wurden.
- Die nächsthöhere Schwierigkeitsstufe soll erst begonnen werden, wenn vorhergehende Stufe bewältigt ist.
- Es gilt, das wiederholte Aufsuchen der bereits geübten Situationen beizubehalten und kein neuerliches Vermeiden zuzulassen.
- Ergeben sich Schwierigkeiten in der Bewältigung einer Stufe, dann ist eventuell der Schritt zu groß, d.h. Zwischenschritte einbauen.

Verhaltensänderungen, allgemeine Hinweise zur Veränderung von unerwünschten Gewohnheiten

+ Eine Änderung eingespielter Verhaltensweisen braucht meist eine gewisse Zeit – nicht ungeduldig sein, „Gut Ding braucht Weile"!
+ Realistische, kleine Ziele setzen, die auch wirklich erreichbar sind. Kleine Schritte planen, einen Schritt nach dem anderen tun!
+ „Schwierigkeiten" sind eine wichtige Erfahrung, um daraus zu lernen! (Waren Schritte zu groß? Wurden wichtige Faktoren in der Planung der Änderung berücksichtigt?)
+ Jedes erreichte Ziel ist ein Erfolg, der auf das eigene Konto geht; sich selbst dafür loben! Wieder einen Schritt näher dem erwünschten Verhalten.

Schwierige Situationen („Angstsituationen") sind da, um überwunden zu werden, Angst ist nicht nur ein Signal für Gefahr, sondern auch ein Signal zum Einsetzen einer Bewältigungsreaktion. Setzt man sich einer angstauslösenden Situation aus, steigt anfänglich die Angst. Es gilt, den Angsthöhepunkt durchzustehen bzw. zu überwinden. Es ist notwendig, sich der Angst auszusetzen und zu versuchen, sie zu bestehen und keinesfalls vorher zu flüchten. Dabei ist es wichtig, sowohl eine Änderung der Gedanken *und* des Handelns zu erreichen.

Ideensammlung zur Nutzung von individuellen Leitmotiven

Motto-Sammlung zum Thema *selbstsicheres Verhalten*

mein neuer Leitspruch wird sein (Vorschläge zur Auswahl):

Alles zu meiner Zeit!
Du darfst Dich auch selber gernhaben!
Mitmischen, darum geht es, nicht stumm bleiben!
Sei du selbst, trau dich!
Ich weiß, dass ich reden kann!
Raus aus der alten Kiste und Mut zu Neuem!
Das, was für andere Menschen gut ist, ist für mich noch lange nicht gut!
Stehe zu deinen eigenen Fähigkeiten, sei auf dich stolz!
Sei Schatzsucher in eigener Sache!
Farbe bekennen, nicht herumdrucksen!
Tu Dir gut!
Ich gehe gelassen auf andere Leute zu!
Öfter lächeln, öfter schmunzeln, das vertreibt die trüben Runzeln!
In der Ruhe liegt die Kraft!
Ich bin, wie ich bin!
Auch ich darf Fehler machen!
Ich rede mit – ich spreche aus – ich rede dazwischen!
Neues ist spannend – Neues bereichert!
Ich muss nicht perfekt sein!
Wenn der Mut ausmarschiert, kommt das Ziel ihm entgegen!
Es kommt, wie es kommt – und wenn es da ist, werde ich mich darum kümmern! Jetzt aber will ich leben!
Ich bleibe bei mir! Ich bin ich!
Weiterreden – dabei bleiben – ausführen!
Wer wagt gewinnt!
Nicht zu den anderen schielen!
Einmischen, nicht zurückstecken!
Ich bin ein liebenswerter Mensch!
Nur Mut! Trau dich!
Alter Mann ist kein D-Zug!
Schritt für Schritt. Eins nach dem anderen!
Ruhe und Frieden kann ich nur in mir selber finden!
Gelassenheit ist mein Ziel!

Ruhe bewahren – loslassen!
Dem Mutigen hilft das Glück!
Mein Entschluss steht fest: Ich will!
Lachen ist die beste Medizin!
Zart und hart, weich und fest – that`s the best!
Nur wenn man sich im Weg irrt, lernt man den richtigen Weg kennen!
Da wo die Angst ist, da geht´s lang!
Höchste Zeit, die Sau rauszulassen!
Reden ist Gold!
Ich spüre meine Fußsohlen sicher am Boden!
Viele Dinge sind einfacher als gedacht!
Was Du später kannst besorgen, das verschieb` auf übermorgen!
Ich nehme mich wichtig!
Unverhofft kommt oft!
Nur wer sich ändert, bleibt sich treu!
Mein Thema ist wichtig! Frech, frecher, am frechsten!
Nicht immer auf den „richtigen" Augenblick warten – los, sofort!
Ich bin ganz ruhig, gelöst und frei!
Sag was dagegen, sei vorlaut!
So much more to enjoy!
Ich habe was zu sagen!
Kümmere Dich erst einmal um dich selbst!
Du wirst für niemand anderen etwas sein können, solange Du nicht für Dich selbst sorgst!
Wo ein Wille ist, ist auch ein Weg!
Ich bin selbst für mich verantwortlich!
Ich will mein Leben genießen!
Sich Sorgen machen geht leicht, aber Ruhe und Sicherheit zu finden, das ist die Kunst im Leben!

....

....

....

....

Die 10 Dimensionen der *Weisheitskompetenz*

Perspektivenwechsel:
Inwieweit werden die verschiedenen *Perspektiven* der am Problem beteiligten *Personen* erkannt?

Empathiefähigkeit:
Inwieweit werden *Gefühle* der am Problem beteiligten *Personen* erkannt und nachempfunden?

Emotionswahrnehmung und Emotionsakzeptanz:
Inwieweit werden *eigene Gefühle* wahrgenommen und akzeptiert?

***Serenität*:**
Inwieweit werden die eingenommenen Standpunkte und Argumente mit *emotionaler Ausgeglichenheit* vorgetragen?

Fakten- und Problemlösewissen:
Inwieweit zeigt die Antwort sowohl generelles als auch spezifisches (z.B. Lebensereignisse, Institutionen) *Wissen* um Probleme und die Möglichkeiten der *Problembearbeitung*?

Kontextualismus:
Inwieweit werden die *zeitliche und situative Einbettung* des Problems erkannt?

Wertrelativismus:
Inwieweit wird die *Vielfalt von Werten und Lebenszielen* und die Notwendigkeit, jede Person innerhalb ihres Wertesystems zu betrachten, wahrgenommen und akzeptiert, ohne dabei eigene Werte aus dem Auge zu verlieren?

Nachhaltigkeitsorientierung:
Inwieweit werden positive und negative sowie kurzfristige und langfristige *Konsequenzen* angesprochen und abgewogen?

Ungewissheitstoleranz:
Inwieweit gibt der Mensch zu erkennen, dass er sich bewusst ist und zugleich ertragen kann, dass das *Ergebnis* seines Handelns oder des Handelns Dritter *nicht wirklich vorhersagbar und kontrollierbar* ist.

Selbstdistanz und Anspruchsrelativierung:
Inwieweit wird *Bescheidenheit* zum Ausdruck gebracht und anerkannt, dass man selbst nicht das Zentrum der Welt ist.

Baumann K. & Linden M. (2008), mod. Egger (2015)

Arbeit mit Lebensstil-Themen und Zukunftsgestaltung (Themenkatalog)

A. Gesundheitsverhalten / präventive Strategien

(1) *Skizze zum persönlichen Risikoprofil und Suche nach protektiven Ressourcen*
körperliche Bewegung, körperliche Fitness:
Körpergewicht, Essgewohnheiten:
Umgang mit Gefahrensituationen, Sicherheitsverhalten:
Gesundheit des Herzens und Krebsvorbeugung:
allg. vorbeugende Maßnahmen, Arztkontakte / Gesunden-Untersuchung, Umgang mit Infektionsgefahren:
Zigaretten, Alkohol, Medikamente, andere Drogen:
allg. psychische Verfassung, emotionale Gesundheit:
Erholung, Ruhe, Entspannung, Regenerationsfähigkeit:
soziales Stressverhalten: Konfliktlösefertigkeiten, „Streitkultur", Aussprachemöglichkeiten:
spezifische persönliche Problematik:

(2) *therapeutische Bearbeitung*
Problemorientierung / Problemklärung
Veränderungsziele / Veränderungsmotivation
Veränderungsschritte / „therapeutische Strategien" / Auswahl und Durchführung
Ergebnisprüfung, Optimierung des Vorgehens
Rückfallsprophylaxe (Sicherung der Veränderung, „Automatisierung")

B. Perspektive – der Blick in die Zukunft

a. *Was erlebe ich für meine unmittelbare Zukunft als persönlich wichtige Lebensbereiche? Was ist mir persönlich wichtig und in welcher Hinsicht sollte sich mein Leben entwickeln?*
Partnerschaft / Familie:
Beruf / Existenzsicherung:
Soziales / Freizeit / Lebensstil:
Persönlichkeitsentwicklung / Lebensphilosophie (persönliche Werte):
Und was braucht es, um diese Entwicklungen (siehe oben) zu fördern? Was müsste ich konkret tun, um diese Vorstellungen so weit wie möglich zu verwirklichen? Wo könnte ich anfangen?

b. *Zielvorstellungen für die eigene Zukunft – 3 Jahre:*
Wie soll mein Leben in *drei Jahren* aussehen (wie könnte es werden, wenn mein Leben wünschenswert verläuft)?

c. *Zielvorstellungen für die eigene Zukunft – 10 Jahre:*
Wie wird mein Leben in *zehn Jahren* wohl aussehen?

C. Selbstreflexion

Was erwarten Sie vom Leben – Was möchten Sie?

Was haben Sie bisher getan, um das zu erreichen?

Was haben Sie tatsächlich erreicht? – Wie hat das funktioniert?

Problemerkennung:

Wo sind Sie festgefahren bzw. stecken geblieben?

Was ist bei dem Versuch herausgekommen, das Problem zu erkennen bzw. zu verstehen?

Woran will ich hinkünftig weiterarbeiten? Was soll sich in meinem Denken und Handeln konkret verändern?

Was hat mir bisher geholfen, ähnliche Ziele zu erreichen?

Was kann ich zusätzlich tun, um mein(e) Ziel(e) zu erreichen?

D. Themen zur eigenen Familie, Herkunft und Lebensgeschichte

Was mir auf der Seele brennt – Gedanken zu meiner Familie
(Probleme; Aktivierung „liegengebliebener" Gespräche und Fragen)

Ein Brief an meinen Vater, ein Brief an meine Mutter
(wie oben; muss nicht abgesandt werden, auch sinnvoll bei bereits verstorbenen Eltern)

Als ich zwölf war, was hätte ich da gerne meinen Eltern gesagt?
(nicht ausgetragene Konflikte)

Kindergeburtstage – wie habe ich diese gefeiert?
(Einbettung in soziale Beziehungen?)

Mein erster Schultag
(Allgemeines Lebensgefühl damals, den familiären Schonraum verlassen)

Ein Ort, an dem ich mich als Kind gerne aufgehalten habe
(Aktivierung von Erinnerungen; Freiräume, Vorlieben, wichtige Menschen)

Ein Bild, das Zuhause hing – Stimmungen, die ich damit verbinde
(Atmosphäre in der Herkunftsfamilie)

Meine Geschwister – damals und heute
(Hinweis auf soziale Muster, Rollenverhalten heute)

Gedanken zu einem Familienfoto
(Fotos, z.B. aus der Pubertät, in die Therapie mitbringen und dazu schreiben lassen)

Erfahrungen in meinem Leben, die ich lieber nicht hätte machen wollen
(Traumata, negative Ereignisse, Brüche in der Entwicklung)

Kann ich stolz auf meine Herkunft sein?
(Tradition, Familienzusammenhalt, gesellschaftliches Ansehen)

Der Apfel fällt nicht weit vom Stamm! Worin bin ich ganz Vater, worin ganz Mutter?
(Stärken und Schwächen; Aktivierung von Dankbarkeit, Gefühlen der Liebe, aber auch von Vorwürfen und ggf. Enttäuschungen)

Therapie vorbereitende Aufgaben
zu den Themen *Familie, Herkunft, Lebensgeschichte* (therapeutische Hausaufgaben für Gesprächsthemen)

Datum	*Inhalte der heutigen Stunde*	*heutige Therapie-aufgaben*	*Planung: Themen für die nächste Stunde*	*Ideen für zukünftige Therapieaufgaben*

Einsamkeit nach Partnerverlust

Punkte, die Ihnen helfen können, Trennungsschmerz leichter zu überwinden – Motto: „kein Grund zur Panik"

Schreiben Sie auf, was Sie an sich selbst besonders lobenswert finden.
Sie werden feststellen: Manches, worauf Sie eigentlich stolz sein könnten, wurde von ihm (oder ihr) geringgeschätzt. Das kann Ihr Humor sein, Ihre Bindung an Verwandte und Freunde, Ihre Zuverlässigkeit oder Ordnungsliebe. An diesen guten Eigenschaften, die Sie jetzt notieren (und Sie werden vielleicht erstaunt sein, wie viele es sind), mag es nichts Ernsthaftes auszusetzen geben, weswegen Sie daran festhalten können. Eines Tages könnten Sie einen Menschen finden, der Sie dieser Eigenschaften wegen schätzt und liebt.

Schreiben Sie alles auf, was Ihnen an ihm (oder ihr) nicht gepasst hat.
Seien Sie ehrlich und kritisch. Die Liste wird Ihnen vor Augen führen, welche Eigenschaften der (die) Neue nicht haben soll. Diese Liste wird Sie aber auch davon abhalten, die Vergangenheit in einem allzu rosaroten Licht zu sehen. Wenn Sie sagen: „Er (sie) hat mich zwar immer wieder betrogen und die ganze Zeit vernachlässigt, aber wahrscheinlich war ich selber schuld", dann ist das eine Selbstanklage, die ernsthaft zu hinterfragen wäre.

Ändern Sie Ihr Aussehen. Stellen Sie die Möbel um.
Eine neue Frisur wirkt bei Frauen oft Wunder. Nehmen wir an: Bisher trugen Sie Ihre Haare bis über die Schultern. Sie mochten es nicht. Aber Sie taten es, weil es ihm so besser gefiel. Jetzt ist der Zeitpunkt gekommen, sich die Haare kurz schneiden zu lassen. Als Mann: Ihr zuliebe haben Sie auf einen Bart verzichtet, jetzt könnten Sie es probieren. Oder: Haben Sie ihm (ihr) zuliebe Jeans und T-Shirts getragen? Dann probieren Sie nun eine neue, feminine Mode (oder als Mann einen Anzug).

Gehen Sie nicht mehr in die Lokale von früher.
Das ist zwar hart, aber es ist sinnvoll. Was für das gemeinsame Lieblingslokal gilt, trifft auch auf gemeinsame Bekannte zu. Die Freunde von früher werden sehr wahrscheinlich zu oft von der Vergangenheit reden. Das macht Sie traurig, und es kostet Sie die Zeit, die Sie besser dazu verwenden, neue, interessante Menschen kennenzulernen.

Kaufen Sie sich ein Fahrrad, oder tun Sie etwas, was Sie bisher einfach nicht tun konnten.
Vielleicht wollten Sie immer schon einen Volkshochschulkurs belegen. Ein Fremdsprachenstudium wieder aufnehmen. Eine interessante Vorlesung hören. Oder einen anderen Job annehmen ... Lesen Sie Ihre Lokalzeitung genauer und finden Sie passende Veranstaltungen.

Kapseln Sie sich nicht ab. Ein Mensch bekommt zurück, was er gibt. Strahlen Sie Freundlichkeit aus.
Die meisten Alleingelassenen haben den Drang, sich zu isolieren. Sie wollen in ihrem Unglück allein sein. Sie haben Angst vor dem Mitleid ihrer Umgebung. Unbewusst werden sie abweisend, manchmal sogar menschenfeindlich. Aber gerade in dieser Phase brauchen sie andere Menschen. Sie brauchen ein Kompliment, ein aufmunterndes Wort, ein wenig Zuwendung und Beachtetwerden.

Geraten Sie nicht in Panik – selbst dann nicht, wenn es ein ernstes Problem gibt.
Wenn Sie Alltagsprobleme nun allein meistern müssen (eine notwendige Anschaffung wird fällig und Ihr Konto ist bereits überzogen ...) dann denken Sie darüber nach, wer Ihnen helfen könnte. Wenn Sie einmal gar nicht mehr weiterwissen: Könnten Sie z.B. Ihre Verwandtschaft, Freunde, Selbsthilfegruppen, Sozialdienste oder die Caritas um Unterstützung bitten? Ihr Hausarzt* wird Ihnen eine Psychotherapeutin* nennen, wenn Sie sie brauchen.

Es gibt keine Krise, die nicht auch ihre guten Seiten hat.
Sie dürfen darauf vertrauen: Der Tag, an dem Sie sich nicht mehr wie auf einem Abstellgleis fühlen, wird kommen. Dann haben Sie einen persönlichen Sieg errungen. Sie haben die Erfahrung gemacht, dass Sie auch schwierige Situationen verkraften können. Das wird Ihnen neue Kräfte und Zuversicht verleihen.

THERAPIEVEREINBARUNG

Ich habe mich als Patient/Patientin an .... für eine ambulante Behandlung gewandt.

Mein **Name** ist		
Meine **Adresse**		
Tel.	**e-mail**	Soz.-Vers.-Nr. ....

Ich bin auf Anraten meines Hausarztes*/Facharztes* für .... bzw. auf eigenen Wunsch zur Behandlung meines gesundheitlichen Problems hier. Die Voraussetzungen, unter denen ich eine Behandlung an dieser Therapiestelle erhalten kann, wurden mir erklärt. Es gelten im Besonderen folgende Regelungen:

Termine: Die ambulanten Termine für die Behandlung werden im Voraus gemeinsam fixiert.

Dauer der Therapiestunde: maximal 50 min

Pünktlichkeit: Komme ich nicht rechtzeitig in die Therapiestunde, endet sie trotzdem zum vorgesehenen Zeitpunkt.

Absage der Therapiestunde: Sollte es mir nicht möglich sein, einen Termin einzuhalten, melde ich dies so früh wie möglich (telefonisch, per SMS oder per e-mail).

Therapieaufgaben: Im Verlauf meiner Behandlung werden auch Aufgaben vereinbart, die ich zwischen den Therapiestunden zu erledigen habe. Diese Aufgaben helfen mir beim Einüben neuer, Problem-lösender Verhaltensweisen, das heißt beim konkreten Überwinden meiner Probleme im Alltag. Diese Therapieaufgaben dienen zusätzlich auch dem Erkennen einzelner Schwierigkeiten bei der Verbesserung meines Gesundheitszustandes und bilden daher notwendige Schritte für eine erfolgreiche Behandlung.

Der Erfolg der Therapie hängt zu einem wesentlichen Teil auch von meiner *persönlichen Mitarbeit* in der Behandlung ab. Ich nehme deshalb zur Kenntnis, dass eine mangelhafte Bereitschaft zur Mitarbeit den Erfolg meiner Therapie gefährdet. Ich bin darüber aufgeklärt worden, dass eine ambulante Kurzzeit-Therapie angestrebt wird und dass ich befähigt werden soll, möglichst bald „mein eigener Therapeut / meine eigene Therapeutin" zu werden. Da dauerhafte Veränderungen im Erleben und Verhalten eine längere Zeit brauchen können, kann ich danach weitere Termine in größeren Abständen an der Abteilung in Anspruch nehmen.

Ort, am ....

Patient/Patientin *(Unterschrift)*

Diese Vereinbarung habe ich heute mit meiner Ärztin* für Psychotherapeutische Medizin / mit meinem Psychotherapeuten* getroffen:

.... Tel. .... e-mail ....

Ärztin*/*Psychotherapeut**

Weitere Vereinbarungen:

....

Protokollierungsbogen für eine therapeutische Behandlungsstunde	
Therapeutin* .... Patientinnen*-Code: .... Datum: .... Uhrzeit: .... Ort: .... Sitzung Nr.: .... zusätzl. Dokumentation:	
Überprüfung der Umsetzung von Therapieaufgaben bzw. Therapieabsprachen der letzten Sitzung:	Sonstige Veränderungen seit letzter Sitzung:
Behandlungsschwerpunkt heute:	
Verlauf der heutigen Sitzung (Inhalt, Interventionen/Methoden, Ergebnisse):	
Anmerkungen zur therapeutischen Beziehung (Therapeut*-Patient*-Kontakt): Verhaltensbeobachtung/Psychopathologischer Befund:	
Neue Informationen / Hypothesen / Sonstiges:	
Ergebnisse der Supervision bzw. Intervision (*peer group*, Fall-Supervision, Balintgruppe, ...)	
Neue Therapieaufgaben/Absprachen: Planung der nächsten Sitzung / zu erledigen:	

Idealtypisches Schema für die Aufarbeitung eines therapeutischen Prozesses

Therapeut/in: .... Patient/in: .... Soz.Vers.Nr/GebDat.: ....
Patient*-Alter: .... Geschlecht: .... Beruf: .... Fam.stand: .... Code: ....
Kurzkennung des Patienten*-Problems: .... Behandlungszeitraum: ....

Orientierungsphase
z.B. Zugang zu Patient*, Erstbegegnung, wie stellt sich das „Problem" dar? aktuelles Problemverständnis (Art und Ausmaß der bio-psycho-sozialen Problemeinsicht aufseiten d.Pat*, Vorbehandlungen etc.), *informed consent* zu möglicher Therapie

Klärung des Problems und Problemanalyse
Problembeschreibung: erste Definition des Problems mit Änderungsnotwendigkeit bzw. -absicht, Erfassung eines ersten Risiko- und Schutzfaktorenprofils auf allen relevanten Dimensionen (Fähigkeiten / Fertigkeiten / Ressourcen und Defizite), Skizzierung derzeitiger Lebensbedingungen inkl. Abklärung von körperlichen oder geistigen Beeinträchtigungen, Lebensstilaspekte;
Problemanalyse (diagnostischer Prozessschritt: Analyse auf Makro- und Mikroebene)
typische Verfahren zur Informationsgewinnung: Exploration, Verhaltensbeobachtung, Verhaltenstest, Rollenspiel, Fragebögen oder Tests, Diagramme, Tagebuchaufzeichnungen, psycho-physiologische Verfahren.
Es gilt zwei Hauptfragen abzuklären:
(1) Welche Problembereiche sind (subjektiv und objektiv) veränderungsbedürftig? Gesamtproblem – Teilproblem – konkrete Problembeschreibung und Erhebung der lebensgeschichtlichen Entwicklung der Problematik;
(2) Welche Gründe sind für die Aufrechterhaltung des Problems von Bedeutung? Analyse der Rahmenbedingungen (funktionale Analyse, Verhaltensanalyse nach S-O-R-K-C; Analyse der Kognitionen und Motivationen; Analyse der sozialen Beziehungen)
Worum geht es? Wie lässt sich das Problem beschreiben
(a) im Allgemeinen und
(b) in einer konkreten (typischen) Situation?
Zu beachten sind alle 4 Verhaltensebenen: Kognitionen, Emotionen, Körperreaktionen und Handeln. Datensammlung zur möglichen Genese und Aufrechterhaltung des Problems. Wie hängt das Problem möglicherweise mit anderen Bereichen zusammen?

Klärung von Therapieziel(en) und Zielanalyse (Zielfindung)
Zielfindung: Informationen aus Problemanalyse, allgemeine und konkrete Zielvorstellungen (persönliche Änderungswünsche d. Pat., Erwartungen der Sozialpartner), Motivation für den Veränderungsprozess, Berücksichtigung derzeitiger Lebensbedingungen und der therapeutischen Möglichkeiten.
Welche(s) Veränderungsziel(e) sind prinzipiell auszumachen? Welche Ziele sind aufgrund der Problemstruktur (unter Bedachtnahme von Motivation und Ressourcen) therapeutisch angehbar?

Planung der Intervention und Auswahl von therapeutischen Interventionen
Skizzierung der konkreten Veränderungsschritte auf allen Verhaltensebenen und situativen Bezügen (Verhandlung darüber mit d. Pat.); Ansatzpunkte der Therapie: beim Patienten*, bei Bezugspersonen, an den Rahmenbedingungen; Reihenfolge der Anwendung.
Welche Bedingungen gilt es herzustellen, um therapeutisch wirksam zu werden? Welche Änderungstechniken (therapeutische Ansätze) werden als geeignet angesehen, um bestimmte Änderungsziele zu erreichen? Welche werden nach gemeinsamer Erörterung mit dem Patienten vereinbart?*

Durchführung der Therapieschritte
ressourcenorientiertes Vorgehen bei allen Veränderungsschritten, geschützte Erprobung der therapeutischen Elemente mit nachfolgender realer Umsetzung im aktuellen Lebenskontext, konkreter Einsatz von Verfahren zur Problemveränderung (Standardverfahren: Rollenspiel, Operante Methoden, Entspannungsverfahren, Therapie sozialer Kompetenz, Konfrontationsverfahren, Selbststeuerungs-/Selbstkontrollverfahren, Verfahren der kognitiven Verhaltenstherapie, Problemlösungstraining, Genusstraining ...)
Wie kann der weitere therapeutische Prozess unter Bedachtnahme auf die Ressourcen d. Pat. (auf allen 4 Verhaltensdimensionen, inkl. Motivation) konkret realisiert werden? Wie erfolgt der konkrete Einsatz von therapeutischen Verfahren?

Evaluation des therapeutischen Prozesses und seiner Ergebnisse
(mit evtl. Optimierung von Therapiezielen)
Überprüfung der Interventionsergebnisse, gegebenenfalls Optimierung von Therapiezielen und Interventionen (Nachjustierung); abschließende Dokumentation des Erreichten.
Welche Ergebnisse konnten erzielt werden (Mehr-Ebenen-Prüfung von Effekten des therapeutischen Vorgehens, beobachtbares Verhalten, Denken/Fühlen, physiologische Ebene)? Falls notwendig: *War ursprüngliches Veränderungsziel zu weit oder zu eng? Notwendige Modifikationen an Arbeitshypothesen oder Verfahren? Erfolg durch Modifikation?*

Rückfallsprophylaxe, Endphase, Katamnese
Überprüfung der erworbenen „Selbsthilfe“ aufseiten des Patienten*, Nutzung von veränderungsstabilisierenden *commitments* (innerhalb der Patienten*persönlichkeit, Unterstützung durch Bezugspersonen aus Familie/Partner/Freundes- oder Bekanntenkreises bzw. Vereinsleben, Tiere, Tagebuch ...); evtl. Vereinbaren von *Booster*-Sitzungen oder anderweitige Rückmeldungen; Katamnese.
Wie wurde die aktive Rückfallsprophylaxe umgesetzt (Prüfung von „der Patient als sein eigener Therapeut*“)? Beendigung der Therapie; Welche Katamnesedaten sind vorhanden?*

Reflexion zum Therapieprozess
Reflexion des Behandlungsverlaufs und Diskussion der therapeutischen Ergebnisse, Reflexion der Therapeut*-Patient*-Beziehung, welche Form der Supervision (psychotherapeutische Einzel- oder Gruppensupervision, klinische Team- oder Fallbesprechung, Intervision bzw. *peer group*-Reflexion, Balintgruppe) konnte mit welchen Erkenntnissen genutzt werden; sonstige Bemerkungen.

Anmerkung zum idealtypischen Ablaufschema für den therapeutischen Prozess: Sollten sich an einem beliebigen Punkt nicht lösbare therapeutische Ereignisse ergeben, so muss auf die jeweils vorgeschalteten Stufen zurückgegangen und von dort aus ein neuer therapeutischer Ansatz erarbeitet werden.

G

AUSWIRKUNGEN DER FÖRDERUNG VON PSYCHOSOZIALEN KOMPETENZEN AUF DIE ÄRZTLICHE PRAXIS?

In diesem abschließenden Kapitel soll der Frage nachgegangen werden, welchen Effekt die Förderung der psychosozialen Kompetenzen von Ärzten* für deren Praxis hat. Dazu werden drei umfangreiche empirische Studien vorgestellt, die zugleich eine wissenschaftliche Evaluierung der PSY-Diplom-Fortbildungslehrgänge ermöglichen (s.a. Egger 2015, 2017).

Die Integration eines „ganzheitlichen", bio-psycho-sozialen Modells in die Krankenversorgung bzw. in das Gesundheitswesen verläuft naturgemäß über mehrere parallele Prozesse. Einerseits sind inzwischen die akademischen Curricula an den medizinischen Universitäten in vielen Bereichen diesem Paradigma angeglichen worden (z.B. hat die Medizinische Universität Graz bereits 2002 das bio-psycho-soziale Modell zu ihrem Leitbild erkoren). Daneben braucht es für die Umsetzung im ärztlichen Alltag noch weitere Bemühungen und Hilfestellungen. Dazu zählen in besonderem Maße die postgraduellen PSY-Diplom-Curricula der Österreichischen Ärztekammer. Mit drei aufeinander aufbauenden Kompetenzlabels unterstützen sie das im Studium der Humanmedizin Erlernte und fördern die konkrete praktische Umsetzung im ärztlichen Alltag. Welche konkreten Wirkungen mit diesen PSY-Diplomen sowohl aufseiten der Ärzte* (z.B. bezüglich der fachlichen Kompetenz im Umgang mit Patienten* und der beruflichen Zufriedenheit) als auch auf Seiten der Patienten* (z.B. bezüglich der Zufriedenheit mit der Behandlung und den Arzt*-Patient*-Kontakten) zu erreichen sind, wird anhand von Ergebnissen aus drei groß angelegten empirischen Untersuchungen dargelegt.

Überprüfungen zur Qualität von Lehrangeboten in Form von wiederholten *Evaluationen* sind inzwischen in allen Bereichen der Medizin selbstverständlich geworden. Schon aus berufsethischer, aber auch berufsrechtlicher Sicht ist der Arzt* als professioneller „Heiler" verpflichtet, seine Patientinnen* nach bestem Wissen und

Gewissen zu behandeln (s.a. Franz & Edlhaimb, 1999). Spezielle Fort- und Weiterbildungen wie die genannten PSY-Diplome fokussieren dabei auf das lange Zeit vernachlässigte Thema der Arzt*-Patient*-Kommunikation und auf die Nutzung aktueller psychologischer bzw. psychotherapeutischer Erkenntnisse für die diagnostische und therapeutische Arbeit. Wie sich allerdings zeigt, ist hier eine Effizienz aus methodischen Gründen schwieriger nachzuweisen als im Bereich der biologisch-technisch erbrachten medizinischen Leistungen. Trotzdem ist die Forderung nach einer qualitätssichernden Überprüfung der Leistungen auch innerhalb der psychotherapeutischen Medizin gültig und einzulösen.

Die bisherigen Ansätze zur Evaluierung der PSY-Diplom-Curricula in Niederösterreich (Franz & Edelhaimb, 1999), in der Steiermark (Egger et al., 2000, Egger & Moser 2002), in Tirol (Söllner & Harrer, 2000), und in Niederösterreich (Leitner, 2004) konnten tatsächlich die Effizienz dieser psychologischen Fort- und Weiterbildung für Ärztinnen* in wesentlichen interessierenden Belangen empirisch nachweisen (vgl. Leitner, 2004). Da zur Qualitätssicherung die Güte der Lehre entscheidend ist, müssen dafür zuerst verschiedene Struktur-, Prozess- und Ergebniskriterien festgelegt werden (Kromrey, 1999). Eine „gute Lehre" soll nicht das Sich-Wohlfühlen oder gute oder gar spannende Unterhaltung für die Teilnehmer zum Ziel haben, sondern vielmehr Anregungen, Orientierungen und auch Anstöße zum aktiven Lernen geben. Ihr Ergebnis kann daher nicht in Zufriedenheits-Kennziffern gemessen werden (Stangl, 1999), sondern muss am Wissensgewinn, Fertigkeitsgewinn und Einstellungsgewinn festgestellt werden. Noch treffender für den Evaluationsprozess sind die Kriterien nach Baumann & Perrez (2006):

Evaluationskriterien

1. *Effektivität/Wirksamkeit (efficacy):*
   + Beurteilung der Wirksamkeit bezüglich definierter Ziele und bezüglich Vergleichsmaßstabs, wobei in Abgrenzung zu „Praxisbewährung" meist die Wirksamkeit unter Forschungsbedingungen („Labor") verstanden wird.

   + Statistische Signifikanz der Veränderung
   + Klinische Signifikanz (Bedeutsamkeit) der Veränderung
   + Prozentsatz an gebesserten Patientinnen*
   + Breite der Veränderung (Wirkungsspektrum)
   + Dauerhaftigkeit der Veränderung (Katamnese)
   + Ausmaß an negativen Effekten
2. *Effizienz (cost-effectiveness, cost-benefit):*
   + Beurteilung des zur Zielerreichung benötigten Aufwandes (Kosten-Effektivitäts-Analyse; Kosten-Nutzen-Analysen).
3. *Patientinnen*-Zufriedenheit (consumer satisfaction)*
4. *Praxisbewährung (effectiveness):*
   + Beurteilung der Wirksamkeit unter Praxisbedingungen
5. *Ethische Angemessenheit*

Obwohl die Effektivitätsevaluation als *impact* für den kommunikativen Umgang mit Patientinnen* den zentralen Aspekt eines Qualitätsnachweises darstellt, ist es gerade dieser Aspekt, der aufgrund der messtechnischen Problematik bisher wenig untersucht wurde. Eine Ausnahme bildet hier die Arbeit von Leitner (2004), die aber auch in die Kategorie Praxisbewährung gezählt werden könnte. In der Studie von Egger & Singer (2007) wurden daher zumindest auf der Ebene der Patienten*-zufriedenheit Daten erhoben, um sie mit solchen zu vergleichen, die an Patientinnen* erfasst werden, die keine PSY-Ärztinnen* als Behandler haben.

Neben der theoretischen Wissensvermittlung werden in den PSY-Diplom-Curricula – wie erwähnt – notwendige Fertigkeiten und grundlegende Einstellungen bzw. Arbeitshaltungen in den *Balintgruppen*, *Supervisionen* und der *Selbsterfahrung* erworben bzw. verändert. Erste Evaluierungen dieser PSY-Diplom-Lehrgänge in Tirol (Söllner & Harrer, 2000), Niederösterreich (Franz & Edlhaimb, 1999) und in der Steiermark (Egger, Stix & Pieringer, 2000) konnten die Effektivität dieser Fortbildung im Sinne des erlebten Kompetenzgewinns aufseiten der Absolventinnen* bereits aufzeigen. Für den Bereich dieser nach dem Studium erwerbbaren PSY-Diplome liegen inzwischen weitere erfahrungswissenschaftliche Daten zum *benefit* dieser medizinpsychologischen Zusatzausbildungen vor.

Im Folgenden wird von drei abgeschlossenen Forschungsprojekten berichtet, die Aufschluss über die Auswirkungen einer PSY-Diplom-Ausbildung auf berufliche wie persönliche Lebensaspekte der Ärztinnen* geben. Die erste Studie untersucht die Wirkung einer professionellen (auf PSY3-Niveau erfolgten) ärztlichen Gesprächsführung im Vergleich zu einer konventionell geführten ärztlichen Kommunikation auf das Patienten*erleben.

Effektivität des ärztlichen Gesprächs

In der Grazer PSY-Diplom-Studie I (Wolf, Eicher & Egger 2011) widmet sich der inhaltlich einfachen und methodisch zugleich hochkomplexen Fragestellung, wieweit ein professionell geführtes ärztliches Gespräch als psychologisches Interventionsinstrument in der Routineversorgung tauglich ist, bzw. wie die erwarteten positiven Wirkungen eines derartigen Gesprächs anhand von Patienten*variablen sichtbar gemacht werden können. Letztere beziehen sich im Wesentlichen auf Wirkungen der ärztlichen Gesprächsführung auf Patienten*urteile im Sinne von Befindlichkeit, Beziehungsqualität in der Arzt*-Patient*-Begegnung und Wirkungen auf Symptomwahrnehmung etc.

Die Wirkung der PSY-Ausbildung wurde durch einen Vergleich von 2 Ärzten untersucht: ein konventioneller Arzt ohne PSY-Diplom-Qualifikation (K-Arzt) und ein Arzt mit zusätzlicher psychotherapeutischer Kompetenz im Sinne des PSY3-Diploms „Psychotherapeutische Medizin“ (PSY-Arzt mit PSY1-, PSY2- und PSY3-Diplom).Beide Ärzte befinden sich in der gleichen Ordination (einer Praxis für Allgemeinmedizin), haben also prinzipiell den gleichen Zugang zur Patienten*stichprobe, wobei die Patienten* eine – aufgrund der Dienstzeiten zwar eingeschränkte aber doch nutzbare – Selektionsmöglichkeit haben, den Arzt mit oder ohne psychologische Zusatzausbildung zu konsultieren.

Um die Auswirkungen einer konventionellen sowie professionellen ärztlichen Gesprächsführung auf Arzt*-Patient*-Beziehung, emotionale Befindlichkeit, Symptomwahrnehmung und Behandlungszufriedenheit zu erheben, wurde eine Reihe von Surrogatparametern (Arzt*-Patient*-

Beziehung, gesundheitsbezogene Lebensqualität, Somatisierungsbeschwerden, Patienten*-Zufriedenheit und Affektivität) herangezogen. Qualitative Daten wurden erhoben um herauszufinden, welche Aspekte in einer ärztlichen Konsultation zu einer positiven Veränderung aufseiten der Patientinnen* führen. Weiters wurde überprüft, ob alle Patienten*, die ein vertieftes Gespräch benötigen, dieses auch von den Krankenkassen bezahlt bekommen.

Die Dauer des ärztlichen Gesprächs wurde in 3 Kategorien erfasst: ein „normales Gespräch" beim konventionellen Arzt (G-1, d.h. ein standardmäßiges Gespräch), ein „normales Gespräch" beim PSY-Arzt (G-2, d.h. ein typisches Kurzgespräch) sowie ein vertieftes Gespräch beim PSY-Arzt (G-3; im Sinne einer „ausführlichen diagnostisch-therapeutischen Aussprache" gemäß Österreichischem Leistungskatalog). Weitere qualitative Daten wurden erfasst, um die Studie durch Patienten*-Berichte zu bereichern und dadurch auch die interne Validität zu steigern. In diesen beschreiben Patienten* ihre persönlichen Erfahrungen mit Aspekten, die bei ihnen selbst zu positiven Veränderungen beigetragen haben.

Zusätzlich wurde noch eine Reihe von qualitativen Daten miteinbezogen, die der PSY-Arzt im Laufe seiner Ausbildung zum *Arzt für Psychotherapeutische Medizin* gesammelt hat. In den zwei Untersuchungsgruppen (je eine pro Arzt, die an einem normalen ärztlichen Gespräch teilnahmen und einer Vergleichsgruppe, die ein vertieftes ärztlich-therapeutisches Gespräch beim PSY-Arzt erhielt) waren insgesamt 167 Patientinnen* vertreten, davon 57 % Frauen und 43 % Männer. Als Messinstrumente dienten

(a) der *Fragebogen zur Arzt*-Patient*-Beziehung* EUROPEP, modifiziert von Singer (2007, s. Egger & Singer 2007) mit einer Form als Beurteilungsunterlage für den behandelnden Arzt* und einer weiteren Form für Patienten*,
(b) der *Fragebogen zur gesundheitsbezogenen Lebensqualität* SF-36 (Bullinger & Kirchberger 1998),
(c) der *Fragebogen zum Screening somatoformer Störungen* SOMS-2 (Rief & Hiller 1997)
(d) der *Fragebogen zur Zufriedenheit mit der ambulanten Versorgung* ZAP (Bitzer, Dierks & Schwartz 2002),

(e) der *Fragebogen zur positiven und negativen Affektivität* PANAS (Watson, Clark & Tellegen, 1988, in der deutschen Übersetzung von Krohne et al., 1996) sowie
(f) ein ergänzender, auf qualitative Datenerhebung ausgerichteter selbst konstruierter Erhebungsbogen (für die genaue Quelle aller hier zitierten Diagnostika s. Egger 2017).

Zusammenfassend zeigen die Hauptergebnisse der umfangreichen Studie folgendes Bild: Die postgraduelle PSY-Diplom-Ausbildung stellt eine bedeutsame Zusatz-Ausbildung für Ärzte* dar: Im Anschluss an ein professionelles ärztliches Gespräch berichten Patientinnen* über weniger negative Affekte als vor dem Gespräch. Beim PSY-Arzt haben die Patienten* den Eindruck, dass er über mehr kommunikative Fähigkeiten als ihre bisherigen Ärzte* verfügt. Je besser es dem Arzt* dabei gelingt, die Wirklichkeit des Patienten* zu teilen, desto besser wird die Arzt*-Patienten*-Beziehung beurteilt. Je besser die Beziehung empfunden wird, desto höher ist die Zufriedenheit mit dem Arzt*.

In Interviews beurteilen Patientinnen* sowohl die Beziehung zu ihrem Arzt* als auch seine Kompetenzen als hilfreich und wünschen sich genug Zeit und Raum für ihre Anliegen. (Dabei ergibt sich eine bedeutsame Divergenz zwischen der Anzahl der fachlich erforderlichen vertieften Gespräche und der vonseiten der Krankenkassen bezahlten Gespräche.)

Der Unterschied zwischen dem Arzt mit und dem Arzt ohne PSY-Diplom zeigt sich insbesondere in 2 Aspekten – (a) einerseits in Bezug auf die Wechselwirkungs-Ergebnisse zur Lebensqualität (LQ) mit dem Paradoxon, dass die Patienten* mit subjektiv höherer LQ eher zum Arzt* ohne PSY-Diplom tendieren, (b) andererseits in der Bewertung des Gesprächsverhaltens beider Ärzte*: Die Patienten* beurteilen die kommunikativen Fähigkeiten des PSY-Arztes wesentlich besser als die des Arztes ohne Zusatzausbildung. Zudem fühlen sich die Patienten* beim PSY-Arzt deutlich besser aufgehoben und schreiben ihm eine größere (psycho)therapeutische Kompetenz zu. Daraus wird ersichtlich, dass Patienten* tatsächlich zwischen kommunikativ geschulten und nicht geschulten Ärzten* unterscheiden können. Sie fühlen sich bei einem Arzt*, der seine kommunikativen Fertigkeiten weiterentwickelt hat und sich einer größeren Bandbreite von therapeutischen Interventionen bedienen kann, besser aufgehoben und verstanden (vgl. Leitner et. al. 2008).

Aus den vielen Detailergebnissen stechen insbesondere folgende hervor: Der Arzt* mit psychotherapeutischer Kompetenz wird häufiger von Patienten* aufgesucht, die unter multiplen Beschwerden leiden bzw. einen erhöhten Leidensdruck erleben. In der Folge schneidet die Patienten*stichprobe dieses Arztes verglichen mit dem konventionell vorgehenden Arzt bezüglich der körperlichen Funktionstüchtigkeit seiner Patientinnen* schlechter ab. Dies ist am ehesten mit einem Selektionsprozess bzw. einer Passung von Patienten*-Leidensdruck (Klagsamkeit) und psychosozialer Arzt*-Kompetenz erklärbar: Die mit ihrer Gesundheit weniger zufriedenen, klagsameren Patienten* und auch solche mit einem erhöhten Ausmaß an somatoformen Störungen tendieren zum psychosozial bzw. psychotherapeutisch kompetenteren Arzt*, während jene Patienten*, die – medizinisch gesehen – vergleichsweise einfacher gelagerte Störungen und auch ein größeres psychisches wie körperliches Wohlbefinden – und somit ein leichter „reparierbares" Störungsbild – aufweisen, eher beim konventionellen Arzt* landen.

Die in dieser Studie erzielten Ergebnisse stehen in guter Übereinstimmung mit den Erkenntnissen zum Problembereich „Somatisierungsstörung", wonach Patienten* mit ausgeprägter Somatisierungsstörung deutlich ungünstigere Werte in den Skalen allgemeines Gesundheitsbefinden, psychisches Wohlbefinden, körperliche Funktionsfähigkeit und Vitalität aufweisen. Die Arzt*-Patient*-Beziehung steht in signifikanter Korrelation zur Symptomwahrnehmung: Patienten* mit erlebter guter Beziehung zu ihrem behandelten Arzt* berichten über weniger Symptome und eine bessere Lebensqualität als solche mit einer weniger gut erlebten Beziehung zu ihrem behandelnden Arzt*.

Insgesamt ist die Arzt*-Patient*-Beziehung in hohem Maße korreliert mit der allgemeinen Patienten*zufriedenheit, was die ärztliche Tätigkeit anlangt. Je positiver der behandelnde Arzt* das Gespräch mit seinem Patienten* beurteilt („Patient* hört mir aufmerksam zu", „Patient* ist zugänglich", „Patient* hat vom Gespräch meiner Meinung nach profitiert" ...), desto zufriedener sind auch die Patienten* mit der

Arzt*-Patient*-Begegnung. Dies bestätigt die Wechselwirkungsannahme zur Effektivität der Arzt*-Patient*-Begegnung.

Dass der PSY-Arzt* signifikant häufiger die Anlaufstelle für Patienten* mit schlechterer Lebensqualität, mit mehr Leidensdruck und größerer Symptomvielfalt bzw. mit ausgeprägterer somatoformer Störung ist als der konventionell agierende Arzt*, führt aufgrund der schlechteren Ausgangssituation dieser Stichprobe zwar statistisch zu vergleichsweise eher weniger günstigen Therapieresultaten, ist aber gesundheitspolitisch dennoch enorm bedeutsam: Gerade diese Patienten* würden ohne psychologische Einflussnahme zur verstärkten Chronifizierung ihrer Symptome neigen, einen höheren Aufwand an konventionellen diagnostischen und therapeutischen Bemühungen hervorrufen und dennoch nicht adäquat behandelt werden können, was erfahrungsgemäß zur gegenseitigen Frustration beiträgt.

Kritisch anzumerken an der Studie ist allerdings, dass es sich hier um eine Momentaufnahme handelt, d.h. die abbildbaren Effekte des ärztlichen Gesprächs beziehen sich nicht auf einen Therapieprozess, sondern auf einen situativ begrenzten Wirklichkeitsausschnitt. Durch die große Anzahl der Gespräche sowie die sehr ausführlichen Vorher-Nachher-Messungen am Patienten* und die Berücksichtigung der jeweiligen Arzt*-Einschätzungen kommt aber den Resultaten dennoch ausreichende inhaltliche Bedeutung zu. Die hier erzielten Ergebnisse sind zudem auch relevant für den aus dem bio-psycho-sozialen Modell ableitbaren Grundsatz, dass gleichermaßen mit „Wort“ (als Symbol für die psychologischen Interventionsstrategien), „Arznei“ (als Symbol für die pharmakologischen Wirkfaktoren) und „Messer“ (als Symbol für die technisch-chirurgischen Interventionen) zu behandeln wäre.

In zwei weiteren, großangelegten empirischen Studien wurde die Wirkung der postgraduierten PSY-Diplom-Fortbildung zur Förderung der psychosozialen, psychosomatischen und psychotherapeutischen Kompetenz von Ärztinnen* untersucht. Diese Grazer Evaluationsstudien belegen deren zweifache Bedeutung in erfreulichem Ausmaß und Umfang: Einerseits erleben die Ärztinnen* mit zunehmender Ausbildungsdauer eine signifikante Zunahme ihrer kommunikativen Kompetenz im Umgang mit Patientinnen*. Andererseits ist der Profit für die eigene wahrgenommene Lebensqualität (Zufriedenheit mit dem ärztlichen Beruf, positive Auswirkungen auf den eigenen Lebensstil) über alle Ausbildungsgruppen hinweg nachweisbar. Die anhaltende Beschäftigung mit psychosozialen Themen führt also nicht nur zu einer besseren Nutzung der bio-psycho-sozialen Medizin, sondern auch zu mehr Lebenszufriedenheit.

Durch PSY-Fortbildungslehrgänge erworbene Kompetenzen

In der Grazer PSY-Diplom-Studie II (Egger und Moser 2002) wurde das Ziel verfolgt, eine differenzierte Evaluation der ÖÄK-PSY-Diplom-Lehrgänge vorzunehmen. Untersucht wurde sowohl das einsemestrige PSY1-Curriculum *Psychosoziale Medizin*, das viersemestrige PSY2-Curriculum *Psychosomatische Medizin* als auch das sechssemestrige PSY3-Curriculum *Psychotherapeutische Medizin*. Diese Curricula haben die Zielsetzung, die psychosoziale, psychosomatische und psychotherapeutische Kompetenz von Ärztinnen* anzuheben. An 144 Ärztinnen*, darunter 70 Curriculums-Teilnehmern, 13 Lehrtherapeuten und weiteren 61 fortbildungsaktiven Ärztinnen*, die an keinem PSY-Diplom-Lehrgang mitgemacht haben und als Vergleichsgruppe dienten, wurden mittels schriftlichen Erhebungsinstrumenten (gegebenenfalls vor und nach einem Lehrgang) umfangreiche Daten erhoben.

Die Ergebnisse bestätigen, dass die von den Teilnehmern an die einzelnen PSY-Curricula gestellten Erwartungen über alle Lehrgänge hinweg in einem relativ hohen Ausmaß erfüllt werden. Sowohl in der Selbstbeurteilung als auch im Expertenurteil (Lehrtherapeuten*einschätzung) zeigt sich übereinstimmend, dass durch die absolvierten Diplom-Lehrgänge neben kommunikativen Fertigkeiten und Diagnosekompetenzen auch psychosoziale und psychotherapeutische Handlungskompetenzen sowie spezifisches Wissen in einem bedeutsamen Ausmaß erworben werden. Auffallend ist, dass erst nach Ende des PSY-2-Curriculums die Teilnehmer in ihrer Selbsteinschätzung jene Sicherheit in psychosozialen Belangen erreichen, die fortbildungsaktive Ärztinnen* ohne PSY-Diplom-Ambition zeigen. In dieser unterschiedlichen Selbsteinschätzung dürfte ein wesentliches Motiv für die Teilnahme bzw. Nicht-Teilnahme an der PSY-Diplom-Fortbildung liegen: Nicht an den

PSY-Lehrgängen teilnehmende Ärztinnen* schätzen ihre kommunikative Kompetenz (subjektiv, also ungeprüfter Weise) höher ein als solche, die sich in ein PSY1- oder PSY2-Curriculum einschreiben. Mit zunehmender Ausbildungsdauer nimmt die Anwendung von bio-psychosozialen Behandlungsstrategien, die Kooperation mit Psychologen*, Psychotherapeuten* und Sozialarbeitern* sowie die Zufriedenheit mit der eigenen ärztlichen Tätigkeit zu. Erst nach Absolvierung des PSY3-Curriculums, d.h. nach insgesamt 11–12 Semestern, wird die erwünschte Persönlichkeitsbildung als allgemeiner, konsolidierter Profit ausweisbar. Als dominante Stärke der PSY-Curricula hat sich im Urteil der Absolventinnen* die vermittelte „ganzheitliche", also bio-psychosoziale Betrachtungsweise von Krankheit herauskristallisiert.

Untersuchungsergebnisse im Detail

Erwartungen an die PSY-Curricula

Die an das PSY1- und PSY2-Curriculum gestellten Erwartungen zeigen die fehlende Beachtung psychosozialer Aspekte im Medizinstudium vor 2002 auf (vgl. Schüffel & Pauli, 1996). Besonders Turnus-Ärztinnen* (rund die Hälfte der Teilnehmer des PS1-Lehrgangs) formulieren deshalb positive Erwartungen in Richtung auf Erwerb psychosozialer Kompetenz in den postpromotionellen bzw. postgraduellen PSY-Lehrgängen. Die Teilnehmer der PSY1- und PSY2-Curricula erkennen, dass die kommunikativen Fertigkeiten einen wesentlichen Beitrag zur Verbesserung der Arzt*-Patient*-Beziehung und der Behandlungseffizienz leisten (vgl. Bahrs et al., 1990, zitiert nach Bahrs, Köhle & Szexsenyi, 1992). Der Rückgang dieser Erwartung hinsichtlich psychosozialer Kompetenz zur *Verbesserung im ärztlichen Berufsalltag* im PSY3-Curriculumdürfte vor allem durch die bereits längere Berufserfahrung (Durchschnittsalter dieser Teilnehmergruppe: 40 Jahre) und der damit korrelierten höheren *Zufriedenheit im ärztlichen Alltag* erklärbar sein.

PSY3-Ärztinnen* erwarten sich von ihrem Curriculum vielmehr eine *effizientere Arbeit* bzw. *Therapie* sowie einen Gewinn für persönliche Bereiche (z.B. Abbau von Unsicherheiten und Ängsten, Steigerung von Selbstsicherheit und Lebenszufriedenheit). Beachtenswert scheint, dass nur ein geringer Prozentsatz erwartet, durch das PSY1- bzw.

PSY2-Curriculum die *beruflichen Chancen* zu verbessern. Es darf daher vermutet werden, dass Ärztinnen* aufgrund der zurzeit noch relativ bescheidenen Kassen-Honorierung für PSY-Leistungen eher aus intrinsischer Motivation diese Fortbildung wählen. Den Erwerb kommunikativer Fertigkeiten sehen sie mehrheitlich als zum Handwerkszeug eines Arztes* gehörend an, ähnlich wie Kenntnisse über Medikamente und Instrumente. Dies lässt die Schlussfolgerung zu, dass – wie in der Untersuchung von Franz und Edlhaimb (1999) – die persönliche Zufriedenheit mit der ärztlichen Tätigkeit im Allgemeinen wichtiger ist als das pekuniäre Interesse. Eine andere Erklärung könnte sein, dass der wahrgenommene Profit in der eigenen beruflichen Karriere (noch) nicht offenkundig ist. Im Übrigen scheinen sich die Ärztinnen* im Vorfeld gut über die Ziele und Inhalte der einzelnen PSY-Curricula informiert zu haben, so dass sie nicht mit falschen Erwartungen in diese hineingingen.

Psychosozialer, psychosomatischer und psychotherapeutischer Kompetenzgewinn

Erwartungskonform bestätigen die Absolventinnen* der jeweiligen PSY-Curricula, dass sie „psychosoziale", „psychosomatische" und „psychotherapeutische" Kompetenzen erworben haben. Allerdings zeigt sich, dass „gut Ding doch Weile braucht", mit „Schnellsiedekursen" ist nicht viel zu holen. Ein bis zwei Semester reichen nicht aus, um die Inhalte des in Theorie und Praxis anspruchsvollen bio-psycho-sozialen Modells zu internalisieren. Erst nach insgesamt ca. drei Jahren PSY-Fortbildung sind Wissen und Fertigkeiten soweit gesicherter Besitzstand, dass eine qualitativ akzeptable „psychosomatische Grundversorgung" geleistet werden kann.

Bezeichnend ist, dass fortbildungsaktive Ärztinnen* ohne PSY-Diplom sich in ihren psychosozialen und psychotherapeutischen Kompetenzen besser einschätzen als PSY-Einsteiger, PSY1-AbsolventInnen und PSY2-Anfänger. Erst mit dem erfolgreich abgeschlossenen PSY2-Diplom egalisiert sich dieses Kompetenzniveau in der jeweiligen Selbsteinschätzung. Aufgrund der spezifischen Inhalte der PSY-Lehrgänge und des mehrsemestrigen Trainings der entsprechenden *skills* (beides kommt im Medizinstudium weder im Inhaltlichen noch im Praktischen in ausreichendem Umfang vor) lässt sich ohne große Spekulation interpretieren, dass die Ärztinnen*, die kein PSY-Diplom anpeilen, ihre psychosoziale und psychosomatische Kompetenz überschätzen und/oder sich in Richtung sozialer Erwünschtheit beurteilen. Ärztinnen* ohne PSY-Diplom glauben, ihre Fertigkeiten, mit den Patientinnen* adäquat (d.h. professionell) kommunizieren zu können, seien ohnedies gut entwickelt (Egger, 2000). Dies mag in der Folge auch mit ein Grund für die Nichtbeachtung dieses Fortbildungsangebotes sein.

Söllner und Harrer (2000) sowie Egger et al. (2000) konnten belegen, dass sich kommunikative Fertigkeiten mittels Rollenspiels und Videoanalysen verbessern lassen. Die Ergebnisse der vorliegenden Studie bestätigen abermals, dass bereits durch die Absolvierung des PSY1-Curriculums ein Kompetenzzuwachs in kommunikativen Fertigkeiten vor allem im Umgang mit belastend erlebten oder „heiklen" Patienten* erreicht werden kann. Die bisher angewandten Methoden zum Erlernen eines professionell geführten ärztlichen Gesprächs dürfen daher als gut geeignet angesehen werden. Die Detailauswertung ergibt, dass durch eine Ausdehnung dieser praktischen Lehrinhalte noch ein bedeutsamer weiterer Zugewinn zu erzielen wäre. Die verbesserte Identifikation von psychosozialen Belastungen bestätigt einerseits die entsprechende Wissenskompetenz und andererseits die wahrgenommene Verbesserung von kommunikativen Fertigkeiten, da diese zur Aufdeckung solcher Phänomene eine Voraussetzung darstellen (Diagnosefunktion des ärztlichen Gesprächs; Wedler, 1998; Speierer, 1985, zitiert nach Egger, 2000).

Die von PSY1-Absolventinnen* berichteten Kompetenzgewinne hinsichtlich der Führung eines ärztlichen Gesprächs und der Identifikation psychosozialer Belastungen wurden von den Lehrtherapeuten bestätigt. Wenngleich diese Zugewinne signifikant sind, muss angemerkt werden, dass die erworbenen Kompetenzen nach PSY1-Abschluss natürlich noch kein optimales Niveau erreicht haben. Die Teilnehmer erkennen nun selbst deutlich besser, warum, was und wie etwas zu tun wäre, aber die praktischen Fertigkeiten hinken diesem Anspruch naturgemäß noch nach.

Im PSY2-Curriculum steht die Erstellung und Handhabung einer bio-psycho-sozialen Gesamtdiagnose im Vordergrund (Egger et al., 2000). Hier zeigen die Ergebnisse tatsächlich eine bedeutsame Verbesserung im Erkennen psychosozialer Belastungen, psychischer Erkrankungen oder auch sexueller Störungen. Diese Ergebnisse decken sich auch mit jenen von Söllner und Harrer (2000). Einen Nachholbedarf gibt es in der Behandlung psychischer Störungen durch Entspannungsmethoden, was wohl mit der unzureichenden Erfahrung im Umgang mit psychophysiologisch wirksamen Regulationsverfahren im Laufe des Lehrgangs zusammenhängt. Hier ist inzwischen eine Verbesserung realisiert worden, die neben der bisherigen Vermittlung der Techniken eine über zwei Semester gehende Supervision vorsieht, in der die Ärztinnen* begleitende Hilfe bei der Umsetzung von Interventionsstrategien erhalten.

Insgesamt belegen die Resultate, dass das Lehrziel des PSY2-Curriculums subjektiv und objektiv gut erreicht wurde. So bestätigen auch die Lehrtherapeuten* die verbesserte Diagnosekompetenz der PSY2-AbsolventInnen, stufen allerdings die erworbene Kompetenz zum Erkennen psychosozialer Belastungen nicht ganz so hoch ein wie die Teilnehmer selbst. Hier ist wohl die skeptischere Beurteilung der Lehrtherapeuten* zutreffender, da diese neben der mündlichen Fall-Präsentation auch die schriftlichen Abschlussarbeiten sowie ihre Supervisionserfahrungen in das Urteil einfließen lassen. Jedenfalls wird der gesamte Kompetenzzuwachs auch von den Absolventinnen* selbst als ein überwiegend hoch willkommener Fortschritt im Sinne einer Emanzipation gegenüber vielfältigen Ängsten erlebt (z.B. Was tun im Umgang mit „schwierigen" Patientinnen*? Wie umgehen mit fachlicher oder persönlicher Unsicherheit? ...).

Der Kompetenzzuwachs durch Absolvierung des PSY3-Curriculums ist nicht nur statistisch hochsignifikant, sondern auch inhaltlich von großer Relevanz. Die auf PSY1 und PSY2 nachfolgende dreijährige Ausbildung, kombiniert mit einer weiteren fünfzigstündigen Einzelselbsterfahrung vermag offensichtlich sowohl die sozial-empathische als auch professionell-therapeutische Kompetenz auf ein hohes Niveau zu heben (Egger, 1993; vgl.a. Seiwald, 1999). Neben einem Grundstock an therapeutischen Kenntnissen brauchen Ärztinnen* auch vielfältige praktisch-therapeutische Erprobungsmöglichkeiten, die es ihnen erlauben, über ein anfängliches Stadium des wissensgestützten Vorgehens hinaus zu gelangen, um schließlich in Verbindung mit gezielter Anleitung und Reflexion immer mehr „erfahrungsgebundenes Wissen" ausbilden zu können (Rzepka-Meyer, Frank & Vaitl, 1998). Durch die Vermittlung des theoretischen Basiswissens und der praktischen Erprobungsmöglichkeiten können sich PSY3-Teilnehmer erwartungsgemäß ein signifikant größeres Methodenrepertoire (skills) aneignen als durch die beiden vorhergehenden Curricula. Hier erweist sich der wissenschaftstheoretische Grundgedanke für das PSY3-Curriculum als überaus fruchtbar, Schulen übergreifende Theorie- und Praxisvermittlung anzubieten. Der therapeutische Kompetenzgewinn zeichnet sich durch ein größeres Maß an Toleranz, Akzeptanz, Abbau von Vorurteilen, mehr Empathie, mehr Geduld, größerer Achtsamkeit und auch eine höhere Frustrationstoleranz aus, die besonders hilfreich für die Entwicklung der Fähigkeit zur Wahrnehmung und Gestaltung therapeutischer Beziehungen sind (Alte & Rey, 1998; Zimmer & Zimmer, 1998). Die Lehrtherapeuten* bestätigten die von den PSY3-Absolventinnen* wahrgenommenen Kompetenzzuwächse in allen Bereichen.

Eine Anmerkung zur Konzeption des PSY3-Lehrgangs *Psychotherapeutische Medizin* als „Experimentalschule" für eine zukünftig integrierte Psychotherapie:

Es ist wohl das erste Mal in der österreichischen Psychotherapiegeschichte, dass eine Gruppe von Fachleuten mit psychotherapeutischer Kompetenz bereits in ihrer Basisausbildung Wissen und Fertigkeiten von unterschiedlichen Theoriekonzepten erfährt und praktisch zu nutzen lernt. Die Befürchtung, dass sich eine theoretische Konfusion und ein unreflektierter eklektischer Pragmatismus einstellen wird, hat sich nicht bestätigt. Klar war, dass sowohl Theorie und Praxis unterschiedlicher Traditionen vermittelt werden müssen, und dass der therapeutische Lernprozess nicht einen linearen Zuwachs von Wissen darstellt, sondern auch eine emotionale Labilisierung, Auseinandersetzung und Umstrukturierung von gewohnten Mustern im Denken und Urteilen sowie Handeln und Bewältigen ausmacht, der allerdings von den Lehrtherapeuten* behutsam zu begleiten ist (Hardt, Hirschfeld & Inowlocki, 1981). Aus dieser Perspektive ist das „Experiment" mit einem Schulen übergreifenden Ausbildungskonzept zur „psychotherapeutischen Medizin" bereits jetzt als gelungen anzusehen.

Auswirkungen auf die Berufspraxis

Die häufigere Anwendung des ausführlichen ärztlichen Gesprächs korreliert einerseits mit dem Wissen um die Bedeutung dieses Instruments für die Beziehungsgestaltung, Diagnostik, Aufklärung bzw. Beratung und Behandlung (vgl. Wedler, 1998; Meerwein, 1998) und wird erwartungskonform bereits mit dem PSY1-Modul verstärkt. Ärztinnen* mit PSY2-Diplom integrieren zu gut einem Viertel psychologische Entspannungsübungen in ihre ärztliche Tätigkeit, was auch den Ergebnissen von Söllner und Harrer (2000) entspricht. Möglicherweise ist neben der noch zu geringen Praxiserfahrung im Einsatz mit diesen Verfahren auch der Umstand relevant, dass diese psychologische Behandlungsform von den Kassen bisher kaum oder in sehr geringem Umfang abgegolten wird. Naturgemäß spielen psychotherapeutische Methoden im engeren Sinn, die ja nicht Ausbildungsinhalt dieses Curriculums darstellen, nur eine geringe Rolle (17 % der PSY2-Ärztinnen* geben an, solche anzuwenden, im Vergleich zu 25 % bei Söllner und Harrer 2000). Nach Absolvierung des PSY3-Curriculums wenden alle betroffenen Ärztinnen* psychotherapeutische Methoden in ihrer praktischen Arbeit an und spiegeln damit die im Curriculum erworbenen therapeutischen Kompetenzen wider.

Die Kooperation von PSY2- und PSY3-Ärztinnen* mit Psychotherapeuten* und Psychologen* zeigt innerhalb des jeweiligen Curriculums keine Veränderung. Es mag daher durch die längere Berufserfahrung und damit einhergehende höhere berufliche Selbstsicherheit erklärbar sein, dass diese verwandten Berufsgruppen mehr als Ergänzung und weniger als Konkurrenz gesehen werden. PSY2-AbsolventInnen zeigen sich auch über die genauen Tätigkeitsfelder von Klinischen Psychologen*, Gesundheitspsychologen* und Psychotherapeuten* noch unsicher. Die außerhalb der PSY-Bewegung über weite Strecken feststellbare eher geringe Kooperation von Ärztinnen* mit Fachleuten aus dem psychosozialen Bereich ist auch mit der Einstellung korreliert, die Behandlung „psychischer" Erkrankungen durch Psychopharmaka hinreichend gewährleisten zu können. Eine solche Haltung ist allerdings untypisch für Absolventinnen* des PSY2- und PSY3-Curriculums. Trotz ihrer erworbenen psychosozialen und psychotherapeutischen Handlungskompetenz verordnen PSY3-AbsolventInnen weiterhin häufig Psychopharmaka. Dies mag aus der Tatsache resultieren, dass in der untersuchten Gruppe vermehrt Ärztinnen* in Ausbildung zum Psychiater vertreten sind, die überzufällig viele Patientinnen* mit psychischen Störungen behandeln.

Alternativmedizinische Methoden werden von den Ärztinnen* – über alle PSY-Gruppen betrachtet – kaum angewandt. Wer allerdings schon bisher solche eingesetzt hat, lässt sich dabei durch die Absolvierung von PSY-Curricula kaum beeinflussen. Supervisionserfahrungen zeigen, dass Ärztinnen*, die zuvor alternativmedizinische Praktiken gelernt haben, diese nach dem PSY3-Lehrgang eigentlich nicht mehr brauchen würden, aber einem vermeintlich häufigen Wunsch der Patientinnen* entgegenkommen wollen und Derartiges zumindest in der Behandlungs-Einstiegsphase anbieten. Erst in der Folge wird der Umstieg auf wissenschaftlich besser fundierte psychologische, aktiv problemverändernde Therapiestrategien angestrebt. Darin spiegelt sich natürlich auch die Haltung großer Teile der Bevölkerung zur Psychotherapie wider.

Die oft zitierte Annahme (z.B. Seiwald 1999), dass 30 % – 40 % der Patientinnen* die Arztpraxen wegen vorwiegend psychosozialer Beschwerden aufsuchen, wird von den hier untersuchten PSY3-Ärztinnen* nicht bestätigt. Bei ihnen beträgt der Anteil dieser Patienten*gruppe im Durchschnitt 16 %. Da den PSY3-Absolventinnen* eine ausreichend hohe Kompetenz im Erkennen psychosozialer Belastungen zuzuschreiben ist, darf angenommen werden, dass dies für die damit repräsentierten Arbeitsplätze keine schlechte Schätzung ist.

Zufriedenheitseinschätzung

Ärztinnen* zu PSY1-Beginn sind mit ihrer ärztlichen Tätigkeit relativ unzufrieden. Ein Grund dafür mag die hohe Zahl an *Turnus*-Ärztinnen* in dieser Untersuchungsgruppe sein. Diese sind zu Beginn ihrer ärztlichen Tätigkeit immer wieder mit Anforderungen konfrontiert, für die sie im Medizinstudium nicht ausreichend vorbereitet wurden (Schüffel & Pauli, 1996) und bei deren Bewältigung sie sich unsicher und überfordert fühlen. Zudem sind sie innerhalb der Ärzte-Hierarchie im Krankenhaus an letzter Stelle (Roßmanith, 1998), was sie auch zu spüren bekommen und sie den Unterschied zwischen Wunsch (bisher vermitteltes Arztbild) und Wirklichkeit (erlebte Realität der ärztlichen Tätigkeit) erfahren lässt (Hohner, 1996; Hilger 1990, Buddeberg & Willi, 1998). Einfluss auf die berufliche Zufriedenheit hat auch die in vielen Fällen unsichere Prognose hinsichtlich der beruflichen Existenz. – Die signifikant höhere Zufriedenheit der Ärztinnen* ohne PSY-Diplom erklärt sich wahrscheinlich zu einem Gutteil aus ihrer inzwischen relativ gesicherten Berufsexistenz.

Bei den Absolventinnen* des PSY3-Curriculums, die die vergleichsweise größte Berufszufriedenheit aufweisen, dürfte neben dem bereits erfolgten beruflichen Existenzaufbau der persönliche und fachliche Kompetenzgewinn durch das PSY3-Diplom ausschlaggebend sein. Insgesamt lässt sich ein steter Anstieg der *Zufriedenheit in der ärztlichen Tätigkeit* von PSY1 über PSY2 zu PSY3 belegen. Als psychologische Wirkfaktoren für dieses Ergebnis werden das zuversichtlichere Herangehen an psychologische Problemstellungen und die erlangte größere Selbstsicherheit bzw. das höhere Selbstvertrauen vermutet. Für eine solche Interpretation sprechen auch die Ergebnisse einer früheren Evaluierung von Egger et al. (2000). Auch die Ergebnisse von Söllner und Harrer (2000) weisen eine Zunahme der Zufriedenheit mit der ärztlichen Tätigkeit aus.

Veränderungen in der Selbsteinschätzung

Der Anstieg des Faktors Ich-Stärke im PSY1-Curriculum dürfte auf den ersten Überschwang über das gerade Erlernte zurückzuführen sein. Mit zunehmender Konfrontation mit den eigenen Unzulänglichkeiten im Wissens- und Fertigkeitsbereich sinkt das Niveau der Selbstbeurteilung in Bereichen wie Selbsterkenntnis, Akzeptanz der eigenen Person und der Selbstwirksamkeit. Außerdem steigt ein Teil der PSY1-AbsolventInnen – darunter vermehrt solche mit der Überzeugung, von

PSY1 ausreichend profitiert zu haben und für die eigene Praxis gut gewappnet zu sein – aus dem weiteren Fortbildungsprogramm aus. Der Mittelwert bezüglich Selbstvertrauen in der Gruppe der PSY2-Einsteiger weist danach jedenfalls ein geringeres Niveau auf als zu PSY1-Beginn. Klar ist auch, dass die ein bis zwei Semester des PSY1-Lehrgangs nicht ausreichen, um die erwünschte Persönlichkeitsveränderung in stabiler Form zu erreichen. Die aufgekommenen Zweifel an der Selbstwirksamkeit (der Arzt* als „Arznei") haben auch – das zeigt die Supervisionsarbeit – mit der Irritation zu tun, dass das im Medizinstudium vorherrschende Ursache-Wirkungs-Denken nun durch ein umfassenderes Konzept im Sinne des bio-psycho-sozialen Modells abgelöst wird. Um diese veränderten Denkprozesse auch zu internalisieren und daraus Profit zu ziehen (d.h. in der konkreten Arbeit damit Erfolg zu haben), bedarf es offensichtlich eines längeren Zeitraumes von mindestens 3 bis 4 Jahren.

Erlebter Kompetenzzuwachs durch PSY-Diplom-Ausbildungen

Die Grazer PSY-Diplom-Studie III fokussiert auf die über die PSY-Curricula erworbenen psychologischen Kompetenzen (Egger und Singer 2007). Untersucht wurde die von den beteiligten Ärztinnen* wahrgenommene Effizienz ihrer ÖÄK-Diplom-Lehrgänge für *Psychosoziale Medizin* (PSY1), *Psychosomatische Medizin* (PSY2) und *Psychotherapeutische Medizin* (PSY3). Einerseits wurden die einzelnen PSY-Diplom-Gruppen miteinander verglichen, andererseits auch die Veränderungen innerhalb eines Lehrgangs gemessen. Dazu wurden in einem Pre/Post-Test die Einschätzungen der Teilnehmer bezüglich ihres Kompetenzzuwachses in den Bereichen *kommunikative Kompetenz im Umgang mit Patientinnen*, allgemeine psychodiagnostische und bio-psycho-soziale Kompetenz, fachliche und organisatorische Kompetenz bei der Betreuung von Patientinnen* mit psychisch imponierenden Störungen* sowie (gegebenenfalls) die *psychotherapeutische Kompetenz* mithilfe standardisierter Erhebungsbögen erfasst und die Umsetzung der erworbenen Fähigkeiten in der Berufspraxis erfragt.

Weiters wurde dem wahrgenommenen Nutzen der PSY-Diplom-Ausbildung für das berufliche Fortkommen und den privaten Lebensbereich nachgegangen. Ein spezielles Untersuchungsanliegen bestand in der Überprüfung, ob PSY-Diplom-Ärztinnen* einen *benefit* hinsichtlich der Zufriedenheit ihrer Patientinnen* mit der ärztlichen Betreuung gegenüber Ärztinnen* ohne diese Spezialausbildung erfahren. Dazu wurde sowohl die Einschätzung der Ärztinnen* (d.h. Beurteilung der Patienten*-Zufriedenheit durch die Ärztinnen* selbst) als auch die Zufriedenheit der von ihnen behandelten Patientinnen* erhoben. Zusätzlich wurden sowohl auf Arzt*- wie auf Patienten*ebene Merkmale, die einen „guten Arzt*" auszeichnen, gemessen. Insgesamt nahmen 126 Ärztinnen* und 63 Patientinnen* an der Studie teil, davon waren 104 PSY-Ärztinnen* und 22 Ärztinnen* ohne PSY-Diplom, die als Kontrollgruppe dienten. Für die Effektivitätsprüfung wurden 42 Ärztinnen* mit dem ÖÄK-Diplom *Psychotherapeutische Medizin* (26 Ärztinnen* mit bereits länger zurückliegendem PSY3-Abschluss und 16 Ärztinnen* im laufenden PSY3-Curriculum) sowie ihre jeweiligen Patientinnen* mit der KG verglichen.

Die Ergebnisse bestätigen, dass mit steigender PSY-Ausbildungsdauer auch eine Steigerung der sich selbst zugeschriebenen psychologischen Kompetenzen verbunden ist. Erfahrene PSY3-Ärztinnen* wenden erwartungskonform häufiger psychosoziale Behandlungsmethoden an, kooperieren häufiger mit psychosozialen Fachleuten, nehmen häufiger qualitätssichernde Angebote (Balintgruppe, Fall-Supervision, Teambesprechung u. dgl.) wahr. Die Zufriedenheit mit der eigenen ärztlichen Tätigkeit nimmt mit Dauer der PSY-Ausbildungszeit ebenfalls signifikant zu. In der Effektivitätsprüfung zeigt sich, dass Patientinnen*, die von PSY3-Ärztinnen* behandelt werden, diese in der Arzt*-Patienten*-Beziehung sowie bei Merkmalen, die einen „guten Arzt*" auszeichnen, besser beurteilen als dies Patientinnen* tun, die von Ärztinnen* ohne PSY-Diplom behandelt werden. Insgesamt lässt sich erkennen, dass erst eine mehrjährige PSY-Ausbildung die erwünschten bedeutsamen Effekte (Kompetenzzuwachs, Zufriedenheitsgewinn) zeitigt. Gelungen ist der Nachweis, dass zumindest nach Absolvierung des PSY3-Curriculums der erlebte Profit nicht nur aufseiten der Ärztinnen*, sondern auch aufseiten der von ihnen betreuten Patientinnen* im Sinne der Patienten*-zufriedenheit objektivierbar ist.

Untersuchungsergebnisse im Detail

Einschätzung der Kompetenz bezüglich psychologischer Fertigkeiten

Erst die PSY3-Ausbildung schafft einen umfassenden und dauerhaften Vorsprung im professionellen Umgang mit Patientinnen* verglichen mit der Selbsteinschätzung von Ärztinnen* ohne PSY-Diplom: Unterwirft man die Items des PSY-Diplom-Evaluierungsbogens zur subjektiven Kompetenzeinschätzung von psychologischen Fertigkeiten einer Faktorenanalyse (Varimax-Rotation), so lassen sich 4 Faktoren interpretieren:

(1) fachliche und organisatorische Kompetenz bei der Behandlung von Patientinnen* mit psychischen Störungen,
(2) kommunikative ärztliche Kompetenz,
(3) psychotherapeutische Kompetenz im engeren Sinn und
(4) psychodiagnostische und bio-psycho-soziale Kompetenz („bio-psycho-sozial" i.S. von Befähigung zur multidimensionalen Betrachtung von krankhaften Phänomenen).

Die Ergebnisse der Weiterbildungsevaluierung lassen erkennen, dass sich erfahrene PSY3-Ärztinnen* im Vergleich zu PSY1-Ärztinnen* und in Ausbildung befindlichen PSY2-Ärztinnen* in nahezu allen Bereichen der subjektiven Kompetenzeinschätzung bezüglich psychologischer Fertigkeiten kompetenter einschätzen.

Wie bereits in der Studie von Egger & Moser (2002) belegt, schätzen sich auch in der vorliegenden Untersuchung Ärztinnen* ohne PSY-Diplom in nahezu allen Bereichen der subjektiven Kompetenzeinschätzung bezüglich psychologischer Fertigkeiten kompetenter ein als PSY1-Ärztinnen*. Selbst PSY2-Ärztinnen* zeigen noch keine Überlegenheit in dieser Kompetenzeinschätzung gegenüber Ärztinnen* ohne PSY2-Diplom. Dies deutet darauf hin, dass Ärztinnen* ohne PSY-Diplom ein durchschnittlich höheres (berufsbezogenes) Selbstvertrauen aufweisen und schon aus diesem Grund eine Ausbildung über die PSY-Diplom-Schiene für nicht notwendig einschätzen. PSY1-Ärztinnen* – und in etwas geringerem Ausmaß auch PSY2-Ärztinnen* – befinden sich teilweise noch in der Frühphase ihrer Karriere (d.h. öfter in Turnus- oder Facharztausbildung), erleben ein relatives Defizit an praktischer

Kompetenz im Umgang mit Patientinnen* und sind darüber hinaus möglicherweise auch selbstkritischer, was ihre psychologischen Fertigkeiten anlangt. Gerade letzteres scheint auch ein Beweggrund für den Einstieg in die PSY-Diplom-Ausbildung zu sein. Für die geringere Kompetenzeinschätzung aufseiten der PSY1- und PSY2-Ärztinnen* spielt sowohl das etwas geringere durchschnittliche Lebensalter (und damit korrelierend die vergleichsweise geringere berufliche Erfahrung und Bewährung inklusive Existenzsicherung) eine Rolle – hier ist die Referenzgruppe von Ärztinnen* ohne PSY-Diplom als jüngere Fach-Ärztinnen* oder praktische Ärztinnen* im Vorteil. Von Bedeutung dürfte hier auch die persönlichkeitsgebundene Variable *Selbstkritikfähigkeit* bzw. *Introspektionsleistung* sein – hier sind die PSY-Diplom-Ärztinnen* in ihrer Einschätzung hinsichtlich kommunikativer Defizite im Umgang mit Patientinnen* realistischer, wie dies bereits Egger und Moser (2002) festgestellt haben.

So wird verständlich, dass erst die PSY2-AbsolventInnen das durchschnittliche Niveau an selbstattribuierter psychologischer Kompetenz von Ärztinnen* ohne PSY-Diplom erreichen. Bedeutsam höher wird diese Kompetenz erst von PSY3-Ärztinnen* erlebt, die ihre Ausbildung in psychotherapeutischer Medizin abgeschlossen haben. Dieses Kompetenzerleben gewinnt nach mehrjähriger beruflicher Erfahrung mit dem PSY3-Diplom sogar noch an Stabilität und übertrifft das der Ärztinnen* ohne PSY-Diplom bedeutend und umfangreich. Offenbar ist der Aufbau von beruflicher Selbstsicherheit im Umgang mit Patientinnen* ein länger dauernder Prozess, jedenfalls einer, der mehr als ein paar Semester in Anspruch nimmt. Die Vorstellung einiger – mit der Materie allerdings nicht vertrauter – Ärztekammer-Funktionäre, man könne sich eine derartige psychologische Kompetenz in ein paar Wochenendkursen – ähnlich wie bei anderen Zusatz-Diplomen – aneignen, ist mit Sicherheit illusionär.

Der Einfluss der PSY-Diplom-Ausbildung auf die Berufspraxis

PSY-Diplome haben einen nachweisbaren positiven Effekt auf die Ausübung der eigenen beruflichen Praxis: Psychosoziale Behandlungsmethoden (insbesondere das ausführliche ärztliche Gespräch, Paar- und

Familiengespräch, Entspannungsübungen) sowie die Kooperation mit Selbsthilfegruppen werden von erfahrenen PSY3-Ärztinnen* eindeutig häufiger genützt als dies PSY1- und in Ausbildung befindliche PSY2-Ärztinnen* und erst recht Ärztinnen* ohne PSY-Diplom tun. Die Ergebnisse belegen insgesamt, dass die in den PSY-Diplomen erworbenen Kompetenzen in der Anwendung psychosozialer Behandlungsmethoden nicht nur unmittelbar im Ausbildungszeitraum zum Tragen kommen, sondern eine zeitlich anhaltende Wirkung haben. Die Teilnehmer der PSY-Curricula werden nicht nur auf das selektive Verschreiben von psychotropen Medikamenten trainiert, sondern erhalten in ihrer Ausbildung auch Alternativen dazu (z.B. psychologische Entspannungs- und Aktivierungsverfahren, Aufspüren und Nutzung individueller Ressourcen aufseiten der Patientinnen* und ihres Umfeldes etc.) und erwerben so eine Perspektiven- und Methodenvielfalt in der Arbeit mit Patientinnen*. Dies zeigt sich auch darin, dass z.B. erfahrene PSY3-Ärztinnen* im Vergleich zu PSY1- und PSY2-Ärztinnen* häufiger Tranquilizer, Antidepressiva und Neuroleptika verordnen. Dies wird dahingehend interpretiert, dass sowohl der psychologische wie der pharmakologische Behandlungsspielraum durch die PSY-Diplom-Ausbildung zunimmt. Ärztinnen* ohne PSY-Diplom verschreiben zwar auch häufiger Psychopharmaka als PSY1- und PSY2-Ärztinnen* – allerdings fehlt ihnen die Alternative oder die Kombinationsmöglichkeit mit psychologischen Interventionen.

Die Bereitschaft mit psychosozialen Fachleuten zu kooperieren ist bei erfahrenen PSY3-Ärztinnen* deutlich stärker ausgeprägt als bei PSY1-Ärztinnen* oder in Ausbildung stehenden PSY2-Ärztinnen*. Bei den PSY1- und PSY2-Ärztinnen* fehlt möglicherweise noch die Erfahrung bei der Realisierung und auch hinsichtlich der Notwendigkeit sowie des Nutzens einer solchen Zusammenarbeit. Dass Ärztinnen* ohne PSY-Diplom signifikant weniger mit psychosozialen Fachleuten sowie psychiatrischen oder psychotherapeutischen Institutionen zusammenarbeiten als in Ausbildung befindliche oder bereits erfahrene PSY3-Ärztinnen* (unabhängig von deren PSY3-Hauptfachzugehörigkeit) überrascht kaum, weil verwandte Berufsgruppen eher weniger als hilfreiche Ergänzung, sondern öfter als Konkurrenz erlebt werden. Es gilt auch hier, dass Zusammenarbeit sowohl innerhalb der Kollegenschaft als auch zwischen Berufsgruppen als Fertigkeit erlernt und der Nutzen erlebt werden muss. So werden Überschneidungen z.B. mit den Fachgebieten Psychiatrie, Psychotherapie oder Klinischer Psychologie in der PSY-Diplom-Ausbildung aufgezeigt und die Kooperationsbereitschaft mit diesen angrenzenden Disziplinen gefördert (Egger et al. 2005; Moser 2001).

In Anlehnung an Egger und Moser (2002), die in ihrer Untersuchung diesbezüglich zu praktisch identischen Ergebnissen gelangten, lässt sich formulieren, dass in den PSY-Curricula soziale Grundkompetenzen vermittelt werden, die auch zu einer Reduktion der sozialen Unsicherheit oder Ängstlichkeit aufseiten der Teilnehmer beitragen und so unterstützend auf den kollegialen fachlichen Austausch wirken. In der Tat pflegen Ärztinnen* ohne PSY-Diplom deutlich weniger kollegialen fachlichen Austausch, insbesondere hinsichtlich der Arzt*-Patient*-Kommunikation – d.h. sie nützen die Möglichkeit zu Balintgruppen oder Fall-Supervision viel weniger als alle Gruppen der PSY-Ärztinnen* (egal ob in PSY-Ausbildung oder bereits mit abgeschlossenem PSY-Diplom). Der in der PSY-Ausbildung wahrgenommene Nutzen mit solchen selbstreflexiven Angeboten (inklusive *peer group*-Intervision, *reflecting team* u.a.) bleibt auch nach Absolvierung der Lehrgänge wirksam, wird also weiterhin als wertvolle unterstützende Maßnahme im ärztlichen Alltag erlebt (vgl. Söllner et al. 1992, zit. n. Söllner, 2000). Auch die Studienergebnisse von Söllner (2000) bestätigen, dass derartige Formen der Supervision von den PSY1- und PSY2-Teilnehmern als hochgradig nützlich für die ärztliche Tätigkeit erkannt und für die persönliche Entwicklung geschätzt werden. Die Studienergebnisse von Leitner (2004) bestätigen ebenfalls den von PSY-Ausbildungskandidaten erlebten Nutzen von Balintgruppen oder ähnlich ausgerichteten Supervisionsformen.

Berufliche und private Zufriedenheit

Die Zufriedenheit mit dem ärztlichen Beruf steigt mit der PSY-Ausbildungsdauer: In der Beurteilung der Zufriedenheit mit der eigenen ärztlichen Tätigkeit zeigt sich, dass erfahrene PSY3-Ärztinnen* und Ärztinnen* ohne PSY-Diplom sich generell zufriedener einstufen als

PSY1-, in Ausbildung stehende PSY2- und z.T. auch (noch am Beginn ihrer Ausbildung stehende) PSY3-Ärztinnen*. Dies könnte wenigstens teilweise darauf zurückgeführt werden, dass erfahrene PSY3-Ärztinnen*, aufgrund ihres etwas höheren Lebens- und damit beruflichen Alters den beruflichen Existenzaufbau einigermaßen verwirklicht haben (Moser 2001) – verglichen mit PSY1- und PSY2-Ärztinnen*, die teilweise noch als Turnus-Ärztinnen* arbeiten oder in Facharztausbildung stehen. Ein anderer Grund mag darin liegen, dass die erfolgreiche Absolvierung des PSY3-Diploms auch zu einer verbesserten Konfliktlösekompetenz beigetragen hat und solcherart mehr Selbstsicherheit im Umgang mit (schwierigen) Patientinnen* vermittelt (Moser 2001). Wie schon in der Studie von Egger und Moser (2002) erkennbar, wird dieser benefit allerdings erst mit Absolvierung des PSY3-Curriculums stark genug und damit empirisch nachweisbar. Die Referenzgruppe von (überwiegend praktischen) Ärztinnen* ohne PSY-Diplom hatte ihren beruflichen Existenzaufbau ähnlich wie die erfahrenen PSY3-Ärztinnen* im Wesentlichen verwirklicht und dürfte davon für die Einschätzung mit der beruflichen Zufriedenheit profitieren.

Wie in der Untersuchung von Egger und Moser (2002) zeigt sich auch in der vorliegenden Studie ein signifikanter Einfluss der PSY-Ausbildungsdauer auf die Zufriedenheit im beruflichen Bereich: Je länger Ärztinnen* die aufeinander aufbauenden PSY-Lehrgänge besuchen, desto zufriedener sind sie mit der eigenen ärztlichen Tätigkeit. – Keine Unterschiede zwischen den verschiedenen Ärztegruppen konnten hinsichtlich des Einflusses der Berufstätigkeit auf das private Leben festgestellt werden. Möglicherweise waren die dazu gestellten Fragen zu wenig elaboriert bzw. zu global formuliert.

Wahrgenommener beruflicher und privater Nutzen durch die PSY-Ausbildung

„Ent-Täuschung" herrscht über die nach wie vor eher geringe finanzielle Bewertung der „sprechenden Medizin", Zuversicht dagegen hinsichtlich der beruflichen Kompetenzerweiterung: Bemerkenswert ist das Ergebnis, wonach PSY1-Ärztinnen* den Nutzen für die eigene Kompetenz im Umgang mit (schwierigen) Patientinnen* und den Nutzen für die

Verbesserung der finanziellen Situation am Ende ihres Curriculums niedriger einschätzen als zu Beginn. Es darf vermutet werden, dass die diesbezüglich hohe Erwartungshaltung innerhalb des vorgegebenen kurzen Ausbildungszeitraums von einem Semester nicht erfüllt werden kann. Erst eine deutlich längere Ausbildungszeit und mehr Investition an theoretischem wie praktischem Engagement vermögen diese gewünschten Effekte zu erbringen. Dazu kommt, dass erst die konkrete Auseinandersetzung mit den vielen problematischen Aspekten einer Arzt*-Patienten*-Kommunikation innerhalb des Lehrgangs die Einsicht vermittelt, wie stark bzw. wie weitschichtig die eigenen Defizite oder Inkompetenzen sein können.

Selbst PSY2-Ärztinnen* zeigen sich in ihren Erwartungen gegen Ende ihrer Ausbildung noch enttäuscht hinsichtlich des konkreten Nutzens für die Verbesserung des eigenen beruflichen Fortkommens bzw. der ärztlichen Karriere. Es wird ihnen auch klar, wie sehr die Apparate-Medizin gegenüber einer sprechenden Medizin pekuniär (d.h. in der Abrechnung von Leistungen) begünstigt ist. Erst bei den PSY3-Ärztinnen* lässt sich eine einigermaßen realistische Einschätzung hinsichtlich des finanziellen oder karrieremäßigen Nutzens feststellen, sodass es hier zwischen Ausbildungsbeginn und Ausbildungsende keine bedeutsamen Unterschiede mehr gibt.

Entsprechend den Ausbildungszielen (vgl. Egger, Stix & Pieringer, 2000) geben die PSY1-AbsolventInnen erwartungsgemäß bei der Frage nach dem erkennbaren praktischen Nutzen der PSY1-Inhalte für den ärztlichen Alltag die Verbesserung der ärztlichen Gesprächsführung an. Dies bleibt auch bei PSY2-Absolventinnen* gleich, wenngleich das Niveau dieser Kompetenzen bereits etwas höher liegt und auf die sogenannte psychosomatische Grundversorgung abzielt. PSY3-Ärztinnen* nannten durchgehend die globale Kategorie „Steigerung der Patienten*zufriedenheit" als zentralen Nutzenaspekt, was mit den PSY3-Inhalten der Vermittlung konkreter psychologischer Methoden zur Problemlösung zumindest kompatibel ist (Egger & Stix 2000). Die hier erworbenen Kompetenzen einer psychotherapeutischen Medizin dürfen als Bausteine für eine effiziente patientenorientierte Arbeit gewertet werden, die solcherart natürlich auch zur Steigerung der Patienten*zufriedenheit beizutragen imstande ist (Egger, 2005). Dies wurde auch in einer Studie von Egger, Stix & Pieringer (2000) an PSY3-Ärztinnen* am Ende ihrer Ausbildung als stärkster positiver Einfluss auf die ärztliche Arbeit bestätigt.

Merkmale, die einen „guten Arzt" auszeichnen*

Patientinnen* schätzen ihre PSY3-Ärztinnen* und schreiben ihnen ein erfreuliches Merkmalsprofil zu: Expertenwissen kritisch zu hinterfragen, ist ein weiteres Lernziel der PSY-Ausbildung (vgl. Springer-Kremser, 2000). Eine multidimensionale Betrachtungsweise von krankhaften Prozessen, wie dies den PSY-Ärztinnen* über das bio-psycho-soziale Modell vermittelt wird, führt dazu, dass diese das ärztliche Handeln stärker hinterfragen und auch eine selbstkritische Position einzunehmen vermögen. Diese selbstkritische Haltung wird deutlich, wenn die Selbsteinschätzung der PSY3-Ärztinnen* mit der Fremdbeurteilung der von ihren behandelten Patientinnen* gegenübergestellt wird: Patientinnen*, die von erfahrenen PSY3-Ärztinnen* – einerlei ob sich diese noch in Ausbildung zum Diplom für Psychotherapeutische Medizin befinden oder damit bereits jahrelange berufliche Erfahrung haben – behandelt werden, beurteilen diese Ärztinnen* in allen elf angeführten Merkmalen, die einen guten Arzt* auszeichnen sollen (Verlässlichkeit, Erreichbarkeit, Vertrauen, Information, Offenheit, Ehrlichkeit, Fachkompetenz, emotionale Unterstützung, Kommunikation zwischen Arzt* und Patient*, vorbeugende Maßnahmen anbieten, Aufmerksamkeit) besser als die PSY3-Ärztinnen* sich selbst auf diesen Dimensionen bewerten.

Vergleicht man die Beurteilungen der drei Gruppen von Patienten*
(1) „Patientinnen* von erfahrenen PSY3-Ärztinnen*",
(2) „Patientinnen* von PSY3-Ärztinnen* in Ausbildung" und
(3) „Patientinnen* von Ärztinnen* ohne PSY-Ausbildung"
untereinander, zeigt sich ebenfalls eine klare Rangreihe. Die erste Gruppe beurteilt ihre Ärztinnen* in allen Merkmalen, die einen „guten Arzt*" auszeichnen, am besten. Es folgt die zweite Gruppe (deren behandelnde Ärztinnen* sich in PSY3-Ausbildung befinden) und zum Schluss rangiert jene Patienten*-Gruppe, deren Ärztinnen* über kein PSY-Diplom (oder sonstige psychologische Aus-, Fort oder Weiterbildungen)

verfügen. Der Zugewinn an therapeutischer Kompetenz aufseiten der PSY3-Ärztinnen*, der sich auch durch mehr Toleranz, größere Akzeptanz, verstärkten Abbau von Vorurteilen, bessere Empathie, mehr Geduld, erhöhte Achtsamkeit und höhere Frustrationstoleranz im Umgang mit Patientinnen* auszeichnet (Alte & Rey, 1998; Zimmer & Zimmer, 1998, zit. n. Moser 2001), lässt sich damit empirisch über die positiven Patienten*urteile von PSY3-Ärztinnen* nachzeichnen.

An einer singulären, aber wichtigen Eigenschaft, nämlich Fachkompetenz, kann diese Dominanz von PSY-Ärztinnen* gegenüber Ärztinnen* ohne PSY-Diplom nicht aufrechterhalten werden: In den vergleichenden Patienten*urteilen werden Ärztinnen* ohne PSY-Diplom-Ausbildung fachkompetenter bewertet. Dazu passt, dass Ärztinnen* ohne PSY-Diplom auch sich selbst fachkompetenter einschätzen, wenn diese Selbsteinschätzung mit jener der PSY3-Ärztinnen* (egal ob bereits als erfahren zu bezeichnen oder noch in Ausbildung befindlich) verglichen wird. Selbst dieses erhöhte Niveau an selbst zugeschriebener Fachkompetenz aufseiten der Ärztinnen* ohne PSY-Diplom wird von ihren Patientinnen* in deren Urteil noch einmal überboten. Eine Erklärung dafür könnte sein, dass die PSY-Ausbildung den teilnehmenden Ärztinnen* einerseits gezeigt hat, wie komplex der Mensch als Körper-Geist-Wesen organisiert ist und dass es daher gilt, weit mehr als die organmedizinische Dimension für ein solches Krankheitsverständnis ins Kalkül zu ziehen – eine Position, die vom beruflichen Selbstverständnis her nicht nur die Rolle des Reparateurs oder Technikers, sondern auch die (im Effekt oft schwächere) Funktion des Katalysators oder gar die bescheidene Rolle des Begleiters verlangt (vgl. Egger & Pieringer 2007). So mag sich der geringere (aber zugleich realistischere) Heilsanspruch der PSY3-Ärztinnen* auch in den geringeren Kompetenzzuschreibungen vonseiten ihrer Patientinnen* widerspiegeln.

Was auf den ersten Blick widersprüchlich erscheint, dass PSY3-Ärztinnen* einen bedeutsamen Kompetenzzuwachs durch diese Ausbildung erleben und dennoch – vor allem gegenüber „*hard core* Ärztinnen*" – von ihren Patientinnen* als weniger fachkompetent beurteilt werden, ist also nicht ganz unplausibel. Bereits in einer Vorgängerstudie (Egger et al. 2000) ließ sich zeigen, dass Ärztinnen* nach Beendigung des PSY3

Curriculums den stärksten und positivsten Einfluss im Umgang mit Patientinnen* erleben, mit ihnen besser arbeiten konnten, in der Lage sind, schwierige Beziehungen besser zu verstehen, über ein besseres Einfühlungsvermögen verfügen und den Patientinnen* multidimensional zu betrachten im Stande sind. Gleichzeitig wird dieser „andere" (d.h. offenere, mehr partnerschaftliche, d.h. weniger autoritäre und mehr mitbestimmende) Umgangsstil von etlichen Patientinnen* als weniger sicher, weniger klar oder die Patientinnen* in die ungeliebte Verantwortung nehmend erlebt. – Summa summarum bleibt jedoch das erfreuliche Resultat, das z.B. auch Leitner (2004) in seiner Untersuchung belegt, wonach Patientinnen*, die von PSY-Ärztinnen* mit psychotherapeutischer Kompetenz behandelt werden, erhebliche Verbesserungen durch diese umfassendere Betreuung erzielen. PSY3-Ärztinnen* vermochten das Wohlbefinden ihrer Patientinnen* in der erwähnten Studie sogar in manchen Bereichen besser zu beurteilen als nahestehende Angehörige der Patientinnen* dies schafften.

Zufriedenheit mit der Arzt-Patienten*-Beziehung*

PSY3-Ärztinnen* beurteilen sich kritischer als sie von ihren Patientinnen* gesehen werden: In den Urteilen zur Zufriedenheit mit der Arzt*-Patient*-Beziehung zeigt sich auf Patientenseite – wie schon erwähnt – ein recht erfreuliches Bild für PSY3-Ärztinnen* (unabhängig davon, ob diese noch in Ausbildung stehen oder bereits seit längerem mit ihrem PSY3-Diplom ärztlich tätig sind), wenn diese mit den Patienten*urteilen von Ärztinnen* ohne PSY-Diplom verglichen werden: PSY3-Ärztinnen* werden deutlich besser bewertet in den Bereichen Interesse zeigen, Eingehen auf Probleme, Einbeziehen der Patientinnen* in die medizinische Behandlung, Zuhören, vertrauliche Behandlung der Daten und Unterlagen, Zweckerklärung von Untersuchung und Behandlung, Wissensdurst der Patientinnen* bezüglich ihrer Erkrankung stillen, Umgang mit Gefühlen, die im Zusammenhang zu dem Gesundheitszustand stehen, Wichtigkeit auf ärztliche Ratschläge zu hören, Weiterempfehlung des Arztes*, Zufriedenheit mit dem Arzt*, kommunikative Fähigkeiten dieses Arztes* im Vergleich mit anderen Ärztinnen*, sich gut aufgehoben fühlen aufgrund des persönlichen

Kontakts mit dem Arzt* und (psycho)therapeutische Kompetenzen des Arztes*. Erfahrene PSY3-Ärztinnen* werden zusätzlich noch im Bereich Aufklärung der Patientinnen* über den Krankenhausaufenthalt als besser beurteilt. Hier dürfte sich die Akkumulation von gesprächstherapeutischen Fertigkeiten, die bereits im PSY1-Curriculum beginnt, während des PSY2-Curiculums fortgesetzt wird und im PSY3-Curriculum mit spezifischen Problemlöseverfahren kombiniert wird, als effektiv erweisen.

Ein professionell geführtes ärztliches Gespräch – als zentrales Element der Arzt*-Patient*-Begegnung – benötigt ausreichende Schulung, um z.B. auf Patienten*aussagen adäquat und kongruent zu reagieren, was wiederum eine wechselseitige Anerkennung bzw. Schaffung einer kommunikativen Arzt*-Patient*-Beziehung zur Grundlage hat, sodass im Weiteren der diagnostisch-therapeutische Problemlöseprozess effektiv in Angriff genommen werden kann. Die in den PSY-Curricula erworbenen Kompetenzen helfen den Ärztinnen* nachweislich bei der patientenorientierten Arbeit, führen zu weniger Missverständnissen und tragen zu einer größeren Patienten*zufriedenheit bei (vgl. Egger 2005, Franz, 2000, Buddeberg & Buddeberg-Fischer 1998). Die vorliegenden Daten bestätigen diesbezüglich im Wesentlichen die zentrale Bedeutung des PSY-Ausbildungsinhaltes „ärztliche Kommunikation".

Aus der Reihe fällt das Ergebnis, wonach Ärztinnen* ohne PSY-Diplom sich in der Zweckerklärung von medizinischen Untersuchungen und der Vermittlung von Wichtigkeit auf ärztliche Ratschläge zu hören besser einschätzen als erfahrene PSY3-Ärztinnen*. Ärztinnen* ohne PSY-Diplom – so muss angenommen werden – verfügen im Allgemeinen über weniger kommunikative Kompetenzen und können dadurch auch schlechter unterscheiden, was sie im Umgang mit ihren Patientinnen* falsch machen, da sie keine fachliche Rückmeldung oder Verbesserungsvorschläge bekommen. Infolgedessen kann es häufiger zu einem Übersehen bzw. einem Nicht-Wahrnehmen von Patienten*bedürfnissen und zu einer Selbstüberschätzung kommen. In den PSY-Lehrgängen wird jedenfalls auf den Umstand Rücksicht genommen, dass Ärztinnen* recht unterschiedliche Kommunikationsstile haben können und es wichtig ist, letztere individuell auf die Fertigkeiten des jeweiligen Arztes* abzustimmen und in einer förderlichen Atmosphäre weiter zu entwickeln bzw. zu trainieren (Egger, 2005). Dass dies gleichzeitig auch die Selbstreflexion und die damit korrelierte Fähigkeit zur Selbstkritik unterstützt, ist unvermeidbar.

Vergleicht man die Urteile von Patientinnen*, die von PSY3-Ärztinnen* (in Ausbildung oder bereits mit dem Diplom für Psychotherapeutische Medizin versehen) behandelt werden, mit den Selbsteinschätzungen dieser PSY3-Ärztinnen*, so zeigt sich, dass die Patientinnen* ein umfassend positiveres Bild ihrer Ärztinnen* zeichnen: In den Bereichen Vermittlung von Zeit, Interesse zeigen, Eingehen auf Probleme, Einbeziehen der Patientinnen* in die medizinische Behandlung, Zuhören, vertrauliche Behandlung der Daten und Unterlagen, Zweckerklärung von Untersuchung und Behandlung, Wissensdurst der Patientinnen* bezüglich ihrer Erkrankung stillen, Umgang mit Gefühlen, die im Zusammenhang zu dem Gesundheitszustand stehen, Wichtigkeit auf ärztliche Ratschläge zu hören und Aufklärung der Patientinnen* über den Krankenhausaufenthalt werden die PSY3-Ärztinnen* besser beurteilt als es sich die Ärztinnen* selbst zuschreiben.

Obwohl die Mehrheit der PSY3-Ärztinnen* im stationären Bereich tätig ist und dort Hektik und Mangel an Zeit im Umgang mit Patientinnen* die Norm ist, fühlen sich die Patientinnen* von diesen Ärztinnen* relativ gut umsorgt und mit ihren Bedürfnissen wahrgenommen. Dieses Ergebnis wird in erster Linie dem gelingenden Herstellen von positiven Arzt*-Patient-Beziehungen zugeschrieben. Als indirekte Unterstützung für diese Interpretation darf einerseits eine Untersuchung an PSY3-Teilnehmern (Egger 2000) angeführt werden, wonach der größte wahrgenommene Nutzen der PSY-Fortbildung der Optimierung der Arzt*-Patienten*-Beziehung zugeschrieben wurde und andererseits Untersuchungsergebnisse von Leitner (2004), die belegen, dass Patientinnen*, die von Ärztinnen* mit psychotherapeutischer Kompetenz betreut wurden, diese Arzt*-Patient*-Begegnungen vergleichsweise sehr positiv wahrgenommen haben.

Beurteilung und Ausblick

Abschließend soll noch kurz auf die Bedeutung der vorliegenden Ergebnisse für die weitere Entwicklung der postgraduellen Fortbildung in psychologisch-psychotherapeutischer Kompetenz von Ärzten* eingegangen werden. Die Möglichkeiten zur Nutzung der oben geschilderten Untersuchungsresultate für die weitere Optimierung von PSY-Diplom-Curricula sind zwar vielfältig, aber auf einige signifikante Aspekte soll doch hingewiesen werden.

Die wahrscheinlich wichtigste Erkenntnis ist, dass für einen ausreichenden Zuwachs an psychologischen Kompetenzen das Motto „gut Ding braucht Weile" gilt. Der hin und wieder vernehmbare Wunsch nach Kürzung der Ausbildungsdauer scheint nicht zielführend. Vielmehr gilt es, in behutsamer, beständiger und in der Komplexität gesteigerter Weise entsprechende Fertigkeiten zu trainieren, aber auch die dahinter liegenden förderlichen Haltungen bzw. Einstellungen wachsen zu lassen. Ohne diese „Arbeit nach innen" aufseiten des Arztes* ist das bio-psycho-soziale Modell nicht wirklich umsetzbar, weil es Gefahr läuft, als bloße Theorie verstanden zu werden, innerhalb derer der leidende Mensch als Subjekt in einer ihn umgebenden spezifischen Lebenswelt wiederum zu verschwinden droht (Egger 2012). Nur wenn dies erwünscht wäre, reicht auch ein „Schnellsiedekurs" zu den Grundlagen der bio-psycho-sozialen Theorie. Es ist aber gerade die „Persönlichkeitsbildung", die mithilfe der PSY-Diplom-Lehrgänge als höchst erfreuliches „Nebenergebnis" realisiert werden kann, welche sowohl die erlebte ärztliche Kompetenz im Umgang mit den Patientinnen* als auch die Zufriedenheit mit dem ärztlichen Beruf als solchem zu fördern imstande ist.

Es scheint offenkundig, dass der Arzt* des 21. Jahrhunderts zwischen zwei Extremen eingespannt ist: Der eine Pol kennzeichnet den hochspezialisierten, technikgebundenen Fachmann, der andere Pol den verstehenden und verständlichen, integrierenden und Patienten*-führenden Arzt* (vgl. Pieringer & Egger 2005, Egger 2011). Mit Hilfe der PSY-Diplom-Curricula kann diese Spannung wenigstens teilweise verringert werden. Hier werden die Rollen bzw. Funktionsbereiche des Arztes* in einer weitgehend vernetzten Weise gelehrt: Die

(a) Methoden des „Reparierens“ und „unmittelbaren, direkten Helfens“ haben ebenso ihren Platz wie
(b) die Methoden zur Vermittlung von „Hilfe zur Selbsthilfe“ (Katalysatorfunktion) oder
(c) die Befähigung zum Begleiten von Patientinnen* (in Situationen, wo (a) und (b) nicht sinnvoll oder nicht möglich erscheinen).

Nach den ersten Jahrzehnten an Erfahrungen mit den postgraduellen PSY-Diplomen darf erfreulicherweise festgestellt werden, dass mit diesen Lehrgängen eine bedeutsame Niveausteigerung in der humanmedizinischen Praxis erreichbar ist. Aufbauend auf die inzwischen modifizierten Studienordnungen sind diese Curricula ein äußerst wertvoller Beitrag zum zeitgemäßen ärztlichen Umgang mit kranken Menschen. Es bleibt aber weiterhin viel zu tun – sowohl auf ärztlicher Seite wie auch auf Patientenebene. Genau genommen ist Gesundheit ein bio-psycho-ökosozialer Auftrag an uns alle. Denn Gesundheit will fortwährend über die vielen internen wie externen Wirkgrößen erschaffen und aufrechterhalten werden.

H

Literatur

Abele, A. & Becker, P. (Hrsg.). (1991). Wohlbefinden. Theorie, Empirie, Diagnostik. Weinheim: Juventa.

Antonovsky, A. (1981). Health, stress and coping. In Becker, P. (1982). Psychologie der seelischen Gesundheit. Göttingen: Verlag für Psychologie (Hogrefe).

Antonovsky, A. (1987). Unraveling the mystery of health: how people manage stress and stay well. S. Francisco: Jossey-Bass, zit. n. Becker, P. (1995). Seelische Gesundheit und Verhaltenskontrolle. Göttingen: Hogrefe.

Antonovsky, A. (1997). Salutogenese: zur Entmystifizierung der Gesundheit, Tübingen: DGVT 1997. Ader, R. & Cohen, N. (2001): Conditioning and Immunity, 3rd ed. New York: Academic Press.

Ader, R. & Cohen N. (1993): Psychoneuroimmunology: conditioning and stress. Ann Rev Psychol 1993; 44:53–85

Ader, R. (2001): A historical acount of conditioned immunobiologic responses, in Ader R: Psychoneuroimmunologie, 3rd ed. New York Academic Press.

Ader, R. & Cohen, N. (1975): CNS-immune systeminteractions: Conditioning phenomina. Behavioral and Brain Science, 8, 379–385.

Adler, R. (2003): Psychoneuroimmunology. Basic research in the biopsychosocial approach. In: Adler RH, et al, (eds). Biopsychosocial approach, past, present, future. Rochester, NY: The Rochester University Press, 93–108.

Adler, R.H. (2009): Clinical approach of biopsychosocially trained physicians versus physicians not so trained. Ann Intern Med. (Abstract publ. in PsychosomMed 2009; APS-Meeting March 2009, Chicago, Ill).

Adler, R. & Hemmeler, W. (1992). Anamnese und Körperuntersuchung. Stuttgart: Fischer

Adler, R.H. (2009): Engel's biopsychosocial modelis still relevant today. Journal of Psychosomatic Research; 67, 607–611.

Adler, R.H. et al. (2003). Uexküll – Psychosomatische Medizin. Modelle ärztlichen Denkens und Handelns. München: Urban & Fischer.

Alte, C. & Rey, E.-R. (1998). Evaluationsinstrumente für Theorieseminare und Selbsterfahrung. Verhaltenstherapie, 8, 246–253.

Anderson, N.B. (1998): Levels of analysis in health science: a framework for integrating sociobehavioral and biomedical research. In S. McCann & J.M. Lipton (eds): Annuals of the New York Academy of Sciences, 840, 563–576.

Antonovsky, A. (1979). Health, stress and coping. S. Francisco: Jossey-Bass, zit. n. Becker, P. (1982). Psychologie der seelischen Gesundheit. Göttingen: Verlag für Psychologie (Hogrefe).

Antonovsky, A. (1981) in Becker, P. (1982). Psychologie der seelischen Gesundheit. Göttingen: Verlag für Psychologie (Hogrefe).

Antonovsky, A. (1987). Unraveling the mystery of health: how people manage stress and stay well. S. Francisco: Jossey-Bass, zit. n. Becker, P. (1995). Seelische Gesundheit und Verhaltenskontrolle. Göttingen: Hogrefe.

Appels A, Mulder PA: Excess fatigue as precursor of myocardial infarction. Eur Heart J 1988; 9:758–64.

Argyle, M. (1987). The psychology of happiness. London: Methuen. In Mayring, P. (1991). Psychologie des Glücks. Stuttgart: Kohlhammer.

Bahrs, O., Köhle, M. & Szexsenyi, J. (1992). Das Videoseminar. Ein symptomübergreifender Supervisionsansatz. Psychologie in der Medizin, 4, 23–29.

Bandura, A. (1995). Self-efficacy in changing societies. Cambridge University Press.

Bandura, A. (1997). Self-efficacy: The exercise of control. New York: Freeman.

Barlow, D.H. (Ed.) (2014). Clinical handbook of psychological disorders: A step-by-step treatment manual (5th ed.). New York: Guilford.

Barsky A.J., Orav, E. J., Bates, D.W.: Somatization increases medical utilization and costs independent of psychiatric and medical comorbidity. Arch Gen Psychiatry 2005; 62: 903–910.

Bartens, W. (2001) Krank ohne Befund. Hamburg: Die Zeit Nr. 2001/7.

Bartling, G., Echelmeyer, L. & Engberding, M. (2007). Problemanalyse im therapeutischen Prozess. Ein Leitfaden für die Praxis (5. erw. und überarb. Aufl.). Stuttgart: Kohlhammer.

Bartrop, R. W. (1977). Psychischer Stress schwächt Immunabwehr unmittelbar. The Lancet, 8016, 834–836.

Batra, A. & Wassermann, R. (2012). Verhaltenstherapie: Grundlagen – Methoden – Anwendungsgebiete. Stuttgart: Thieme.

Baumann, K. & Linden, M. (2008). Weisheitskompetenzen und Weisheitstherapie. Die Bewältigung von Lebensbelastungen und Anpassungsstörungen. Lengerich: Pabst Science Publishers.

Baumann U. & Perrez M. (2006). Grundlagen der Klinisch-psychologischen Behandlung. In W. Beiglböck, S. Feselmayer, E. Honemann (Hrsg.). (2006). Handbuch der klinisch-psychologischen Behandlung. Springer: Wien, S. 8

Beck, J. (2013). Praxis der Kognitiven Verhaltenstherapie. Weinheim: Beltz.

Becker, P. (1982). Psychologie der seelischen Gesundheit. Band 1, Theorien, Modelle, Diagnostik. Göttingen: Hogrefe. Becker, H. (1984). Die Bedeutung der subjektiven Krankheitstheorie des Patienten für die Arzt – Patienten – Beziehung. Psychotherapie, Psychosomatik, Medizinische Psychologie, 34, 313–321.

Becker, P. (1995). Seelische Gesundheit und Verhaltenskontrolle. Göttingen Hogrefe.

Becker, P., (2002). Persönlichkeit und Gesundheit in Schwarzer, R., Jerusalem, M., Weber, H., (2002) Gesundheitspsychologie von A-Z. Göttingen: Hogrefe

Bertalanffy, L. v. (1968): General System Theory. New York: Braziler.

Bertalanffy, L. v. (1950): The Theory of Open Systems in Physics and Biology. Science, 1950, Vol. 111, 23ff.

Beutel, M. (1989). Was schützt Gesundheit? Zum Forschungsstand und der Bedeutung von personalen Ressourcen in der Bewältigung von Alltagsbelastungen und Lebensereignissen. Psychotherapie, Psychosomatik, Medizinische Psychologie, 39, 452–462.

Buddeberg, C. & Buddeberg-Fischer, B. (1998). Die Arzt-Patient-Beziehung. In D. Buddeberg & J. Willi (Hrsg.), Psychosoziale Medizin (2. Aufl.) (pp. 419–453). Berlin: Springer.

Buddeberg, C. & Willi, J. (1998). Bedeutung und Aufgaben der Psychosozialen Medizin. In D. Buddeberg & J. Willi (Hrsg.), Psychosoziale Medizin (2. Aufl.) (pp. 1–13). Berlin: Springer.

Buddeberg, C. (1989). Ehen krebskranker Frauen. Eine prospektive Untersuchung über familiäre Auswirkungen eines Mammakarzinoms. In Altenhofen, F. (1993). Glückserleben und Glücksvorstellungen bei an Krebs erkrankten und bei gesunden Menschen. Frankfurt/ Main: Lang.

Carver, C.S., Scheier, M. F. (1994). Optimism and health-related cognition: what variables actually matter? Psychology and Health, 1994, Vol. 9, pp.191–195

Csikszentmihalyi, M. (1985). Das Flow-Erlebnis: Jenseits von Angst und Langeweile: im Tun aufgehen. Stuttgart: Klett-Cotta.

Dahmer, H. & Dahmer, J. (2003). Gesprächsführung. Eine praktische Anleitung. Stuttgart: Thieme.

Damasco, A.R. (2003). Der Spinoza-Effekt. Wie Gefühle unser Leben bestimmen. München: List.

Damasio, A. R. (1997): Descartes‘ Irrtum. Fühlen, Denken und das menschliche Gehirn. München: dtv.

Damasio, A. R. (2002): Ich fühle, also bin ich. München: List.

Dorfmüller, M. (2001). Die ärztliche Sprechstunde: Arzt, Patient und Angehörige im Gespräch. Landesberg/ Lech: Ecomed Verlagsgesellschaft AG & Co. KG.

Egger, J. W. & Moser, V. (2002). Postpromotionelle PSY-Diplom-Fortbildung zur Förderung der psychosozialen, psychosomatischen und psychotherapeutischen Kompetenz von ÄrztInnen - Grazer Evaluationsstudie zu den PSY-Diplom-Curricula. Psychologische Medizin, 2002, 13, 1, 4–17. Wien: Facultas Universitätsverlag, ISSN 1014-8167.

Egger, J. W. & Schoberberger, R. (1993) Gesundheitspsychologie in Österreich – Analyse und Befund zum status quo. Psychologie in Österreich, 13, 1/2, 3–9.

Egger, J. W. & Stix,P. (1989). Herzinfarkt und Schlaganfall. Zur seelischen Auseinandersetzung mit einer lebensbedrohenden Erkrankung. Stuttgart: Hippokrates.

Egger, J. W. & Stix, P. (1997). Dokumentation einer basalen psychosomatischen Intervention: Ein Leitfaden für die Simultandiagnostik und -therapie im PSY-II-Curriculum. Psychologie in der Medizin, 8, 2, 36–40.

Egger, J. W. & Stix, P. (2000). PSY-Diplom-Curricula in der Steiermark. Psychologische Medizin, 11, 3, 22–25.

Egger, J. W. & Verlic, B. (1993). Psychotherapieausbildung in Österreich. In J. Egger (Hrsg.). Psychologie in der Medizin: Medizinische Psychologie, Psychosomatik, Psychotherapie (S. 273–278). Wien: WUV.

Egger, J. W. (1991). Der Krankheitsbegriff in Verhaltenstherapie und Verhaltensmedizin. Psychologie in der Medizin. Medizinische Psychologie, Psychosomatik, Psychotherapie, 1, 6–12.

Egger, J. W. (1992). Das Ende der Leib-Seele-Dichotomie? Neue Ansätze für eine Theorie der Psychosomatik. Psychologie in der Medizin, 3, 2, 3–9.

Egger, J. W. (1992). Von der psychobiologischen Stressforschung zur Neuropsychoimmunologie. Pädiatrie und Pädologie, 27, 91–96.

Egger, J. W. (1993). (Hrsg.). Psychologie in der Medizin. Medizinische Psychologie, Psychotherapie, Psychosomatik. Wien: WUV Universitätsverlag.

Egger, J. W. (1993). Gibt es „psychosomatische" Krankheiten? In Egger, J. (Hrsg.). (1993). Psychologie in der Medizin. Medizinische Psychologie, Psychotherapie, Psychosomatik. Wien: Wiener Universitätsverlag WUV, 106–123.

Egger, J. W. (1993). Von der kurativen Verhaltensmedizin zur präventiven Gesundheitspsychologie. Psychologie in der Medizin. Medizinische Psychologie, Psychosomatik, Psychotherapie, 4, 9–12.

Egger, J. W. (1994). Health Psychology in Austria. La psychologie de la santé en Autriche. European Review of Applied Psychology / Revue Européenne de Psychologie Appliquée, 44, 3, 179–203 (Paris)

Egger, J. W. (1994). Psychosomatische Krankheiten gibt es nicht. 3. Goldegger Psychotherapiewoche des ÖAGG. In Psychotherapie in der Psychosomatik (1994). Goldegg.

Egger, J. W. (1995). Gesundheitspsychologie. In Frischenschlager, O., Hexel, M., Kantner-Rumplmair, W., Ringler, M., Söllner, W. & Wisiak, U.V. (Hrsg.). (1995). Lehrbuch derPsychosozialen Medizin. Grundlagen der Medizinischen Psychologie, Psychosomatik, Psychotherapie und Medizinischen Soziologie. Wien: Springer-Verlag, 47–58.

Egger, J. W. (1995). Psychosomatische Krankheiten – Ein theoretischer Missgriff? Internationale Verhaltenstherapietage, Graz, 1995.

Egger, J. W. (1995): Psychosomatische Krankheiten gibt es nicht. In: Hochgerner, M; Wildgruber, E; editors: Psychotherapie in der Psychosomatik. Wien: Facultas-Universitätsverlag; 20.

Egger, J. W. (1998). Gesundheitsverhalten und Motivation. In Kryspin-Exner, I., Lueger-Schuster, B. & Weber, G. (Hrsg). Klinische Psychologie und Gesundheitspsychologie. Wien: Wiener Universitätsverlag WUV, S. 120–142.

Egger, J. W. (1999). Gesundheitspsychologie: Gesundheitsverhalten und Gesundheitsmotivation. Psychologische Medizin, 1999, 10, 1, 3–12.

Egger, J. W. (1999). Medizin als empirische Wissenschaft – Die Bedeutung der Evolutionären Erkenntnistheorie und der biopsychosoziale Krankheitsbegriff. Psychologische Medizin, 1999, 10, 2, 3–14.

Egger, J.W. (2000). Das Ärztliche Gespräch. Aspekte der Arzt-Patienten-Kommunikation. Psychologische Medizin, 1, 45–51, facultas WUV

Egger, J. W. (2000). Die evolutionäre Erkenntnistheorie und der biopsychosoziale Krankheitsbegriff in der Medizin. In Pieringer, W. & Ebner, F. (Hrsg.). Zur Philosophie der Medizin. Wien/New York: Springer, S. 173–189.

Egger, J. W. (2005). Biopsychosoziale Medizin als Leitbild für die aktuelle Diplom-Studienordnung Humanmedizin. Psychologische Medizin, 16, 4, 50–55. Wien: Facultas Universitätsverlag, ISSN 1014-8167

Egger, J. W. (2005). Das biopsychosoziale Krankheitsmodell – Grundzüge eines wissenschaftlich begründeten ganzheitlichen Verständnisses von Krankheit. Psychologie in Österreich, 25, 3&4, 146–154.

Egger, J. W. (2007). Fakten zur Arzt-Patient-Kommunikation. Editorial zu Psychologische Medizin, 18, 4, 2–3; Facultas Universitätsverlag Wien

Egger, J. W. (2008) Grundlagen der „Psychosomatik" – Zur Anwendung des biopsychosozialen Krankheitsmodells in der Praxis. Psychologische Medizin. 2008; 19, 2, 12–22.

Egger, J. W. (2008). Theorie der Körper-Seele-Einheit: Das erweiterte biopsychosoziale Krankheitsmodell. Integrative Therapie. 2008; 33(4): 497–520.

Egger, J.W. (2009). Das Phänomen der Emergenz im Verständnis von Gesundheit und Krankheit. Psychologische Medizin, 20, 4, 10–16.

Egger, J. W. (2010). Gesundheit – Aspekte eines komplexen biopsychosozialen Konstrukts und seine Korrelation zu Optimismus und Glückserleben. Psychologische Medizin. 2010; 21(1): 38–48.

Egger, J. W. (2011). Krankenhäuser – Tempel unserer Zeit? Psychologische Medizin. 2011; 22(2): 2–4.

Egger, J. W. (2012). Biopsychosocial Medicine: The Theoretical Basis of Multidimensional Parallel Diagnosis and Therapy. Psychologische Medizin. 2012; 23(3): 45–49.

Egger, J. W. (2012). Erste Professur für Sprechende Medizin in Österreich: Biopsychosoziale Medizin in der Lehre – Kommunikation als Wirk- und Heilmittel in der Humanmedizin. Psychologische Medizin. 2012; 23(1): 2–3.

Egger, J. W. (2012). Theorie der Körper-Seele-Einheit. Folgerungen für die biopsychosozial orientierte Forschung. Psychologische Medizin. 2012; 23(1): 24–30.

Egger, J. W. (2012). Zuerst heile mit dem Wort ...? Zur Bedeutung der Kommunikation in der Humanmedizin. Psychologische Medizin, 23, 1, 38–49.

Egger, J. W. (2015): Integrative Verhaltenstherapie und psychotherapeutische Medizin. Ein biopsychosoziales Modell. Wiesbaden: Springer 2015, 416 S., ISBN 978-3-658-06802-8 / eBook ISBN 978-3-658-06803-5.

Egger, J. W. (2015): Psychosomatische Krankheiten per se gibt es nicht – Folgerungen aus dem erweiterten biopsychosozialen Modell für das Verständnis von Leib-Seele-Zusammenhängen. Psychologie in Österreich, 3/4, 2015, 230–241.

Egger, J. W. (2017): Theorie und Praxis der biopsychosozialen Medizin. Körper-Seele-Einheit und sprechende Medizin. Wien: Facultas 2017, 304 S., ISBN 978-3-7089-1498-5 / eBook ISBN 978-3-99030-600-0.

Egger, J. W. (2019). Naturerleben zwischen Angst und Bedrohung einerseits und Freude und Trost andererseits. In: Petzold, HG; Ellerbrock, B; Hömberg, R (editors). Die Neuen Naturtherapien. Handbuch der Garten-, Landschafts-, Wald- und Tiergestützten Therapie. Band I: Grundlagen (Garten- und Landschaftstherapie): Bielefeld: Aisthesis Verlag; p. 131–140. 2019 (ISBN: 978-3-8498-1318-5).

Egger, J. W. (2020): Die Einheit von Körper und Seele. Die bio-psycho-soziale Perspektive auf Krankheit und Gesundheit. Baden-Baden: Deutscher Wissenschaftsverlag (DWV) 2020, 288 S., ISBN 978-3-86888-155-4.

Egger, J. W. & Stix, P. (1999). PSY-Diplom-Curricula in der Steiermark. Psychologische Medizin, 10, 4, 1999. Wien: Facultas-Universitätsverlag.

Egger, J. W. & Stix, P. (2000).PSY-Diplom-Curricula in der Steiermark. Psychologische Medizin. 2000; 11(3): 22–25.
Egger, J. W., Stix, P. & Pieringer, W. (2000). Evaluation der PSY-Diplom-Lehrgänge in der Steiermark. Psychologische Medizin, 1, 52–59.
Egger, J. W., Stix, P., Pieringer, W., Hasiba-Cortolezis, B. & Brunner-Hansch, M. (2005). PSY-Diplom-Curricula Graz, Psychologische Medizin, 16(1), 40–42.
Egger, J. W.; Pieringer, W.; Wisiak, U.V. (2007). Medizinische Psychologie, Psychosomatik und Psychotherapie in der aktuellen Diplomstudienordnung Humanmedizin an der Medizinischen Universität Graz. Psychologische Medizin, 2007; 18(1): 44–52.
Egger, J. W.; Singer, M. (2007). Über PSY-Curricula erworbene psychologische Kompetenzen von Ärztinnen – Evaluationsstudie zu den Grazer ÖÄK-PSY-Diplomlehrgängen. Psychologische Medizin. 2007; 18(2): 48–62.
Egle, U.T. & Hoffmann, S.O. (1993). Das bio-psycho-soziale Krankheitsmodell. In: Egle,U.T. & Hoffmann, S.O. (Hrsg.), Der Schmerzkranke. Grundlagen, Pathogenese, Klinik und Therapie chronischer Schmerzsyndrome aus bio-psycho-sozialer Sicht. Stuttgart: Schattauer.
Engel, G. L. (1976). Psychisches Verhalten in Gesundheit und Krankheit. Bern: Huber.
Engel, G. L. (1977). The need for a new medical model: A challenge for biomedicine. Science, 196, 129–136
Engel, G. L. (1980): The clinical application of the biopsychosocial model. Am J Psychiatry; 137:535–544.
Engel, G. L. (1982): The biopsychosocial model and medical education: who are to be teachers? N Engl J Med; 306:802–805.
Engel, G.L. (1992): How much longer must medicine's science be boundby a seventeenth century world view? Psychother. Psychosom. 1992; 57:3–16.
Engel, G. L. (1997): From biomedical to biopsychosocial. Psychother. Psychosom.; 66:57–62.
Kandel, E. R. (2006). Psychiatrie, Psychoanalyse und die neue Biologie des Geistes. Frankfurt/ Main: Suhrkamp.
Ernst, E.; Singh, S. (2013): Gesund ohne Pillen. Was kann die Alternativmedizin? München: Hanser
Faller H. & Lang H. (2002/2006/2010). Medizinische Psychologie und Soziologie. 2. Auflage. Heidelberg: Springer.
Faltermaier, T. (1998). Subjektive Konzepte und Theorien von Gesundheit. Begründung, Stand und Praxisrelevanz eines gesundheitswissenschaftlichen Forschungsfeldes. In: Flick, U. (Hrsg.), Wann fühlen wir uns gesund? Subjektive Vorstellungen von Gesundheit und Krankheit. (S. 70–88). Weinheim: Juventa.
Fava, G. A. (1992): The concept of psychosomaticd isorder. PsychotherPsychosom 1992; 58:1–12.
Fava, G. A., Sonino, N. (2008): The biopsychosocial model thirty years later. Psychother. Psychosom. 77:1–2.
Ferstl, R. (1989). Psychoneuroimmunologie – Grundlagen und denkbare Aspekte ihrer klinischen Anwendung. In Wahl, R. & Hautzinger, M. (Hrsg.) Verhaltensmedizin. Köln: Deutscher Ärzte-Verlag, 4 42.
Fisseni, H.-J. (1990). Lehrbuch der psychologischen Diagnostik. Göttingen: Hogrefe.
Flick, U. (1991). Alltagswissen über Gesundheit und Krankheit. Überblick und Einleitung. In: Flick, U. (Hrsg.), Alltagswissen über Gesundheit und Krankheit. Subjektive Theorien und soziale Repräsentationen. Heidelberg: Roland Asanger.
Flick, U. (1998). Wann fühlen wir uns gesund? Subjektive Vorstellungen von Gesundheit und Krankheit. Weinheim: Juventa, Reihe Gesundheitsforschung.
Fliegel, S. & Heyden, T. (1994) Verhaltenstherapeutische Diagnostik. Problemanalyse und Methoden der Informationsgewinnung. Ausbildungsmanual Nr.2. Tübingen: DGVT (Deutsche Gesellschaft für Verhaltenstherapie).

Fliegel, S., Groeger, W.M., Künzel, R., Schulte, D. &Sorgatz, H. (1998). Verhaltenstherapeutische Standardmethoden. Ein Übungsbuch. München: Urban & Schwarzenberg; Weinheim: Beltz.

Florin, E. Tuschen, B. und Högele C. (1993). Verhaltensmedizin: Ein psychobiologischer Ansatz zur Behandlung körperlicher Krankheit. Verhaltensmodifikation & Verhaltensmedizin, 14, 1/2, 36–50.

Foss, L. & Rothenberg, K. (1987). The Second Medical Revolution. From Biomedicine to Infomedicine. Boston/London: New Science Library Shambala.

Frank, U., Belz, - Merk, M, Bengel, J. & Strittmatter, R. (1998). Subjektive Gesundheitsvorstellungen gesunder Erwachsener, In: Flick, U. (Hrsg.), Wann fühlen wir uns gesund ? Subjektive Vorstellungen von Gesundheit und Krankheit. Weinheim: Juventa.

Franke, A. (1981). Psychosomatische Störungen. Theorien und Versorgung. Stuttgart: Kohlhammer.

Franke, A. (1993). Die Unschärfe des Begriffs "Gesundheit" und seine gesundheitspolitischen Auswirkungen. In: Franke, A., & Broda, M. (Hrsg.), Psychosomatische Gesundheit. Versuch einer Abkehr vom Pathogenese-Konzept (S. 15–34). Tübingen: Deutsche Gesellschaft für Verhaltenstherapie.

Franke, A. (2006). Modelle von Gesundheit und Krankheit. Bern: Huber, 231 S.

Franz, J. & Edlhaimb, H. P. (1999). Evaluation der PSY-Diplom-Fortbildung „Psychosoziale Medizin" in Niederösterreich. Psychologische Medizin, 1, 47–51.

Franz, J. (2000). Evaluation der ÖÄK-Diplom-Fortbildung Psychosomatische Medizin in Niederösterreich. Psychologische Medizin, 11(3). 45–59.

Freiberger, E. & Egger, J.W. (2002). Glück und Gesundheit – Emotionale und kognitive Aspekte des Konstrukts Glück bei Kranken und Gesunden. Psychologische Medizin, 2002, 13, 2, 4–12. Wien: Facultas Universitätsverlag, ISSN 1014-8167.

Geisler, L. (2008) Arzt und Patient - Begegnung im Gespräch. Frankfurt/Main: pmi

Gerok, W. (1990) zit. nach Kriz, J. (1997). Systemtheorie. Eine Einführung für Psychotherapeuten, Psychologen und Mediziner. Wien: Facultas.

Goodman, A. (1991). Organicunitytheory. The mind-body problemrevisited. American Journal ofPsychiatry 148, 5, 553–563.

Grawe, K. (1998/2004). Psychologische Therapie. Göttingen: Hogrefe.

Grawe, K. (2004). Neuropsychotherapie. Göttingen: Hogrefe.

Grawe, K., Donati, R. & Bernauer, F. (1994). Psychotherapie im Wandel. Von der Konfession zur Profession. Göttingen: Hogrefe.

Greiner, B. A. (1998). Der Gesundheitsbegriff. In: Bamberg, E., Ducki, A. & Metz, A.-M. (Hrsg.), Handbuch Betriebliche Gesundheitsförderung. Göttingen: Verlag für angewandte Psychologie.

Hahn, P. (1980). Simultandiagnostik und Simultantherapie; Universitätsklinikum Heidelberg, pers. Mitteilung

Hand, I. (2008). Strategisch-systemische Aspekte der Verhaltenstherapie. Eine praxisbezogene Systematik in ihren historisch-autobiografischen Bezügen. Wien: Springer

Hardt, J., Hirschfeld, M. & I nowlocki, L. (1981). Zur Dimensionierung psychotherapeutischer Kompetenz. Psyche, 8, 51 - 61.

Hasiba, M., Stix, P., Egger, J.W., Pieringer, W. & Routil, W. (1997). Die Curricula der PSY-Diplom-Fortbildung der ÄK für Steiermark: Psychosoziale, psychosomatische und psychotherapeutische Medizin. Psychologie in der Medizin, 8(1), 35–39.

Hautzinger, M. (2011). Kognitive Verhaltenstherapie: Behandlung psychischer Störungen im Erwachsenenalter. Weinheim: Beltz.

Hautzinger, M. u. Wahl, R. (1989). Verhaltensmedizin – eine Einführung. In Wahl, R. und Hautzinger, M. (Hrsg.) (1989). Verhaltensmedizin. Konzepte, Anwendungsgebiete, Perspektiven. Köln: Deutscher Ärzteverlag, Seite 17 ff.

Henning, J. & Netter, P. (2005). Bio-psychologische Grundlagen der Persönlichkeit. München: Elsevier/Spectrum, 451.

Hilger, H. H. (1990). Der Arztberuf im Wandel der Zeit. Stuttgart: Schattauer.

Hoffmann, N. & Hofmann, B. (2008). Selbstfürsorge für Therapeuten und Berater. Beltz Verlag, Weinheim/Basel, 1.Auflage 2008, S. 151–152.

Hoffmann, N. (1990). Verhaltenstherapie und kognitive Verfahren. Was sie kann, wie sie wirkt und wem sie hilft. Mannheim: pal

Hoffmann, N. (2000). Schritt für Schritt aus der Krise. Stuttgart: Thieme, Reihe Trias.

Hofstadter D.R. (1985). Gödel, Escher, Bach – ein endlos geflochtenes Band. Stuttgart: Klett-Cotta.

Hohner, H.-U. (1996). Medizin als Beruf. Professioneller Wandel und Herausforderungen für die Psychodiagnostik – verdeutlicht am Beispiel der Medizin. URL: www.cch-berlin.de/profwandel.html(01-05-17).

Hoyer, J, (2003). Gesundheitspsychologie. www.ppt-Folien zur Vorlesung. Universität München.

Huber, E. (2008): Krankenhäuser als Tempel unserer Zeit? Bad Gleichenberg, Integratives Psychotherapieseminar.

Hüther, G. (2003). Perspektiven einer Synthese zwischen Hirnforschung und Psychotherapie. Lindau: Auditorium

International Society of Biopsychosocial Medicine (BPS-Med): www.bpsmed.net (IS-BPS-Med)

Irrgang, B. (1993). Lehrbuch der Evolutionären Erkenntnistheorie. München: Reinhardt.

JAMA (2007); 298: 993–1001, 298 und 1057–1059, s.a. www.rme/aerzteblatt.de

Juli, D. & Schulz, A. (1998). Stressverhalten ändern lernen. Reinbek/Hamburg: Rowohlt.

Kandel, E.R. (2006). Psychiatrie, Psychoanalyse und die neue Biologie des Geistes. Suhrkamp, Frankfurt am Main.

Kanfer, F., Reinecker, H. & Schmelzer, D. (1991). Selbst-Management-Therapie. Ein Lehrbuch für die klinische Praxis. Berlin: Springer.

Kanfer, F.H. & Schmelzer, D. (2001). Wegweiser Verhaltenstherapie. Psychotherapie als Chance. Berlin: Springer.

Kapfhammer, H.-P. (2011a): Psychosomatische Medizin – Einleitung und Übersicht. In Möller, H.-J., Laux, G. & Kapfhammer, H.-P. (Hrsg.): Psychiatrie, Psychosomatik, Psychotherapie. Band 2: Spezielle Psychiatrie, Berlin: Springer, 1273–1295.

Kampfhammer, H.-P. & Gündel H. (2001). Psychotherapie der Somatisierungsstörungen. Krankheitsmodelle und Therapiepraxis – störungsspezifisch und schulenübergreifend. Georg Thieme, Stuttgart, Abb. 19.1, S. 29.

Kaplan, R. (1990): Behaviorasthecentraloutcome in health care. American Psychologist, 45, 1211–1220.

Karling P, Nyhlin H, Wiklund U, et al: Spectralanalysis of heart rate variability in patients with irritable bowel syndrome. Scand J Gastroenterol 1998; 33:572–576

Kiess, W. & Hall, N. (1989). Hormone im Immunsystem. In Hesch, R. (Hrsg.). Klinik der Gegenwart, (Bd. 17). Endokrinologie. München: Urban & Schwarzberg.

Knoll, N.; Scholz, U. & Rieckmann, N. (2005). Einführung in die Gesundheitspsychologie. München: Reinhardt.

Kohl, C. & Egger, J.W. (1996). Menschenbildannahmen in der Verhaltenstherapie. Psychologie in der Medizin, 1996, 7, 2, 3–13.

Köllner V. & Broda, M. (Hrsg.) (2005). Praktische Verhaltensmedizin. Stuttgart: Thieme.

Koppenhöfer, E. (2006). Euthyme Behandlungsverfahren in der Verhaltenstherapie – Kleine Schule des Genießens. Psychologische Medizin, 17, 2, 4–7.

Kriz, J. (1997): Systemtheorie. Eine Einführung für Psychotherapeuten, Psychologen und Mediziner. Wien: Facultas.

Kromrey, H. (1999). Studierendenbefragungen als Evaluation der Lehre? Anforderungen an Methodik und Design. In Engel, U. (Hrsg.), Qualität von Lehre und Studium.

Kryspin-Exner, I.; Lueger-Schuster, B. & Weber, G. (Hrsg.) (1998). Klinische Psychologie und Gesundheitspsychologie. Wien: WUV.

Kunz S., Scheuermann U. &Schürmann, I. (2009) Krisenintervention: Ein fallorientiertes Arbeitsbuch für Praxis und Weiterbildung. Weinheim: Juventa.
Lachauer, R. (1982). Resignation oder Rehabilitation. Die psychische Verarbeitung einer chronischen Krankheit. DKZ, 12, 1–2.
Langer, T. & Schnell, M.W. (Hrsg.) (2009). Das Arzt-Patient / Patient-Arzt-Gespräch. München: Marseille.
Lazarus, A. & Lazarus, N. (1999). Der kleine Taschen-Therapeut. Stuttgart: Klett-Cotta.
LeDoux, J. E. (2001): Das Netz der Gefühle. München: Deutscher Taschenbuch Verlag.
LeDoux, J. (2006). Das Netz der Persönlichkeit. Wie unser Selbst entsteht. München: dtv.
Leitner, A. (2004). Evaluierung der Weiterbildung in „Psychotherapeutischer Medizin" (PSY-III): Entwicklung eines Qualitätssicherungskonzeptes unter Einbeziehung von PatientenInnen und deren Angehörigen. Psychologische Medizin,15(2), 56–66.
Lieb, H. & Pein, A. (1990). Der kranke Gesunde. Psychosomatik für Betroffene. Stuttgart: Thieme.
Linden, M. & Hautzinger, M. (2011). Verhaltenstherapiemanual. Berlin: Springer.
Lurija, A. R. (1978): Zur Stellung der Psychologie unter den Sozial- und Biowissenschaften. Gesellschaftswissenschaftliche Beiträge 31 (1978), 640–647.
Lurija, A. R. (1992): Das Gehirn in Aktion. Einführung in die Neuropsychologie. Reinbek: Rowohlt. 6. Aufl. 2001.
Lutz, R. & Mark, N. (1995). Zur Gesundheit bei Kranken. In: Lutz, R. & Mark, N. (Hrsg.), Wie gesund sind Kranke? (S. 11–27) Göttingen: Hogrefe.
Margraf, J. & Schneider, S. (1994) Klassifikatorische Diagnostik, strukturierte Interviews und Therapieintegration. In Reinecker, H. (Hrsg.) (1994). Lehrbuch der Klinischen Psychologie. Modelle psychischer Störungen. Göttingen Hogrefe.
Margraf, J. (Hrsg.). (neueste Auflage). Lehrbuch der Verhaltenstherapie. Band I, II, II: Berlin: Springer
Markl, H. (2005). Gehirn und Geist: Biologie und Psychologie auf der Suche nach dem ganzen Menschen. Psychologische Rundschau 56(1), 1–35.
Matarazzo, J. (1980): Behavioral health and behavioral medicine: frontiersof a new health psychology. American Psychologist, 35, 807–817.
McKeown T. (1976): The roleofmedicine. Nuffieldprovincial and hospitalstrust, London
Meerwein, F. (1998). Das ärztliche Gespräch. Grundlagen und Anwendungen (4. unveränderte Aufl.). Bern: Hans Huber.
Meyer, A.-E. (1987). Das Leib-Seele-Problem aus der Sicht eines Psychosomatikers. In Psychotherap med. Psychol. 37, 367–375. Stuttgart: Thieme.
Miller, W.R. & Rollnick S. (2009). Motivierende Gesprächsführung. Freiburg: Lambertus.
Moser, V. (2001). Postpromotionelle PSY-Fortbildung zur Steigerung der psychosozialen, psychosomatischen, und psychotherapeutischen Kompetenzen von ÄrztInnen, Evaluation zu den PSY- Diplom-Curricula in der Steiermark. Diplomarbeit, Naturwissenschaftlichen Fakultät der Karl-Franzens-Universität Graz.
Noack H. (1994). Gesundheit: Medizinische, psychologische und soziologische Konzepte, Institut f. Sozialmedizin, Univ. Graz.
Noack, H. (1991). Conceptualizing and measuring health. In: Bandura, B. & Kickbusch, I. (Hrsg.), Health promotion research – Towards a new social epidemiology (pp. 85– 112). Copenhagen: World Health Organisation Regional Office for Europe.
Nowak, P. (2010). Eine Systematik der Arzt*-Patient*-Interaktion. Systemtheoretische Grundlagen, qualitative Synthesemethodik und diskursanalytische Ergebnisse zum sprachlichen handeln von Ärztinnen und Ärzten. Frankfurt/Main: Peter Lang, S. 235.
Orth, I., Petzold, H.G. (2000): Integrative Therapie: Das „biopsychosoziale" Modell kritischer Humantherapie. Integrative Therapie 2/3, 131–144.
Pesendorfer, F., Tatzer, E., Edelhaimb, H.-P., Leitner, A. & Franz, J. (1998). PSY-Diplom Fortbildungsprogramm der Niederösterreichischen ÄrztInnenkammer in Zusammenarbeit mit der Donauuniversität Krems. Psychologie in der Medizin, 9(2), 43–47.

Petzold, H.G. (2001): Integrative Therapie – Das „biopsychosoziale“ Modell kritischer Humantherapie und Kulturarbeit. Ein „life span developmental approach“. Paderborn: Junfermann.
Petzold, H.G. (2006): Gesamtbibliographie H.G. Petzold. www.fpi-publikationen.de/materialien.htm
Petzold, H.G. (2008) Körper-Seele-Geist-Welt-Verhältnissein der Integrativen Therapie. Der „Informierte Leib“, das „psychophysische Problem“ und die Praxis. Psychologische Medizin, 20, 1.
Petzold, H.G.; Leitner, A.; Orth, I &. Sieper, J. (2008).Materialien und Konzepte zu Lehrtherapien und Selbsterfahrung in der Psychotherapie – Perspektiven der Integrativen Therapie. Integrative Therapie, 24.
Phillips ML; Drevets WC, Rauch SL, et al: Neurobiology of emotion perception, I: the neural basis of normal emotion perception. BiolPsychiatry 2003; 54: 504–514
Pieringer, W. & Egger, J.W. (2005). Der Mensch als Subjekt in der Medizin. Psychologische Medizin, 16, 4, 3–4, Wien: Facultas Universitätsverlag, ISSN 1014-8167
Pieringer, W., Egger, J. & Stix, P. (1991). Zum Selbstverständnis der Psychotherapie. Psychologie in der Medizin, 2, 1, 3–5 (Wien: WUV).
Pieringer, W. & Egger, J.W. (2005). Der Mensch als Subjekt in der Medizin. Psychologische Medizin, 16, 4, 3–4.
Reinbacher, C. & Egger, J.W. (2000). Vorstellungen zu Gesundheit und Krankheit bei Gesunden und Kranken bzw. bei Gesundheitsexperten und Laien. Psychologische Medizin, 11, 1, 21–33.
Reinecker, H. (1994). Modelle psychischer Störungen. In Reinecker, H. (Hrsg.). Lehrbuch der Klinischen Psychologie. Göttingen: Hogrefe.
Reinecker, H. (1999). Lehrbuch der Verhaltenstherapie. Tübingen: dgvt.
Riedl, R. (1987). Begriff und Welt. Biologische Grundlagen des Erkennens und Begreifens. Berlin
Riedl, R. (1990). Biologie der Erkenntnis. Berlin
Rief, W. & Hiller W. (1998). Somatisierungsstörung und Hypochondrie. Fortschritte der Psychotherapie. Band 1. Göttingen: Hogrefe.
Roßmanith, S. (1998). Arztrolle – Patientenrolle. In G. Sonneck, O. Frischenschlager, M. Hexel, U. Kropiunigg, L. Pucher, M. Schervie (Hrsg.), Medizinische Psychologie. Ein Leitfaden für Studium und Praxis mit Prüfungsfragen (5. überarbeitete Aufl.) (pp. 91 – 95). Wien: WUV.
Roth, G. (2001). Wie macht das Gehirn die Seele? Lindau: Auditorium
Roth, G. (2003). Fühlen, Denken, Handeln. Wie das Gehirn unser Verhalten steuert. Frankfurt/Main: Suhrkamp.
Roth, G. (2006). Vorwort zu Eric R. Kandel (2006). Psychiatrie, Psychoanalyse und die neue Biologie des Geistes. Frankfurt/Main: Suhrkamp, 19–22
Rozanski, A. & Kubzansky L.D. (2005). Psychological Functioning and Physical Health: A Paradigm of Flexibility. Psychosomatic Medicine 67, Suppl. 1, 547–553.
Ruegg, J.C. (2014). Gehirn, Psyche und Körper. Neurobiologie von Psychosomatik und Psychotherapie. Stuttgart: Schattauer, ISBN 978-3-7945-2652-9.
Rüger, U., Blomert, Albert F., Förster, W. (1990). Neuroendokrinologie. Aus: Coping. Theoretische Konzepte, Forschungsansätze, Messinstrumente zur Krankheitsbewältigung. Göttingen: Verlag Vandenhoeck & Ruprecht.
Rzepka-Meyer, U., Frank, R. & Vaitl, R. (1998). Entwicklung therapeutischer Kompetenzen: Zur Rolle von Therapieerfahrung und Reflexionsbereitschaft. Verhaltenstherapie, 8, 200–207.
Saafan, A. & Egger, J.W. (1998). Information, Beratung und die Spiegelung der Arzt-Patient-Beziehung in der Kommunikation zwischen Patient und Apotheker. Psychologie in der Medizin, 9, 2, 11–21.
Schandry, R. (1989). Lehrbuch der Psychophysiologie, körperliche Indikationen psychischen Geschehens. München: Psychologie Verlag-Union.
Schedlowski, M. & Gehde, E. (1990). Psyche und Immunsystem. Psychomed, 2, 59–62.
Schedlowski, M. & Tewes, U. (1996) (Hrsg.) Psychoneuroimmunologie. Heidelberg: Spektrum

Schedlowski, M. (2007). Gezielte Verhaltensinterventionsprogramme können das biochemische Netzwerk im Körper beeinflussen. Verhaltenstherapie, 17, 129–131.
Schermer, F.J.; Weber, A.; Drinkmann, A. & Jungnitsch, G. (2005). Methoden der Verhaltensänderung: Basisstrategien. Stuttgart: Kohlhammer.
Schiepek, G. & Spörkel, H. (1993). Verhaltensmedizin als angewandte Systemwissenschaft. In Schiepek, G. &Spörkel, H. (Hrsg.). Verhaltensmedizin als angewandte Systemwissenschaft. Bergheim: Mackinger. 7–20.
Schmelzer, D. (1985/1991) in Kanfer, F., Reinecker, H. & Schmelzer, D. (1991). Selbst-Management-Therapie. Ein Lehrbuch für die klinische Praxis. Berlin: Springer.
Scholz, U., Sniehotta, F.F. (2002). Selbstregulation und Gesundheitsverhalten, in Schwarzer, R., Jerusalem, M., Weber, H. (2002) Gesundheitspsychologie von A-Z, Verlag Hogrefe, S. 518–521.
Schredl, M. (2008). Traum. München: Reinhardt UTB
Schröder, A. (2014). Kognitiv-behaviorale Gruppentherapie für funktionelle Syndrome – Behandlungsmodell und Wirksamkeitsnachweis. In: Verhaltenstherapie & Verhaltensmedizin, 35. Jahrgang, Heft 172014, Pabst Science Publishers, Lengerich, ISSN 1865-9985.
Schubert, C. (2011): Psychoneuroimmunologie und Psychotherapie. Stuttgart: Schattauer.
Schüffel, W. & Pauli, H.G. (1996). Die Ausbildung zum Arzt. In T. Uexküll (Hrsg.), Psychosomatische Medizin (5. neubearbeitete und erweiterte Aufl.) (pp. 73–92). München: Urban & Schwarzenberg.
Schultz, H. et al. (1990). Zum Zusammenhang chronischer und akuter Belastung mit immunologischen Veränderungen. Aus: Laireiter, A., Mackinger, H. (Hrsg.). (1990). Verhaltensmedizin – Gesundheitspsychologie. Bergheim/Salzburg: Mackinger-Verlag.
Schulz von Thun, F. (1991). Miteinander reden 1. Reinbek/Hamburg: Rowohlt.
Schulz von Thun, F. (1999). Miteinander reden 2. Reinbek/Hamburg: Rowohlt.
Schulz von Thun, F. (2006). Miteinander reden. Allgemeine Psychologie der Kommunikation. Band 1–3, Reinbek/Hamburg: Rowohlt
Schulze, C. & Welters, L. (1998). Geschlechts- und altersspezifisches Gesundheitsverständnis. In: Flick, U. (Hrsg.), Wann fühlen wir uns gesund? Subjektive Vorstellungen von Gesundheit und Krankheit. (S. 88–105). Weinheim: Juventa.
Schüßler, G. (2004). Neurobiologie und Psychotherapie. Z PsychosomMedPsychother 50/2004, 406–429
Schüßler, G. (2011). Psychodynamische Aspekte des Unbewussten – hilft uns die Neurobiologie? In Aichhorn W. et al. Neurobiologie der Psychotherapie. Perspektiven und systemtherapeutische Innovationen. Paracelsus Medizinische Privatuniversität Salzburg. Abstract-Band 2011
Schwartz, G. (1982): Testingthebiopsychosocialmodel: The ultimatechallengefacing behavioral medicine? Journal of Consulting and Clinical Psychology, 50, 1040–1053.
Schwartz, G.E. & Weiss, S.M. (1977): What s Behavioral Medicine? Psychosomatic Medicine Vol. 39, No. 6, 377–381.
Schwartz, G.E. & Weiss, S.M. (1978): Behavioral Medicine revisited: An amended definition. Journal of Behavioral Medicine, 1, 3, 249–251.
Schwarzer, R. (1990/1997). (Hrsg.). Gesundheitspsychologie. Ein Lehrbuch. Göttingen: Verlag für Psychologie Hogrefe. 2.Auflage 1997.
Schwarzer, R. (1992). Psychologie des Gesundheitsverhaltens. Göttingen: Hogrefe.
Schwarzer, R. (1997). (Hrsg.). Gesundheitspsychologie. Ein Lehrbuch. Göttingen: Verlag für Psychologie Hogrefe.
Schwarzer, R. (2000). Stress, Angst und Handlungsregulation (4. Aufl.). Stuttgart: Kohlhammer.
Schwarzer, R. (2002). Selbstwirksamkeitserwartungen in Schwarzer, R., Jerusalem, M., Weber, H. (2002) Gesundheitspsychologie von A-Z, Verlag Hogrefe S. 521–524.
Seiffert, H. (1983). Einführung in die Wissenschaftstheorie. Band 1: Sprachanalyse, Deduktion, Induktion in den Natur- und Sozialwissenschaften. München: Beck.

Seiffert, H. (1983). Einführung in die Wissenschaftstheorie. Band 2: Phänomenologie, Hermeneutik und historische Methode, Dialektik. München: Beck.
Seiffert, H. (1985). Einführung in die Wissenschaftstheorie. Band 3: Handlungstheorie, Modallogik, Ethik, Systemtheorie. München: Beck.
Seiwald, A. (1999). PSY Module. URL: www.allmed.at/c7.htm (99-11-12).
Seligman, M. (2009). Das pathologische Krankheitsmodell hat uns bei ganz normalen Leuten nicht weitergeholfen. Ein Interview über positive Gesundheit. Verhaltenstherapie 2009, 19, 259-261.
Selye, H: The Stress of Life. New York, McGraw-Hill, 1976
Selye, H. (1977). Stress, Bewältigung und Lebensgewinn. Reinbeck/Hamburg: Rowohlt.
Singer, W. (2004) Ein neues Menschenbild? Gespräche über Hirnforschung. Frankfurt: Suhrkamp
Singer, W. (2005). Der Beobachter im Gehirn - Essays zur Hirnforschung. Frankfurt: Suhrkamp
Smolle, J. (1995): Wissenschaftliche Medizin und Alternativmedizin - reden wir aneinander vorbei? Hausarzt 46:381-382, Springer-Verlag 1995.
Smolle, J. (2002): Wissenschaftliche und alternative Medizin. Gemeinsame Strategie, unterschiedliche Gewichtung. Der Allgemeinarzt 6/2002.
Sniehotta, F. F. (2002). Gesundheitsverhaltenstheorien. In Schwarzer, R., Jerusalem, M. Weber, H. (2002) Gesundheitspsychologie von A-Z, Verlag Hogrefe, S. 224-227
Söllner, W. & Harrer, M. (2000). Empirische Untersuchung: Evaluation der Lehrgänge PSY I und PSY II, Untersuchung der Effektivität der Lehrgänge und Qualitätsmanagement. In M. Harrer, G. Schüßler, W. Söllner & W. Wesiack (2000). Weiterbildung von ÄrztInnen in Psychosomatischer Medizin: Entwicklung der Curriculua, Qualitätsmanagement und Evaluation. Unveröffentlichter Abschlussbericht, Universität Innsbruck.
Söllner, W., Crombach, G., Harrer, M., Spindelbalker, P., Schüßler, G. & Wesiack, W. (2000). Effekte psychosomatischer Fortbildung für ÄrztInnen: Selbsteinschätzung durch die Teilnehmer der Fortbildungskurse in Psychosozialer und Psychosomatischer Medizin in Tirol. Psychologische Medizin, 11(3), 51-56.
Söllner, W., Harrer, M., Strauß, J., Biebel, W., Crombach, G., Kinzl, H., Loewit, K., Burkart, M., Schüßler, G. & Wesiack, W. (2000). Entwicklung von Fortbildungskursen in psychosozialer, psychosomatischer Medizin für Ärzte in Tirol. Psychologische Medizin, 11(3), 15 - 18.
Speidel, H. (1993). Psychosomatik - Stiefkind der Psychoanalyse? Psychologie in der Medizin. 4, 2-5.
Speierer, G.-W. (1985). Das patientenorientierte Gespräch. Baustein einer personenzentrierten Medizin. München: Causa.
Spitzer, M. (2005). Lernen - vernetztes Denken. Müllheim: auditorium
Springer-Kremser, M. (2000). Das Wiener -Curriculum für Psychosomatische Medizin- PSY-III. Psychologische Medizin, 11(3), 34-36.
Stalker, D. & Glymour, C. (eds) (1985): Examining holistic medicine. Buffalo/New York: Prometheus Books.
Stangl, W. (1999). Die Evaluation universitärer Lehrveranstaltungen. http://paedpsych.jk.uni-linz.ac.at/paedpsych/evaluation/evaluationtheorie.tml (99-12-10).
Stavemann, H.H. (2014). KVT-Praxis. Strategien und Leitfäden für die Integrative Kognitive Verhaltenstherapie. Weinheim: Beltz.
Stix, P. & Egger, J.W. (2003). Ist- und Soll-Zustand der Psy2-Diplom-Curricula in Österreich - Eine Recherche zu den postpromotionellen ÖÄK-Lehrgängen für Psychosomatische Medizin. Psychologische Medizin. 2003; 14(1): 25-29.
Strittmatter, G., Egger, J.W. & Stix, P. (2002) in Egger, J.W., Stix, P. & Strittmatter, G. (2002). HGSI - Hornheide-Graz-Screening-Instrument. Psychologische Medizin, S. ,Wien: Facultas
Suls, J. & Rothman, A. (2004): Evolution of the Biopsychosocial Model: Prospects and Challenges for Health Psychology. Health Psychology, 23, 2, 119-125.

Sulz, S.K.D. (2007) Supervision, Intervision, Intravision in Ambulanz, Klinik und Praxis. Konzeption und Durchführung im Rahmen kognitiv-behavioraler und integrativer Psychotherapie. München: CIP-Medien.

Taylor, S. E. & Brown J. D. (1988). Illusion and well-being: A social psychological perspective on mental health. In Psychological Bulletin, Vol. 103, No. 2, 193–210.

Uexküll, T.v. & Wesiack, W. (1988). Theorie der Humanmedizin. München: Urban & Schwarzenberg.

Uexküll, T.v. & Wesiack, W. (2003). Integrierte Medizin als Gesamtkonzept der Heilkinde: ein biopsychosoziales Modell. In Uexküll – Psychosomatische Medizin. Modele ärztlichen Denkens und Handelns. München: Urban & Fischer, 3–42.

Uexküll, T. v. (1991). Psychosomatik als Suche nach dem verlorenen lebenden Körper. In Weiner,H. (1991). Stellungnahme zu Thure von Uexkülls „Suche nach dem verlorenen Körper“. In Psychotherapie, Psychosomatik, Medizinische Psychologie 41 /1991) 482–488. Stuttgart: Thieme.

Ulrich, G. (1997). Biomedizin. Die folgenschweren Wandlungen des Biologiebegriffs. Stuttgart: Schattauer.

Vogel, H., Merod, R., Stark, A., Strauss, E.H. & Zilly, G.(Hrsg.) (1994) Verhaltenstherapeutische Fallberichte. Ausbildungsmanual Nr.4. Tübingen: DGVT (Deutsche Gesellschaft für Verhaltenstherapie)

Vogel, R. T. (2005). Verhaltenstherapie in psychodynamischen Behandlungen. Theorie und Praxismanual für eine integrative Psychodynamik in ambulanter und stationärer Psychotherapie. Stuttgart: Kohlhammer, S. 72.

Voigt, K.H., Fehm, H.L. (1990). Psychoneuroendokrinologie. Aus: Uexküll, Thure v. . Psychosomatische Medizin. (4. Auflage). München, Wien, Baltimore: Urban & Schwarzenberg.

Vollmer, G. (1980): Evolutionäre Erkenntnistheorie. Stuttgart: Hizel, 1. Aufl. 1975, 2. Aufl. 1980.

Vollmer, G. (1983): Mesokosmos und objektive Erkenntnis. In: Konrad Lorenz, Franz M. Wuketis (Hrsg.): Die Evolution des Denkens. München 1983, 29–91.

Bertalanffy, L.v.: General System Theory. New York: George Braziler, 1968.

Kaenel R.v., Dimsdale JE, Patterson TL, Grant I: Associations of feelings of helplessness and of depressed mood with the procoagulant load in Alzheimer caregivers. PsychosomMed 2002; 64:114.

Wedler, H. (1998). Das ärztliche Gespräch. Anleitung zur Kommunikation in der psychosomatischen Grundversorgung. Stuttgart: Schattauer.

Weiner, H. & Mayer, E. (1990). Der Organismus in Gesundheit und Krankheit. Auf dem Weg zu einem integrierten bio-medizinischen Modell: Folgerungen für die Theorie der psychosomatischen Medizin. In Psychother. Psychosom. Med. Psychol. 40 (1990) 81–101. Stuttgart: Thieme.

Weiner, H. (1986). Die Geschichte der psychosomatischen Medizin und das Leib-Seele-Problem in der Medizin. In Psychotherapie, Psychosomatik, Medizinische Psychologie 36 (1986) 361–391. Stuttgart: Thieme.

Weiner, H. (1990). Auf dem Weg zu einem integrierten bio-medizinischen Modell: Folgerungen für die Theorie der psychosomatischen Medizin. Psychotherapie, Psychosomatik, Medizinische Psychologie, 40, 81–101.

Weiner, H. (1991). Der Organismus als leib-seelische Funktionseinheit – Folgerungen für eine psychosomatische Medizin. Psychotherapie, Psychosomatik, Medizinische Psychologie, 41, 465–481.

Weiner, H. (1998). Immer wieder der Reduktionismus. Das Beispiel des Helicobacter pylori. In Psychother.Psychosom. Med.Psychol. 48 (1998) 425–429. Stuttgart: Thieme.

Weiner, H. (2001). Auf dem Weg zu einer integrierten Medizin. In Deter, H.-D. (Hrsg). Psychosomatik am Beginn des 21. Jahrhunderts. Chancen einer biopsychosozialen Medizin. Bern: Huber, 74–80.

Wesiack, W. & Söllner, W. (1997). 10 Jahre psychosomatische und psychotherapeutische Weiterbildung für Ärzte in Tirol: Eine Rück- und Ausbildung. Psychologie in der Medizin, 8(2), 33–35.

Wesiack, W. (1983). Das Situationskreiskonzept Thure v. Uexkülls und seine Bedeutung für die Theorie und Praxis der Medizin. In Psychother. Med. Psychol. 33 (1983) Sonderheft 41–44. Stuttgart: Thieme.

Wesiack, W. (1995). Gesundheitsentstehung- Konzepte zur Salutogenese. In Frischenschlager, O., Hexel, M., Kantner- Rumplmair, W., Ringler, M., Söllner, W., & Wisiak,U.V. (Hrsg.), Lehrbuch der Psychosozialen Medizin. Grundlagen der Medizinischen Psychologie, Psychosomatik, Psychotherapie und Medizinischen Soziologie. Wien: Springer.

Wesner RB, Noyes R: Imipramine an effectivetreatmentforillnessphobia. J AffecDisord 1991; 22:43–48.

Westhoff, G. (1993). Handbuch psychosozialer Messinstrumente. Göttingen: Hogrefe.

White P (ed): Biopsychosocial Medicine. Oxford, Oxford University Press, 2005.

Whitehead, A.N. (1929/1979/1987): Process and Reality: An Essay in Cosmology. [Macmillan, New York 1929] korrigierte Ausgabe, hrsg. von David Ray Griffin und Donald W. Sherburne, The Free Press, New York 1979, dt. Prozess und Realität: Entwurf einer Kosmologie, Suhrkamp, Frankfurt 1987.

Wikipedia: „Sprechende Medizin“

Wikipedia: „Biopsychosoziale Medizin“

Wittchen, H.-U. & Hoyer, J. (Hrsg.) (2011). Klinische Psychologie & Psychotherapie. Berlin: Springer.

Wittchen, H.-U. et al. (2005). Angst. Angsterkrankungen / Behandlungsmöglichkeiten. Freiburg: Karger.

Wolf, DM; Eicher, E; Egger, JW, (2011). Effektivität des Ärztlichen Gesprächs – Auswirkungen einer konventionellen und einer professionellen ärztlichen Gesprächsführung auf Arzt-Patient-Beziehung, emotionale Befindlichkeit, Symptomwahrnehmung und Behandlungszufriedenheit. Psychologische Medizin. 2011; 22(2): 5–23.

Zarbock, G. (2008). Praxisbuch Verhaltenstherapie. Grundlagen und Anwendungen biografisch-systemischer Verhaltenstherapie. Lengerich: Pabst.

Ziesing, F. & Pfingsten, U. (1994) Selbstveränderung. Verhaltenstherapie selbst erfahren. Ausbildungsmanual Nr.3. Tübingen: DGVT (Deutsche Gesellschaft für Verhaltenstherapie)

Zimmer, D. & Zimmer, F. T. (1998). Wie hilfreich sind die Bausteine einer Verhaltenstherapie-Weiterbildung? Verhaltenstherapie, 8, 254–257.

Zitterbarth, W. (1995). Gesundheit als gesellschaftliche Konstruktion. In: Lutz, R.& Mark, N. (Hrsg.). Wie gesund sind Kranke? (S. 27–41). Göttingen: Hogrefe.

Angaben zum Autor

Josef W. EGGER, Univ.-Prof. Dr.phil.habil. et med.habil., hatte zuletzt den *Lehrstuhl für Biopsychosoziale Medizin* an der Medizinischen Universität Graz inne, wo er Ende 2014 emeritierte. Als Medizinpsychologe, Verhaltensmediziner, Klinischer Psychologe, Gesundheitspsychologe und Psychotherapeut war er Pionier in mehreren wissenschaftlichen und praktischen Arbeitsbereichen. Seit den 70er-Jahren des vorigen Jahrhunderts hat er zahlreiche Beiträge für theoretische und anwendungsorientierte Arbeitsfelder geleistet. War es zuerst die kardiologische *Rehabilitationspsychologie* und ihre verantwortliche praktische Umsetzung in einer kardiologischen Rehabilitationsklinik, so war es ab den 80er-Jahren der Aufbau der ersten *Abteilung für Verhaltensmedizin und Gesundheitspsychologie* an einer österreichischen Universität. Auch dabei war für ihn die Zusammenführung von angewandter Forschung, akademischer Lehre und praktischer Anwendung die leitende Vorstellung. Es folgte die Gründung und Leitung universitärer Strukturen in Form einer *research unit* für Verhaltensmedizin und Gesundheitspsychologie („empirische Psychosomatik") und *teaching unit* für Kommunikation-Supervision-Reflexion (inklusive Ethik und Recht in der Medizin) im Rahmen der Studienreform *Humanmedizin* an der Medizinischen Universität Graz.

Besondere Bedeutung erlangten seine Beiträge zur theoretischen Fundierung und Weiterentwicklung des bio-psycho-sozialen Modells zu einer Theorie der Körper-Seele-Einheit (*body mind unity-theory*), einer wissenschaftlich begründeten ganzheitlichen Theorie der Humanmedizin. Im Rahmen seiner Professur für Biopsychosoziale Medizin – der ersten dieser Art im deutschen Sprachraum – hat er zusammen mit seinen ca. 30 Lehrbeauftragten die medizinische Ausbildung an der Medizinischen Universität Graz wesentlich mitbestimmt. Als Mitbegründer der österreichischen PSY-Diplom-Lehrgänge und Leiter des PSY3-Hauptfaches *integrative Verhaltenstherapie* war er auch 3 Jahrzehnte als Lehrtherapeut und Supervisor in der ärztlichen Fortbildung tätig.

Parallel dazu fungierte er 30 Jahre als Herausgeber der interdisziplinären Fachzeitschrift *Psychologische Medizin*. 2011 wurde ihm in Anerkennung für seine umfassenden akademischen und beruflichen Leistungen das *Goldene Ehrenzeichen für Verdienste um die Republik Österreich* verliehen.

Zuletzt erschienen von ihm die Monografien

Egger, J.W. (2020): *Die Einheit von Körper und Seele. Die bio-psycho-soziale Perspektive auf Krankheit und Gesundheit.* Baden-Baden: Deutscher Wissenschaftsverlag (DWV) 2020, 288 S., ISBN 978-3-86888-155-4.

Egger, J.W. (2017): *Theorie und Praxis der biopsychosozialen Medizin. Körper-Seele-Einheit und sprechende Medizin.* Wien: Facultas 2017, 304 S., ISBN 978-3-7089-1498-5 / eBook ISBN 978-3-99030-600-0.

Egger, J.W. (2015): *Integrative Verhaltenstherapie und psychotherapeutische Medizin. Ein biopsychosoziales Modell.* Wiesbaden: Springer 2015, 416 S., ISBN 978-3-658-06802-8 / eBook ISBN 978-3-658-06803-5.